中医专科专病

临床技能提升丛书

图解颈椎病中医外治法

主　编◎吴文忠　吴晓亮

中国健康传媒集团

中国医药科技出版社

内 容 提 要

本书系统介绍了常见颈椎病的中医外治法，包括中医外治法在此类疾病的历史渊源、理论依据、常见的外治方法类型及注意事项，以及在临床如何应用如针灸、火针、皮内针、艾灸、耳针等技术治疗此类疾病。本书旨在全方位提高临床医生的外治法技能，实用性强，适用于中医师、中医院校学生和中医爱好者学习使用。

图书在版编目（CIP）数据

图解颈椎病中医外治法 / 吴文忠，吴晓亮主编 . —北京：中国医药科技出版社，2023.11

（中医专科专病临床技能提升丛书）

ISBN 978-7-5214-3831-4

Ⅰ . ①图… Ⅱ . ①吴… ②吴… Ⅲ . ①颈椎—脊椎病—外治法—图解 Ⅳ . ① R274.915-64

中国国家版本馆 CIP 数据核字（2023）第 056481 号

美术编辑　陈君杞
版式设计　也　在

出版　**中国健康传媒集团** | 中国医药科技出版社
地址　北京市海淀区文慧园北路甲 22 号
邮编　100082
电话　发行：010-62227427　邮购：010-62236938
网址　www.cmstp.com
规格　710×1000mm $^{1}/_{16}$
印张　16
字数　315 千字
版次　2023 年 11 月第 1 版
印次　2023 年 11 月第 1 次印刷
印刷　三河市万龙印装有限公司
经销　全国各地新华书店
书号　ISBN 978-7-5214-3831-4
定价　**55.00 元**

获取新书信息、投稿、为图书纠错，请扫码联系我们。

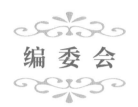

编委会

前　言

　　颈椎病是依据现代解剖而命名，在古代文献中根据症状记载为"颈项强直、眩晕、痹证、项痛、头项痛、头晕、项强"等，属于中医学"痹证""项痹""颈项痛""眩晕"等范畴。该病也是人类现代"文明病"之一，在古代多由于年龄衰老或者脊柱结构变异等诱发，而现代人随着手机的普及和职业压力等各方面影响，发病呈低龄化趋势，80%~90% 的现代人都反复遭受颈肩酸痛的困扰。2020 年中国人群社区颈椎病流行病学调查显示，经过医院影像学检查后确诊的颈椎病患病率为 13.76%。大量颈椎病患者的出现，使颈椎病成为一个公共健康问题。

　　颈椎病是指颈椎椎间盘退行性改变及其继发的相邻结构病理改变累及周围组织结构（神经、血管等）并出现与影像学改变相应临床表现的疾病。颈椎病的常见症状包括颈、肩、上肢窜痛麻木，以痛为主，头有沉重感，颈部僵硬，活动不利，头晕目眩，头痛如裹，伴耳鸣、失眠多梦等。急性期和发作期多以颈肩部疼痛，剧烈时难以坐卧，颈椎活动受限，甚至眩晕、猝倒为主要临床表现；缓解期则以颈僵，颈肩背部酸沉，颈椎活动受限，受凉或劳累后症状加重为主。颈椎病的临床诊断同时包含颈椎椎间盘退变或椎间关节退变、病理改变累及周围组织、出现相应的临床症状和体征、符合表征的影像学改变，因此将症状、体征、影像学证据结合的"三位一体"诊疗理念对颈椎病的诊断和治疗有着非常重要的意义。事实上，在临床诊断过程中，以影像学检查结果为单一证据，或者以患者症状表述为依据的案例非常多，过度依赖望诊、问诊，忽略触诊、切诊，不注重症状、阳性体征与影像学结果的相互印证，会影响颈椎病治疗的临床疗效，出现较多误诊、漏诊，容易造成不良后果。

　　在颈椎病的国际诊疗指南中明确提出非手术治疗应视为颈椎

病的首选和基本疗法，同时合乎生理要求的生活和工作体位是防治颈椎病的基本前提，应避免高枕、长时间低头等不良习惯。强调三早原则，"早发现、早预防、早治疗"。早在2011年，在中国针灸学会年会上石学敏院士通过客观数据分析发现以疼痛为主要症状的肌肉骨骼系统和结缔组织疾病是针灸临床治疗例数最多的疾病，明确指出颈椎病可单独采用针灸等中医外治疗法。以针灸为主的中医外治疗法在保守治疗颈椎病方面发挥着重要作用，仅针灸这一疗法就在传统九针的基础上创新出了火针、腕踝针、芒针、浮针、筋针、滞动针、岐黄针、平衡针、腹针、耳针、眼针、颊针、手针、针刀、结构针灸、黄帝内针、穴位注射、穴位埋线等特色技术。

随着现代科学技术的不断发展，针灸疗法吸收了新的元素，增加了可视化针刀技术、管针、筋针刀、银质针、中药离子导入及中药针剂灌注技术等，融合了现代微创理念，开拓了新的治疗方法和给药途径。传统推拿手法在脊柱平衡和力学的基础上，创新了脊柱推拿、脏腑推拿、龙氏正骨、罗氏正骨、冯氏正骨、美式正脊、运动疗法、筋膜手法等技术，可针对性地在颈椎前屈后伸旋转过程中整复错位关节，达到调整颈椎的力学平衡、平衡肌肉状态、松解粘连、缓解疼痛等作用，甚至使错位的紊乱关节或生理弧度恢复正常或无害化。艾灸疗法在传统灸法的基础上进一步创新出热敏灸、雷火灸、动力灸、铺灸、罐灸、电子灸等疗法，针对特定证型的颈椎病有着良好的效果。中医外治疗法在临床上易被颈椎病患者接受，有着简便、安全、有效的优势，随着对该病认识的加深和完善，中医外治法技术的优势更加明显。如外伤或姿势不良造成的寰枢关节半脱位，绝大多数骨科医生认为错位不可逆，治疗风险较高，强调长期佩戴颈托，会给患者造成长期困扰，严重影响生活；但通过中医外治法中的脊柱推拿手法可以简便安全地迅速复位，依托X线片对比治疗前后的状况，结合个体化的运动疗法可以彻底解决该病的困扰。

颈椎病因其特殊的位置和手术的高风险，绝大多数患者会选择中医外治法治疗，但临床效果迥异。临床存在将部分神经根型颈椎病、斜角肌综合征、肩周炎混淆，将部分患者先天性椎体融合等畸形漏诊，部分脊髓型颈椎病患者的诊疗风险不明确等问题，导致不良事件的发生。这些结果多数因为中医外治法入门相对较容易，较多的临床医生对颈椎病的认识又不够明确，缺乏准确的体格检查和寻求影像学证据的习惯而导致的。

因此，在推广和普及颈椎病中医外治法的同时，应当加强临床医生对该病的正确认识，养成良好缜密的诊疗习惯，充分利用现代科学技术手段如影像学检查、红外成像设备、肌骨超声设备等来进一步提高中医外治法技术的精准性和安全性。同时，在现有颈椎病的临床治疗方案基础上，完善中医外治法的整体思路，兼顾颈椎生理弧度和关节序列，强调肌肉韧带的同时，也不可忽略胸椎上段的结构状态；在松解颈项部筋膜的同时，重点关注不良姿势和呼吸模式的纠正；在遵循规范治疗方案的同时，不能过度依赖单一疗法，凭借一个技术"包治百病"，应积极丰富各类特色外治法的技术储备；着重突出个体化治疗，做到因人（结构）制宜、因时（病程）制宜、因证（表现）制宜；将骨关节损伤、软组织损伤的治疗理念紧密结合，形成解决不同临床问题的组合拳，发挥中医外治法治疗颈椎病的临床效应和重要优势，让越来越多的患者终身受益。

部分外治法专业性较强，须在专业医师指导下进行。

由于时间有限，书中难免存在疏漏和不当之处，敬请批评指正。

编者

2023 年 5 月

目 录

各论

第三章　颈椎病外治法治疗 / 80

第四章 颈椎软组织损伤外治法治疗 / 137

总论

第一章　颈椎病概述

第一节　中医对颈椎病的认识

颈椎病（cervical spondylosis）是脊柱疾病的多发病之一，因其独特的生理解剖结构和重要桥梁意义，越来越受到患者和医生的重视。该病最常见的临床症状是疼痛，以往甚至被作为临床最常见的疼痛类疾病，发病多从局部起病，主要源于颈椎间盘组织退行性改变以及结构变化继发的病理改变累及周围组织结构（神经根、脊髓、椎动脉、交感神经及脊髓前中央动脉等），并出现与影像学改变相对应的临床表现。在临床中仅有颈椎的退行性改变而无临床表现者则称为颈椎退行性改变。因此，颈椎病的发生发展与颈椎椎体局部的骨关节结构和周围软组织变化密切相关，在考虑骨关节损伤的同时还需兼顾软组织损伤的因素，在考虑局部病变的同时还要兼顾脊柱稳定性和生物力学的平衡等因素。

颈椎病根据其临床症状，属于中医"痹证"范畴，但在古籍中并没有关于颈椎病病名的记载，历代多用"眩晕""项痹""颈肩痛"等来描述。中医对颈椎病的诊疗手段非常丰富，传统针刺、艾灸、推拿、正骨、刺络、拔罐等都具有较好的疗效，但随着颈椎病发病率的日益增长，其疾病难治程度和类型也日益复杂，因此临床在参照常规诊疗指南的同时，还应关注中医康复诊疗规范，包括中医证候分析、康复评定及中西医康复外治方法等，从而更好地提高颈椎病中医外治方法的临床疗效和安全性。

一、古代颈椎病文献记载

颈椎病在中医古代文献中根据临床症状记载为"颈项强直、眩晕、痹证、项痛、头项痛、头晕、项强"等条文中，属于中医学"项痹""颈项痛""眩晕"等范畴。

中医学认为项痹的发生与全身气血、脏腑、经络密切相关。其病因主要包括外因和内因两个方面：第一，外感风寒湿邪侵入人体肢体关节经络，阻滞经脉，使局部气血循行受阻，气血阻于颈项经络筋骨，运行不畅，不通则痛而发病。《素问·痹论篇》云："风寒湿三气杂至，合而为痹也。"《证治准绳》指出："颈项强急之证，多由邪客三阳经也，寒搏则筋急，风搏则筋弛，左多属血，右多属痰。"第二，久坐导致项背部经脉气血运行不畅，筋肉失养，同时颈部肌肉在低头前屈姿势下处于持续牵拉状态，导致肌肉痉挛，"骨错缝，筋出槽"，颈部经筋失常从而造成局部疼痛不适、麻木。《素问·宣明五气篇》曰："久视伤血，久卧伤气，久坐伤肉，久立伤骨，久行伤筋。"第三，素体虚弱，脏腑亏损，尤其肝肾亏虚是其根本。肝主藏血，肾藏精主骨，肝肾亏虚则精血不能滋润濡养筋骨，气血不和、经脉气血虚弱导致骨失所养，出现"不荣则痛"。《素问·至真要大论篇》指出："阴痹者……腰脊头项……病本于肾。"

总体来说，项痹病的病因为本虚标实，由于人体本身气血虚弱，无力抵御外邪入侵，风寒湿邪侵袭人体发展成为痹证，以气血瘀阻脉络为病机。病因在肝肾二脏，肾气亏虚，筋骨失养是重要的内因。肝在体为筋，主藏血，肾主骨，生髓，肝肾同源，肾虚无以生肝，肝血亏虚则不能濡养经脉，引起项背部经脉拘急则可见关节活动不利、颈肩部疼痛。

二、颈椎病与经脉理论

人体的经络系统是气血运行的通道，其中十二经筋是经络学说的主要内容，其内属于脏腑，外络于肢节，将人体内外连贯起来，成为一个有机的整体，发挥着运行气血、调和阴阳、抗御病邪、反映证候、传导感应、调整虚实的功能。

在颈部的经络走行中，循行于颈部的督脉、足太阳膀胱经及手少阳三焦经等对颈椎病的影响最大。正如《难经·二十八难》曰："督脉者，起于下极之俞，并于脊里，上至风府，入属于脑"；"督脉行于背，任脉行于腹"。《难经·二十九难》曰："督脉行身之背，督脉受邪，病必脊痛而厥逆也。"

督脉循行于背部正中央。关于督脉的论述，早在春秋战国时期，《灵枢·经脉》篇就已认识到脊柱具有支持躯干、保护内脏的功能，督脉循行于背部正中线即脊柱中央，上通于脑，对脊柱的生理功能及脏腑功能活动具有调节作用。此外，督脉能够统率诸经，调节十二经脉、奇经八脉，为一身阳气之总汇，对人身各部位阳气的盛衰变化具有调节作用，督脉阳气的通达与充盈是人类生命延续的根本保证。《素问·脉要精微论篇》曰："背曲肩随，腑将坏矣；转摇不能，肾将惫矣；膝屈伸不能，行将偻俯，筋将惫矣。"可见，脊柱的功能与督脉密切相关，脊柱解剖位置及功能的异常使督脉气血不得通畅，造成总督一身之阳的督脉正气不足，统摄无权，导致某些脏腑、经络、气血功能失调，产生各种各样的疾病。

在《灵枢·经脉》篇讨论了十二经脉的循行走向，而没有论述督脉的循行，只对督脉的经别进行了描述，从"挟脊上项"中的"挟"字可以判断督脉之别络有两支，行于脊柱两旁。从《灵枢·本输》篇知"项中央脉为督脉"，可知督脉只有一条，行于项中央，但其对督脉具体的循行路线未做介绍，只停留在督脉长"四尺五寸"的认识。到《灵枢·营卫生会》篇中讨论十四经流注情况时才涉及督脉的循行，认为督脉的循行是从肝之支别而派生，并将督脉的循行包含了当今认识的任脉的线路。王冰在《素问·骨空论篇》曾注曰："古《经脉流注图》以任脉循背者谓之督脉，自少腹直上者谓之任脉，也谓之督脉，是则以背腹阴阳别名目尔。"可见早期对任督的命名并不严格，尽管如此，但有一点可以肯定，即循行于脊背部的督脉只有一支，走向是由下而上。《素问》中详细记述了督脉的循行路线，虽然《素问》和《灵枢》均未描述其行于头脊正中的主干，但已认识到这条主干的存在，在督脉的走向方面，两本书的描述显然不同，《灵枢·营气》篇描述督脉走向时说"……其支别者，上额，循巅，下项中，循脊，入骶，是督脉也"，方向从上到下，而在《素问·骨空论篇》则说："督脉者，起于少腹以下骨中央……上额交巅上……其少腹直上者"，显然指督脉有三支，两支自上而下，一支由下而上循行。《难经》对督脉的论述主要见于"二十八难"和"二十九难"。

在十二经脉的循行和分布中，手足三阳经都连系头部，故称"头为诸阳之会"，这些经络亦循行于颈，从而使颈部成为诸经的循行要道，对于疾病的诊断和治疗具有重要的意义。在临床上，患有颈椎病等颈椎局部病变或其他部位病变，均可在颈部腧穴有反应，在颈椎病的病机中有"风寒湿之气杂至，合而为痹"，风寒湿邪侵袭颈项部诸经，使经络闭阻，气血运行不畅，或脉络空虚，表现在腧穴即为压痛、过敏、硬结等，从而协助诊断；而颈部腧穴接受适当的刺激以疏通经络，调其气血，使阴阳归于平衡，即可达到扶正祛邪的目的。

三、颈椎病中医辨证

颈椎病在中医又称为颈痛或项痹，是由于感受外邪、动作失度，使项部经络气血运行不畅，故颈部疼痛、僵硬、酸胀；肝肾不足，气血亏损，督脉空虚，筋骨失养，气血不能养益脑窍，而出现头痛，耳鸣，头晕等。在痹证的论述中，《灵枢·周痹》篇载："风寒湿气，客于外分肉之间，迫切而为沫，沫得寒则聚，聚则排分肉而分裂也，分裂则痛。"《灵枢·百病始生》篇言："凝血蕴里而不散，津液涩渗，著而不去，积皆成也。"《灵枢·刺节真邪》篇言："一经上实下虚而不通者，此必有横络盛加于大经，令之不通。"

颈椎病作为一个筋骨同病、以筋为先的疾病，其发病与筋的生理功能和病理分期密切相关。参照颈椎病的中医诊疗规范，目前主要将颈椎病的常见中医证候分型及临床症状分为以下几种。

（1）风寒湿型：颈、肩、上肢串痛麻木，以痛为主，头有沉重感，颈部僵硬，活动不利，恶寒畏风。舌淡红，苔薄白，脉弦紧。

（2）气滞血瘀型：颈肩部、上肢刺痛，痛处固定，伴有肢体麻木。舌质暗，脉弦。

（3）痰湿阻络型：头晕目眩，头重如裹，四肢麻木不仁，纳呆。舌暗红，苔厚腻，脉弦滑。

（4）肝肾不足型：眩晕头痛，耳鸣耳聋，失眠多梦，肢体麻木，面红目赤。舌红少津，脉弦细。

（5）气血亏虚型：头晕目眩，面色苍白，心悸气短，四肢麻木，倦怠乏力。舌淡苔少，脉细弱。

四、颈椎病治疗的循经选穴依据

通过对古代治疗颈椎病的穴位整理与分析发现，古代治疗颈椎病在选穴方面多从阳经经脉入手，最常选用的经脉有膀胱经、督脉、足少阳胆经、手太阳小肠经，风府、后溪、风池、承浆、肩井、天柱等穴位为古代针灸治疗颈椎病的高频穴位，并且选穴与督脉及膀胱经联系密切，可以推断古代医家对于颈椎病发病病机的认识主要从阳经经气虚损方面考虑。

督脉为阳脉之海，总督诸阳经，能够调节阳经的气血功能，对阳经气血起渗灌作用。督脉阳气通畅则全身气机能运动不息，气血运行通畅。督脉气机不利或经气亏虚，瘀滞留着，痰湿停聚，风寒湿邪内阻，则发生脊柱的退化，故可以认为颈椎病的发病责之于督脉，针刺阳经穴位归根结底是在通调督脉，疏通督脉经气，"通督"是指导颈椎病防治的根本。

针灸治疗颈椎病的常用穴位如下：风府穴归督脉，是阳维脉、足太阳膀胱经与督脉的交会穴，位于督脉之络入脑之关口，是风气入脑之门户。风池穴属胆经，是风邪（风气）入中流注之处。刺激风府、风池可以通调督脉、阳维脉、足太阳膀胱经之气机，醒神清脑、息风开窍。西医学研究发现风府穴浅层有第三枕神经，深层有第二、三颈神经后支的分支，椎外静脉丛和枕动、静脉分支或属支；风池穴浅层布有枕小神经和枕动、静脉的分支或属支，深层有椎动、静脉及枕下神经分布。后溪穴为小肠经的"输穴"，也是"八脉交会穴"，交会穴联络诸经，是诸经气交会之处，使所会经脉间的联系进一步得以沟通和加强，形成一个网络，能够"通督脉"，主治督脉病症，督脉"并于脊里，上至风府，入属于脑"，正所谓"经脉所过，主治所及"，因此针刺后溪穴能有效地缓解颈部肌肉的痉挛，减轻疼痛，达到舒筋活血、消炎止痛的作用，可以广泛用来治疗颈椎等脊柱系统疾病。承浆穴位于下口唇正中凹陷中，是任脉的最后一个穴位，同时也是手阳明大肠经、足阳明胃经、任脉和督脉的交会穴。颈椎病的发病主要是由于姿势不当、感受风寒或劳累等原因引起的颈部经络不通，气血不畅，出现颈项强硬、肩背酸重等症状，刺激承浆穴有疏通头项部气血，通经活络，调理任督之功效。《玉龙歌》云："头项强痛难回顾，牙疼并作一般看，先向承浆明补泻，后针风府即是安。"此外在《针灸大全》《针灸神书》等多部经典中均提到"头项强痛回顾难，百会加搓承浆"。肩井穴属足少阳胆经，是手足少阳、阳维脉交会穴。解剖研究发现肩井穴的浅层为斜方肌，深层为肩胛提肌与冈上肌，有颈横动、静脉分支，分布有腋神经分支，深层上方为桡神经。肩井穴有活络止痛，疏调气血之功，其经脉过肩到颈，因此刺激肩井穴可以治疗颈椎病。且肩井属胆经，与督脉关系密切，可以认为在刺激肩井穴的同时也间接对督脉气机进行了调节。天柱穴归足太阳膀胱经，能够疏通颈椎经络气血，疏风散寒，止痛。针刺天柱穴不仅能够疏通膀胱经气血，同时也通过膀胱经与督脉之间的关系调节督脉气机。研究发现电针天柱穴一方面可以直接抑制生物活性，降低椎间盘组织炎症反应，另一方面可以抑制退变椎间盘组织产生炎症细胞因子，进而抑制这些细胞因子所启动的基质降解酶，促进炎症吸收。

第二节 颈椎病治疗现状

一、药物治疗

药物治疗包括西药与中药，急性期患者可选择西药口服或者静脉滴注控制症状，达到解痉、消炎止痛、改善循环、营养神经，缓解疼痛、眩晕、麻木等症状的作用；中药辨证施治有缓解眩晕、疼痛、痿证等临床病症的作用，对于伴有风寒、风热等外感病因者效果尤其显著。治疗机制可能与消炎、镇痛，保护神经，调节免疫功能，改善微循环，改变血液流变学及椎动脉血流动力学参数，消除自由基，促进胶原合成等有关。

（一）西药治疗

目前应用较广的药物主要有：非甾体类消炎止痛药物、弱阿片类镇痛药、强阿片类镇痛药、抗痫类止痛药、神经营养药物、糖皮质激素类药物、B族维生素。非甾体抗炎药美洛昔康可明显缓解神经根型颈椎病的神经痛症状。神经营养药物甲钴胺片可通过促进患者的神经组织代谢而改善症状。糖皮质激素类药物可改善促进脊髓型颈椎病患者肢体及神经功能的恢复，缓解疼痛症状。颈椎硬膜外药物灌注能够抑制炎症反应，减轻脊髓及神经根的压迫，缓解临床症状。交感型颈椎病患者可硬膜外腔注射神经妥乐平合用常规封闭药或者镇痛消炎药。脊髓型颈椎病可行颈椎硬膜外神经阻滞治疗，常用灌注药物为甲钴胺和常用封闭药；向椎间盘内注射氨基葡萄糖可改善脊柱功能。

（二）中药治疗

颈椎病的基本病机为经络痹阻，气虚血瘀。临床辨证分型有风寒湿痹、风湿热痹、寒热错杂、痰瘀痹阻、气血虚痹、肝肾虚痹。

（1）风寒湿痹治法：祛风散寒，除湿通络。代表方：蠲痹汤加减。具体方药：羌活、独活、秦艽、海风藤、桑枝、桂枝、薏苡仁、苍术、当归、川芎、乳香、甘草等。

（2）风湿热痹治法：清热通络，祛风除湿。代表方：白虎加桂枝汤或宣痹汤加减。具体方药：生石膏、知母、黄柏、连翘、桂枝、防己、杏仁、薏苡仁、滑石、赤小豆等。

（3）寒热错杂治法：温经散寒，清热除湿。代表方：桂枝芍药知母汤加减。具体方药：桂枝、防风、秦艽、羌活、麻黄、细辛、苍术、木防己、蚕砂、芍药、知母、黄柏、忍冬藤等。

（4）痰瘀痹阻治法：化痰行瘀，蠲痹通络。代表方：双合汤加减。具体方药：桃仁、红花、当归、川芎、白芍、茯苓、半夏、陈皮、白芥子、竹沥、姜汁等。

（5）气血虚痹治法：益气养血，和营通络。代表方：黄芪桂枝五物汤加减。具体方药：黄芪、党参、当归、白芍、桂枝、川芎、姜黄、鸡血藤、五加皮、海风藤等。

（6）肝肾虚痹治法：培补肝肾，通络止痛。代表方：独活寄生汤加减。具体方药：独活、细辛、防风、秦艽、肉桂、桑寄生、杜仲、牛膝、当归、川芎、生地黄、白芍、人参、茯苓、甘草等。

二、外治治疗

颈椎病的治疗指南推荐的方案主要包括手术治疗和非手术治疗，其中约90%的颈椎病患者经非手术治疗后可痊愈或缓解。非手术治疗目前主要是采用中医、西医、中西医结合以及康复治疗等综合疗法。

目前颈椎病的康复疗法主要包括物理因子治疗和牵引治疗等。无论哪一型颈椎病，都是遵循先非手术治疗，无效后再手术这一基本原则。这不仅是由于手术本身会带来痛苦，易引起损伤及并发症，更重要的是因为颈椎病本身绝大多数可以通过非手术疗法使其停止发展、好转甚至痊愈。除非具有明确手术适应证的少数病例，颈椎病的治疗一般均应先从正规的非手术疗法开始，持续3~4周，一般均可显效。对个别呈进行性发展者（多为脊髓型颈椎病），则需当机立断，及早进行手术。颈椎病的手术治疗主要是解除由于椎间盘突出、骨赘形成或韧带钙化所致的对脊髓或血管的严重压迫，重建颈椎的稳定性。脊髓型颈椎病一旦确诊，经非手术治疗无效且病情日益加重者应当积极手术治疗；神经根型颈椎病若症状重，影响患者生活和工作，或者出现了肌肉运动障碍应考虑手术治疗；保守治疗无效或疗效不巩固、反复发作的其他各型颈椎病，也应考虑进行手术治疗。

颈椎病作为一种慢性退行性颈段脊柱相关疾病，可影响颈段局部病变，同时还会产生一系列颈椎源性相关疾病。在相关诊疗指南中强调，大部分颈椎病应优先考虑非手术治疗，也就是常用的中西医外治方法，通过完整的诊断措施如颈椎正侧位 X 线片、颈椎 CT、颈椎间盘 MRI 等影像学检查，临床症状、查体体征进行综合评估病情，也就是常说的"三位一体"诊断方法，相互佐证，进行疾病的判断和治疗方法的选择。非手术治疗方法多种多样，西药治疗主要以止痛药、肌松药等以达到缓解急性症状的目的，对于慢性症状不能真正治愈，长期服用具有各种不良反应。中医特色外治法如针法、灸法、罐法、放血、埋线、中药外用、推拿手法等治疗颈椎病疗效确切，不良反应小，显示出了很大的优越性，具备良好的临床应用及推广价值。

（一）中西医特色外治法

1. 针刺法

治疗主要采用毫针、火针、芒针、刃针、梅花针、针刀、温针、耳针、腹针、眼针、腕踝针、穴位注射、穴位埋线等刺激手法，刺激相应穴位达到治愈疾病目的。

2. 灸法

通过不同成分的艾条、艾炷、药饼对局部的穴位、敏感点、相应脏腑、远端穴位进行刺激，治疗一些属寒、属虚、属瘀类的中医病症。如：热敏灸、雷火灸、隔物灸、铺灸、天灸。

3. 放血疗法

通过三棱针、梅花针等放血工具对躯体一定部位的络脉、穴位进行针刺，待血自行流出，或加罐放出一定量血液，达到化解瘀滞、调整气血阴阳的目的，主要用于实证、热证、瘀血疼痛类中医病症。方法有刺络放血、梅花针叩刺皮部放血等。

4. 拔罐法

使用玻璃罐、竹罐等通过点火或者抽吸驱除罐中空气，依靠负压吸附于身体的穴位或者经络，运用闪罐、留罐或者游走罐等手法达到疏风散寒、温阳解表、活血化瘀、调和营卫、扶正祛邪的目的。

5. 推拿疗法

主要可分为中国传统的按摩推拿手法及西医康复手法。

中国传统手法一般包括骨关节复位手法及软组织按摩手法，主要有理筋手法和正骨手法。根据各型颈椎病的临床及病理特点，推拿操作略有差异：颈型颈椎病以理筋手法为主，也可配合颈椎扳法；神经根型颈椎病遵从筋骨并重原则，先理筋后正骨；其他型颈椎病（包括椎动脉型和交感型）根据患者个体差异，适时选用理筋手法与正骨手法；脊髓型颈椎病推拿风险较大，文献支撑较少。

（1）颈型颈椎病：采用一指禅、点穴法、按法、揉法、推法、弹拨法、擦法作用于患者颈部督脉、足太阳膀胱经、足少阳胆经；重点于患侧风池、肩井、肩中俞、天宗、阿是穴，以拇指按揉痛性结节，弹拨痉挛肌肉；并配合颈部屈伸运动，予以颈部拔伸手法。

（2）神经根型颈椎病：先施以一指禅法或按揉法等理筋类手法放松颈部周围肌肉，后予以旋提手法、定位旋转扳法等正骨类手法调整颈椎小关节，改善神经走行通道。

（3）脊髓型颈椎病：可以使用较轻柔的拿揉法作用于颈部两侧及肩部以放松肌肉，点按双侧风池、肩井、天宗、肩贞等穴，最后予以颈椎坐位拔伸手法调整颈椎曲度，纠正颈椎小关节紊乱。

（4）其他型颈椎病：以理筋和正骨为主，先予以一指禅法、揉法等手法放松患者颈项部及肩背部肌肉，后以正骨手法调整颈椎小关节，并点揉颈夹脊、风池等穴，最后配合头面部的舒缓手法。

西式手法可分为：徒手治疗和治疗性运动。

（1）徒手治疗在我国常用的有麦肯基（Mckenzie）手法、关节松动手法（Maitland 手法、Mulligan 技术）、脊椎矫正术（chiropractic）、神经松动术、肌肉牵伸、肌肉能量技术等。上述手法以脊椎关节的解剖及生物力学原理为治疗基础，针对其病理改变，对脊椎及脊椎小关节进行牵拉、推动、旋转等手法，以调整脊椎的解剖及生物力学关系，同时对脊椎相关肌肉及软组织进行松解、理顺，达到缓解痉挛、减轻疼痛、改善关节功能的目的。

（2）治疗性运动：总的宗旨是加强颈部相关肌肉肌力、耐力，维持颈段脊柱的生物力学稳定。主要包括颈部相关肌群闭链运动、开链运动、神经肌肉控制运动训练、纠正性运动训练。闭链运动有利于颈椎椎旁肌肉力量及弹性的恢复，且不会加重颈椎病的病损状态。开链运动、神经肌肉控制、纠正性训练要求通过颈椎各方向的主动运动来锻炼颈椎的各个关节，该法能够改善颈椎活动度，调整椎间孔与脊神经空间位置的关系，解除滑膜卡压等。

6. 物理因子疗法

常用方法包括：超短波电疗法、微波、直流电药物离子导入法、红外线疗法、中频电疗法、超声波疗法、经皮神经电刺激疗法、磁疗法等。其他疗法如光疗（远红外、近红外、偏振光、紫外线）、音频电疗、蜡疗、高能量激光照射等治疗也是颈椎病物理治疗经常选用的方法，选择得当均能取得一定效果。

7. 牵引疗法

主要通过徒手或机械牵拉调整纠正颈椎生物力学状态的失衡，减轻颈椎间盘的压力，扩大椎间隙，减轻神经卡压，缓解肌肉筋膜痉挛，改善相关临床症状，包括徒手牵引、枕颌带牵引和悬吊牵引。临床常用枕颌布带牵引法，可分坐位牵引和卧式牵引。根据患者的病变节段、颈椎生理曲度的变化，颈椎病临床表现，以及患者自我感觉等多方面因素调整牵引角度、牵引重量、持续时间；可分别选用间歇牵引、连续牵引，或两者相结合。以连续牵引 20 分钟，间歇牵引 20~30 分钟为宜，每天 1 次，10~15 天为 1 个疗程。

［牵引角度］一般按病变部位而定，如病变主要在上颈段，牵引角度宜采用 0~10°；如病变主要在下颈段（颈 5~ 颈 7），牵引角度应稍前倾，可在 15~30° 间；同时应注意结合患者舒适感来调整角度。

［牵引重量］间歇牵引的重量可以根据其自身重量的 10%~20% 确定，持续牵引则应适当减轻。一般初始重量较轻，如 3~4kg 开始，以后逐渐增加。

［悬吊牵引］采用悬吊装置使头部或整个身体悬挂在器械上，摆脱重力的影响，通过开链、闭链运动训练，激活颈椎的深层稳定肌，重新建立正确的肌肉运动控制模式，可以明显改善颈椎病患者颈部后伸肌群的力学性能及颈部肌群之间的肌力平衡情况，增强颈椎稳定性。

8. 矫形支具应用

主要用于固定和保护颈椎，防止颈椎过度运动，促进局部无菌性炎症尽快消退，减少新的撞击损伤，并减轻神经根脊髓水肿及椎间关节创伤性反应。可应用于各型颈椎病急性期，但应避免不合理的长期使用（大于 3 周）导致颈肌无力及颈椎活动受限。选择合适的颈托（大小），下颌放置位置正确，肩部及后颈部应力点松紧合适，双侧粘贴对称，正确合理佩戴。

建议患者白天佩戴颈托 3 周，并尽可能多休息；在接下来 3 周间断佩戴颈托；6 周后建议完全摘下颈托。最常用的矫形支具有颈围、颈托，可应用于各型颈椎病急性期或症状严重的患者。颈托也多用于颈椎骨折、脱位，经早期治疗仍有椎间不稳定或半脱位的患者。乘坐高速汽车等交通工具时，颈椎病患者佩戴颈围非常必要。

上述借助各种工具的外治法各有所长，应根据颈椎病各亚型的临床表现及特征，灵活选用不同的治疗手段，可选用单种治疗方法，或者几种方法相结合，针对不同症状选用不同的部位和操作方式，以达到最佳临床效果。

（二）手术治疗

可分为微创减压手术和切开复位减压内固定手术。必须严格掌握手术的适应证，有适应证时优先选择微创治疗（髓核溶解、经皮切吸、PLDD、射频消融、椎间孔镜、椎间盘镜、UBE 等）。切开复位减压内固定手术术式分经颈前路手术和经颈后路手术。

（1）前路手术：经颈前入路切除病变的椎间盘和部分增生的椎体及骨刺，并行椎体间植骨及内固定。其优点是脊髓获得直接减压、植骨块融合后颈椎获得永久性稳定。在 cage 植骨同时采用钛质钢板内固定，可以提高植骨融合率、维持颈椎生理曲度。

（2）后路手术：经颈后入路将颈椎管扩大，使脊髓、神经根获得减压。常用术式是单开门和双开门椎管扩大成形术，及全椎板减压钉棒系统内固定术。

第二章 颈椎病常用中医外治法介绍

第一节 常见针刺类外治法

早在 2011 年的中国针灸学会年会上，石学敏院士通过客观数据分析发现以疼痛为主要症状的肌肉骨骼系统和结缔组织疾病是针灸临床治疗例数最多的疾病，明确指出颈椎病可单独采用针灸疗法。但目前针灸治疗颈椎病仍有不规范之处，如穴方不统一、定位不准确、重针弃灸等。

在以针灸为主的中医外治疗法中，在传统针刺疗法的基础上，衍生创新了如腹针疗法、耳针疗法、手针疗法等各种微针针刺疗法，以及平衡针疗法、火针疗法、筋针、黄帝内针、五行针、岐黄针、管针、皮内针、浮针疗法等特色针刺疗法，治疗手段多样，对特定类型的颈椎病都有确切的疗效。

上述疗法在经络理论指导下，选用穴位处方除常规颈夹脊、后溪、曲池、肩井、合谷、天柱、曲垣、天宗、外关等穴位外，结合特异性阿是穴，如后枕部寰枕筋膜处阳性压痛点、第 6 和第 7 颈椎棘突、第 6 和第 7 颈椎横突左右各旁开 2cm 处、肩胛上筋结点、肩胛部激痛点，运用特定的手法能够取得出其不意的效果。本节就上述方法逐一做简要介绍。

一、针刺疗法

（一）概述

传统针刺疗法主要是在中医经络腧穴理论指导下辨证施治，将毫针等金属制成的不同形状的针运用不同手法刺入到人体的穴位内，通过对穴位的刺激调整人体脏腑气血，达到治疗疾病的效果。针刺疗法具有良性双向性调节机体功能、整体性综合性治疗疾病、功能性早期性防控疾病的特点。根据针具的不同形制、用途、刺激方式等，针刺疗法主要可分为以下几种。

（1）毫针疗法：用毫针（包括芒针）刺入皮内。

（2）皮肤针疗法：用多支短针浅刺人体皮肤。

（3）皮内针疗法：以特制的小型针具固定于腧穴部的皮内或皮下，进行较长时间埋藏。

（4）火针疗法：用特制的针，将针尖用火烧红，迅速刺入人体的穴位或特定部位，以治疗疾病。

（5）水针疗法：又称穴位药物注射法。用注射针刺入皮肤后，推注相应药物治病。

（6）锟针疗法：用锟针按压经络腧穴治病。

（7）电针疗法：以毫针刺入腧穴后，针柄通电，以加强刺激量。

（8）刺络疗法：用三棱针刺血络以放血治病。

（9）员利针疗法：用员利针点刺体表或挑刺皮下组织。

在古代九针基础上，近年来众专家不断改进针具，又创新了针刀疗法、浮针疗法、岐黄针疗法、筋针疗法等等，为临床通过外治方法治疗疾病提供了更多的选择和更好的疗效。

（二）治疗原则

针刺疗法治疗原则主要包括：补虚泻实、清热温寒、治病求本、三因制宜。

1. 补虚泻实

虚实主要反映病变的过程中人体正气的强弱和致病邪气的盛衰。补虚即扶助正气，治宜补法；泻实即祛除邪气，治宜泻法。临床上正确应用这一原则不仅要使用正确的针灸补泻手法，还要研究经穴的配伍。

本经补泻在一般情况下，凡属某一经络脏腑的病变，而未涉及其他经络脏腑者，即可在该经取穴运用补泻手法而达到治疗目的。

异经补泻指在疾病发生过程中，出现了一经以上的病理变化，采用多经穴位进行治疗。例如肝郁脾虚所致的泄泻，不仅要取脾经的大横、地机、阴陵泉，还需取肝经的章门、行间，且针刺的手法亦各不相同。

2. 清热温寒

（1）热则疾之：对于热性病的治疗原则是点刺出血或浅刺、快出针，手法宜轻而快，针用泻法，以清泻热毒。《灵枢·九针十二原》篇"刺诸热者，如以手探汤"与此同义，如点刺出血，以泄其邪热；表热证用毫针浅刺曲池、合谷、大椎等穴，并疾出其针，以宣散热邪；五脏热者，选择相应的腧穴而刺之，如心热者，取中冲、少冲，点刺出血，以泄其热；热在经络局部者，用毫针散刺，或三棱针点刺，或皮肤针叩刺局部出血，以疏散邪热。"疾"也有快速运针的意思，即快速提插，快速捻转，相当于泻法，多用于实热证。

（2）寒则留之：对于寒性病的治疗原则是深刺、久留针或用灸法，以助其阳气恢复，温经散寒。此外，"留"还有暂停之意，并不是停止之意，是与"热者疾之"相对而言，有慢速运针之意。如《灵枢·九针十二原》篇："刺寒清者，如人不欲行。"

3. 治标与治本

标和本是一对概念，用以说明病变过程中各种矛盾的主次关系。具体而言，就邪正双方来说，正气为本，邪气为标；从病因与症状来说，病因为本，症状为标；从疾病先后来说，旧病、原发病为本，新病、继发病为标。

（1）急则治其标：在标病急于本病时，应先治标。如肺结核咯血者，应先取鱼际、孔最、中府、膈俞等穴止血，血止后再以其他方法治其本。

（2）缓则治其本：在一般病势不急的情况下，应针对疾病最根本的病因进行治疗。如肾阳虚引起的五更泻，宜灸气海、关元、命门、肾俞等穴温补肾阳治其本，肾阳温煦则泄泻可愈。

（3）标本同治：当标病与本病俱缓或俱急时，宜标本同治。如急性吐泻引起的四肢厥冷者，宜针中脘、内关、天枢等穴以和胃治本，同时灸神阙、关元、大椎等穴以温阳治标。

总之，治标只是在应急情况下的权宜之计，而治本才是治病的根本目的。急则治标缓解了病情，解除了新病，就给治本创造了更有利的条件，其目的仍是为了更好地治本。所以说，标本缓急是从属于"治病求本"这一根本法则的，并与之相辅相成，临床上要灵活应用。

4. 因时、因地、因人制宜

（1）因时制宜：《灵枢·终始》篇："春气在毛，夏气在皮肤，秋气在分肉，冬气在筋骨，刺此病者各以其时为齐。"一般春夏之季，人体气血趋向浅表，针刺宜浅。秋冬季节，人体气血敛藏于内，针刺宜深。此外，在针灸临床上还应注意针刺的时机问题，如治疗疟疾宜在发作前 2~3 小时进行针治，痛经一般宜在月经来潮前开始治疗，才能取得好的效果。

（2）因地制宜：由于不同的地理环境、不同的气候条件和生活习惯，人的生理活动和病理特点不尽相同，所以治疗方法也不尽相同。

（3）因人制宜：是根据人的年龄、性别、体质等不同特点，制定适宜的治疗方法。如老年人气血衰少，功能减退，不宜用强刺激；小儿生机旺盛，但气血未充，脏腑娇嫩，针刺宜浅刺不宜留针，人的体质有强弱、寒热及对针刺的耐受性不同，所以在针刺时也应有所区别。

（三）操作方法

1. 进针法

在进行针刺操作时一般应双手协同操作，紧密配合。

（1）爪切进针法（又称指切进针法）

左手爪切按压所刺部位或辅助针身，故称左手为"押手"；右手持针操作，主要是以拇、食、中三指挟持针柄，其状如持毛笔，故称右手为"刺手"。刺手的作用，是掌握针具，施行手法操作：进针时，运指力于针尖，而使针刺入皮肤；行针时便于左右捻转，上下提插或弹震刮搓：以及出针时的手法操作。

（2）夹持进针法（又称骈指进针法）

夹持进针法是指用左手拇、食二指持捏消毒干棉球，夹住针身下端，将针尖固定在所刺腧穴的皮肤表面位置；右手捻动针柄，将针刺入腧穴。此法适用于长针的进针。

（3）舒张进针法

舒张进针法是指用左手拇、食二指将所刺腧穴部位的皮肤向两侧撑开，使皮肤绷紧；右手持针，使针从左手拇、食二指的中间刺入。此法主要用于皮肤松弛部位的腧穴。

（4）提捏进计法

提捏进针法是指用左手拇、食二指将针刺腧穴部位的皮肤捏起，右手持针，从捏起的上端将针刺入。此法主要用于皮肉浅薄部位的腧穴进针，如印堂穴。

2. 留针法

将针刺入腧穴行针施术后，使针留置穴内，称为留针。

留针的目的是为了加强针刺的作用，便于继续行针施术。一般病症只要针下得气，施以适当的补泻手法后即可出针，或留针10~20分钟；但对一些特殊病症，如急性腹痛、破伤风、角弓反张、寒性疼痛、顽固性疼痛或痉挛性病症，即可适当延长留针时间，有时留针可达数小时，以便在留针过程中作间歇性行针，以增强、巩固疗效。

3. 出针法

在行针施术或留针后即可出针。出针时一般先以左手拇、食指按住针孔周围皮肤，右手持针做轻微捻转，慢慢将针提至皮下，然后将针起出，用消毒干棉球揉按针孔，以防出血。若用徐疾、开阖补泻时，则应按各自的具体操作要求，将针起出。出针后患者应休息片刻方可活动，医者应检查针数以防遗漏。

（五）适应证

对于疼痛性病症、功能失调性病症及某些急性病症，如颈椎病，针刺都可视为首选疗法。

（六）禁忌证

（1）患者在过度饥饿、暴饮暴食、醉酒后及精神过度紧张时，禁止针刺。

（2）孕妇的少腹部、腰骶部、会阴部，及身体其他部位具有通气行血功效，针刺后会产生较强针感的穴位（如合谷、足三里、风池、环跳、三阴交、血海等），禁止针刺。月经期禁止针刺。

（3）严重的过敏性、感染性皮肤病者，以及患有出血性疾病者（如血小板减少性紫癜、血友病等），禁止针刺。

（4）小儿囟门未闭时，头顶部禁止针刺。

（5）重要脏器所在处，如胁肋部、背部、肾区、肝区不宜直刺、深刺；大血管走行处及皮下静脉部位的腧穴如需针刺，则应避开血管，使针斜刺入穴位。

（6）对于儿童，以及破伤风、癫痫发作期、躁狂型精神分裂症发作期者，针刺时不宜留针。

（七）注意事项

在针刺治疗过程中，由于患者心理准备不足等多种原因，可能出现如下异常情况，应及时处理。

1. 晕针

［原因］晕针是针刺治疗中较常见的异常情况，主要由于患者心理准备

不足，对针刺过度紧张，或患者在针刺前处于饥饿、劳累等虚弱状态，或患者姿势不舒适，医者针刺手法不熟练等。

［表现］如患者在针刺或留针过程中突然出现头晕、恶心、心慌、面色苍白、出冷汗等表现，则为晕针。

［处理］患者晕针后，应立即停止针刺，取出全部留针，令患者平卧，闭目休息，并饮少量温开水，周围环境应避免嘈杂。若症状较重，则可针刺人中、内关、足三里、素髎等穴，促其恢复。经上述方法处理后如不见效并出现心跳无力、呼吸微弱、脉搏细弱，应采取相应急救措施。

［预防］为了防止晕针，针刺前应先与患者交代针刺疗法的作用，可能出现的针感，消除患者的恐惧心理。对于过度饥饿、体质过度虚弱者，应先饮少量水后再行针刺；对于刚从事过重体力劳动者，应令其休息片刻后才针刺。

2. 滞针

［原因］滞针的主要原因是针刺手法不当，使患者的针刺处发生肌肉强直性收缩，致肌纤维缠裹在针体上。

［表现］在针刺行针及起针时，医者手上对在穴位内的针体有涩滞、牵拉、包裹的感觉称滞针。滞针会使针体不易被提插、捻转，不易起针。

［处理］出现滞针后，不要强行行针、起针。应令患者全身放松，并用手按摩针刺部位，使局部肌肉松弛。然后，轻缓向初时行针相反方向捻转，提动针体，缓慢将针起出。

［预防］为了防止滞针，针刺前应向患者做好解释工作，不使患者在针刺时产生紧张，并在针刺前将针体擦净，不可使用针体不光滑、甚至有锈斑或者弯曲的毫针。针刺时一旦出现患者局部肌肉挛缩造成体位移动时，应注意医者手不能离开针柄，此时可用左手按摩针刺部位，缓慢使患者恢复原来体位，轻捻针体同时向外起针，不得留针。另外，在行针时应注意不要大幅度向单方向捻转针体，避免在行针时发生滞针。

3. 弯针

［原因］皮外的弯针多是由于留针被其他物体压弯、扭弯。

皮下的弯针，多在走针时被发现，是由于患者在留针或行针时变动了体位，或肌肉发生挛缩，致使针刺在关节腔内、骨缝中、两组反向收缩的肌群中的针体发生弯曲。

另是由于选穴不准确，手法过重、过猛，使针刺在骨组织上也会发生针尖弯曲或针尖弯成钩状。

［表现］针刺在穴位中的针体，于皮下或在皮外发生弯曲，则为弯针。

［处理］皮外弯针时，在起针时应注意用手或镊子持住弯针曲角以下的针体，缓慢将针起出。

皮内弯针时，应先令患者将变动的肢体缓慢恢复到原来进针时姿态，并在针刺穴位旁适当按摩，同时用右手捏住针柄做试探性、小幅度捻转，找到针体弯曲的方向后，顺着针体弯曲的方向起针；若针尖部弯曲，应注意一边小幅度捻转，一边慢慢提针；同时按摩针刺部位，减少疼痛。切忌强行起针，以免钩撕肌肉纤维或发生断针。

［预防］为防止弯针，针刺前应先使患者选用舒适的体位姿势，全身放松。留针时，针柄上方不要覆盖过重的衣物，不要碰撞针柄，不得变动体位或旋转、屈伸肢体。

4. 断针

［原因］常见原因是针根部锈蚀，在针刺时折断。

另一个原因是滞针、弯针处理不当或强行起针，造成部分针体断在皮下或肌肉组织中。

［表现］针体部分或全部折断在针刺穴位内，称为断针。

［处理］自针根部折断时，部分针体仍暴露在皮肤外，可立即用手或镊子起出残针。此时应令患者肢体放松，不得移动体位。

皮下断针，可用左手拇指、食指垂直下压针孔旁的软组织，使皮下断针的残端退出针孔外，并右手持镊子捏住断针残端起出断针。

针体折断在较深的部位时，则需借助于 X 光定位，手术取针。

［预防］针刺前仔细检查针具，对于针柄松动、针根部有锈斑、针体曾有硬性弯曲的针，应及时剔弃不用。

针刺时，切忌用力过猛。留针期间患者不应随意变动体位，当发生滞针、弯针时，应及时正确处理。

5. 血肿

［表现］出针后，在针刺部位引起皮下出血，皮肤隆起，称皮下血肿。

［处理］出现皮下血肿时，应先持酒精棉球压按在针孔处的血肿上，轻揉片刻。如血肿不再增大，则不需处理，局部皮肤青紫可逐渐消退。

如经上述按揉血肿继续增大，可加大按压并冷敷，然后加压包扎，48小时后改为局部热敷，消散瘀血。

［预防］为了防止血肿的发生，针刺前应仔细检查针具，针尖有钩的不能使用。针刺时一定要注意仔细察看皮下血管走行，避开血管再行针刺。

二、浮针疗法

（一）概述

浮针疗法是用一次性的浮针等针具在局限性病痛的周围皮下浅筋膜进行扫散等针刺活动的针刺疗法，是传统针灸学和西医学相结合的产物，是在继承和发扬古代针灸学术思想、宝贵实践经验的基础上，结合西医学，尤其是现代针刺研究的成果，具有适应证广、疗效快捷确切、操作方便、经济安全、无不良反应等优点，对临床各科，特别是疼痛的治疗有着较为广泛的作用。

浮针疗法是在传统腕踝针技术基础上由南京中医药大学浮针医学研究所所长符仲华教授1996年进一步丰富完善的新疗法。浮针作用部位在皮下，不深入肌肉层，似浮在肌肉上，故取名为"浮针"。浮针的理论渊源可追溯到《灵枢·官针》篇中关于"毛刺"刺法的记载："毛刺者，刺浮痹皮肤也"，最大特点是皮下进针、近部选进针点和留针时间长。

（二）治疗原则

浮针疗法主要基于肌筋膜疼痛触发点进行治疗部位的选择，具体的治疗原则可分为根本性和可能性的两种。

（1）根本性治疗原则：找出引起触发点活化的原因，再针对此因子，施予积极治疗。但真正引起触发点活化的原因很多，需要大量的进一步研究和探索，因此目前实行较为困难。

（2）可能性治疗原则：就事论事地有效缓解患者的疼痛，或尽可能减少肌筋膜触发点疼痛的复发。

浮针疗法正是遵循可能性治疗原则，其作用的组织层次主要在筋膜层，其独创的扫散动作及其他配合手法，可实现对结缔组织层，特别是对疏松结缔组织最大的良性干预，故而起效迅捷、高效。此外，扫散时的再灌注活动，使病灶周边组织中的血液再次进入缺血组织，能恢复局部血液循环，为改善病灶处的微环境提供了血液等营养保障，从而缓解疼痛。

（三）操作方法

1. 针刺方向：针向病灶

浮针疗法的针刺方向是刺向病灶，即肌筋膜疼痛触发点，不能偏歪，否则疗效大减。因此医师在操作时，必须聚精会神，心无旁骛，这与传统针灸学强调"治神"有相似之处。

2. 针刺角度、深度：平刺进针、皮下浅刺

浮针疗法是平刺进针，针体行进并滞留于浅筋膜层，属于典型的浅刺法，得气针感很弱，而且浮针疗法要求尽量避免得气感。浅刺是浮针的特色之一。

3. 扫散刺法，避免得气，不行补泻

浮针在进针完毕后，只行扫散动作，避免得气，不行任何补泻手法，并要求操作时左手辅助活动，使患者病痛点和进针点之间处于放松状态，便于针刺效应传导。符仲华认为，皮下疏松结缔组织神经末梢稀少，刺后没有"得气"感，该部位放松与否对治疗效果有着相当的影响，

4. 留针时间：留针持久

浮针针具的软套管，解决了长时间留针的难题。浮针疗法为维持巩固疗效，需长时间留针，一般为 6~24 小时。

（四）适应证

浮针疗法目前临床已广泛用于治疗慢性头痛、颈椎病、肩周炎、网球肘、腱鞘炎、腕管综合征、腰椎间盘突出症、腰肌劳损、膝关节炎、踝关节陈旧性损伤等各种疼痛类疾病，对于四肢部软组织伤痛、颈肩腰背痛以及内脏痛均有良好的效果，往往痛随针止，较常规针刺及西药治疗等更为有效、安全。

禁忌证与注意事项同针刺疗法。

三、皮内针疗法

（一）概述

皮内针又称"埋针"，是一种供皮下埋置留针的专用小型针具，现代结

合新型的针具又称为揿针，是用 30 号或 32 号不锈钢丝制成的图钉型和麦粒型的两种针具。皮内针疗法是古代针刺留针方法的发展，具体来说，是将针具刺入皮内，固定后留置一定时间，利用其持续刺激作用，来治疗疾病的一种方法。本法可以给穴位以持续刺激，减少反复针刺的麻烦，患者还可以自己手压埋针以加强刺激。现代改良针具为揿针，用一次性包装和黏性较好的无菌针替代以前的不锈钢针具。

皮内针最早由日本针灸学家赤羽幸兵卫发明，我国近现代著名针灸大师、现代针灸学奠基人、中国科学院院士承淡安先生受此启发，在此基础上进行改良，从而形成了更为便捷的揿针。皮内针分为颗粒型皮内针和揿钉型皮内针（揿针）。用时可以将针体刺入皮下，给皮部较长时间的刺激，以达到防治疾病的目的。皮内针的渊源可以追溯到《内经》时代。《素问·离合真邪论篇》有"静以久留"的刺法，《灵枢》中则有"直针刺"——"引皮乃刺之"；"浮刺"——"旁入而浮之"；"半刺"——"无针伤肉"等与皮内针类似的刺法。

（二）治疗原则

皮内针疗法治疗原则与针刺疗法基本相同，在"经脉所及、主治所及，上病下取"原则指导下选取穴位进行皮内针治疗的同时，还可以针对不同疾病选取筋结或畸络脉的体表区域实施治疗。在临床治疗的过程中，严格掌握"急则治其标，缓则治其本"的原则，辨证和辨病治疗相辅相成，强刺激和持续刺激有效结合，联合干预。

（三）操作方法

1. 皮内针针具

皮内针是用不锈钢特制的小针。有颗粒型、揿钉型 2 种。

（1）颗粒型（麦粒型）：一般针长约 1cm，针柄形似麦粒或呈环形，针身与针柄成一直线。

（2）揿钉型（图钉型）：针身长约 0.2~0.3cm，针柄呈环形，针身与针柄呈垂直状。

2. 颗粒型皮内针操作方法

针刺前针具和皮肤（穴位）均进行常规消毒。

（1）刺入操作

左手拇、食二指按压穴位上下皮肤，稍用力将针刺部皮肤撑开固定，右手用小镊子夹住针柄，沿皮下将针刺入真皮内，针身可沿皮下平行埋入0.5~1.0cm。

（2）针刺方向

采取与经脉呈十字交叉状，例如肺俞（膀胱经背部第一侧线上），经线循行是自上而下，针则自左向右，或自右向左横刺，使针与经线成"十"字交叉。根据病情选取穴位。

（3）埋藏固定

皮内针刺入皮内后，在露出皮外部分的针身和针柄下的皮肤表面之间粘贴一块小方形（1.0cm×1.0cm）胶布，然后再用一条较前稍大的胶布，覆盖在针上。这样就可以保护针身固定在皮内，不致因运动的影响而使针具移动或丢失。

3. 揿钉型皮内针操作方法

多用于面部及耳穴等须垂直浅刺的部位。

（1）刺入及埋藏固定

用时以小镊子或持针钳夹住针柄，将针尖对准选定的穴位，轻轻刺入，然后以小方块胶布粘贴固定。另外，也可以用小镊子夹针，将针柄放在预先剪好的小方块胶布上粘住，手执胶布将其连针贴刺在选定的穴位上。

（2）埋针时间

埋针时间的长短可根据病情决定，一般1~2天，多者可埋6~7天，暑热天埋针不宜超过2天，以防止感染。

（四）适应证

目前，皮内针疗法在临床上应用较为广泛，适用于各种疾病治疗。

（1）运动系统疾病：主要运用于肌肉骨骼和结缔组织疾病，包括颈椎病、肩周炎、腰椎间盘突出症等。

（2）神经系统疾病：主要运用于偏头痛、三叉神经痛、面神经麻痹等。

禁忌证同针刺疗法。

（五）注意事项

（1）每次取穴，一般取单侧，或取两侧对称同名穴。

（2）埋针要选择易于固定和不妨碍肢体活动的穴位。

（3）埋针后，患者感觉刺痛或妨碍肢体活动时，应将针取出重埋或改用其他穴位。

（4）针刺前，应对针体详细检查，以免发生折针事故。

（5）注意消毒，暑热天埋针时间不超过 2 天，以防感染。

四、滞动针法

（一）概述

滞动针法是"滞针动态施针疗法"的简称，是李振全老师发明的一种针法，应用特殊针具——滞针（专利），对病灶局部或相应腧穴进行滞针操作与动态施针，达到治疗疾病目的的一种治疗方法。滞动针刺疗法，是滞针与动针相结合的一种新的针刺治疗方法，是以中医学阴阳平衡理论和经络学说为基础，并借鉴了西医学理论及微创技术。该疗法有着工具简单、操作简便的优势，以传统毫针为工具，治疗部位无须注射麻药且操作简便。同时安全性较高，进针时不易损伤皮肤及组织，治疗中及治疗后不易产生肿胀、感染及后遗症。

（二）治疗原则

采用滞动针治疗，无论实施哪一种刺法，都必须把针滞住；滞针后行动针治疗的力量视患者病情及耐受程度而定；无论是直刺还是斜刺或平刺一定要刺到病位，因为病位深浅不一，有的是骨膜病变、有的是筋膜病变、有的是肌肉病变、有的是韧带病变，一定要分层次治疗。在应用滞动针刺疗法时，一是辨病因明证型（诊断）；二是准确确定病变部位，包括病变组织的性质、质地、大小、与周围组织的关系（触摸）；三是针刺到位即病位、穴位、经络（病变组织一般较硬，针尖触及后常有一种抵抗感）。

（三）操作方法

1. 针具选择

使用专用针具——滞针。

2. 滞针的操作要点

（1）毫针为母体针。

（2）针体表面具有微细、顺向、多条凹槽，主要效应：①减压减张，进针即刻减压；②针感强，持续时间长，最长可达1周左右；③摩擦力大，针体固定牢靠；④滞针角度小，速度快，一般捻转45°即可达到滞针状态。

（3）"针效刀功"——在针刀的操作面向后提拉（针刀是向前切），损伤小，效果好。

（4）操作要领即动态施针，先用针体把组织固定住，然后动态施力，提拉针体，或针不动手动，最终目的是使组织相对运动。

（四）适应证

对软组织损伤及各种颈肩腰腿痛具有显著的治疗效果。

禁忌证与注意事项同针刺疗法。

五、平衡针

（一）概述

平衡针灸学是由北京军区总医院王文远教授成功创立的中医学与西医学在针灸领域相结合的一门现代针灸学，在继承传统中医理论的基础上，通过针刺中枢神经分布在周围神经上的特定靶穴来调节、修复大脑基因程序，使失调、紊乱、被破坏的中枢管理程序系统恢复到原来的平衡状态，间接地激发患者应激能力。

（二）治疗原则

在平衡针治疗原则中，主要强调"上病下治，左病右治"，突出双侧同时取穴、左右交替取穴、交叉取穴、同侧取穴等，其中用于治疗颈椎病的主要穴位包括醒脑穴、颈痛穴、指麻穴。

其中醒脑穴位于胸锁乳突肌与斜方肌上端之间的凹陷处，即项后枕骨后两侧，传统腧穴翳风与风府之间 1/2 处。在胸锁乳突肌与斜方肌上端附着部之间的凹陷处布有枕动静脉分支，深层为椎动脉、环枕后膜、蛛网膜下腔、脊髓上端和延髓下端以及枕小神经分支，内侧为枕大神经。以运用手指作用于枕大神经或枕小神经后引起的指感为宜。醒脑穴为强身保健的首选穴位，位于人的生命中枢部位。

颈痛穴位于手背部，握拳第四掌骨与第五掌骨之间，及指掌关节前凹陷中。在第四掌骨间背侧集中布有第四掌背动脉，皮下有手臂静脉网和尺神经手背支（指背神经）、指掌侧固有神经。以针刺指背神经或掌侧固有神经出现的针感为宜。功可舒筋活血，清咽利喉，消炎止痛退热，调节神经。主要用于治疗颈部软组织损伤、落枕、颈肩综合征、颈肩肌腱炎、颈性头痛、颈性眩晕，临床还可以治疗肋间神经痛、眶上神经痛、三叉神经痛、坐骨神经痛、肩周炎、足底痛。

指麻穴位于手部，半握拳第五掌骨中点处。在小指尺侧第五掌骨小头后方，当小指掌肌腱起点处，有指背动静脉，手背静脉网，分布有尺神经手背支。以针刺尺神经手背支出现的针感为宜。功可醒脑开窍，调节神经，止痛消炎止麻。用于治疗末梢神经炎引起的手指麻木，还可用来治疗中毒昏迷休克、糖尿病、神经衰弱、精神分裂症、落枕、急性腰扭伤。

（三）操作方法

1. 取穴原则

（1）特异性取穴原则——腰痛穴。

（2）区域性取穴原则——颈痛穴。

（3）交叉性取穴原则——肩痛穴，肘痛穴，膝痛穴，踝痛穴，腕痛穴。

2. 持针方法

（1）采用 3 寸一次性无菌针灸针。

（2）用酒精棉球固定在针尖 5~10mm 即可。

3. 进针手法

（1）提插手法。

（2）一步到位针刺法——肩痛穴。

（3）两步到位针刺法——膝痛穴。

（4）三步到位针刺法——腰痛穴，臀痛穴，肘痛穴，颈痛穴，踝痛穴，腕痛穴。

（5）强化性针刺手法。

4. 针刺针感

（1）触电式远距离针感——肩痛穴。

（2）放射性针感——膝痛穴。

（3）混合性针感——腰痛穴，颈痛穴。

适应证、禁忌证与注意事项同针刺疗法。

六、火针

（一）概述

火针疗法是将一种特殊质料制成的粗细针在火上烧红后，迅速刺入人体的一定部位和穴位的治疗方法。火针疗法最早出现在《黄帝内经》，《内经》将火针称为"大针""燔针"（即九针中的"大针""燔针"），将火针刺法称为"焠刺"。《伤寒论》又将火针刺法称为"烧针""温针"。据史料记载，直至晋代《小品方》才最早出现"火针"一词。火针疗法源远流长，经过数千年历代医家在临床实践中进一步研究、改进、发展和不断完善，此疗法现已形成较为完整的中医理论体系，成为针灸疗法中一支独特的治疗方法。已故国医大师贺普仁教授提出"贺氏三通法"，将火针疗法作为温通之法，总结火针疗法具有针刺疗法和艾灸疗法的双重作用，不仅有针的刺激作用，还有温热刺激作用，而重点在于温热，火针通过温热刺激部位和穴位达到温通经脉、调节脏腑、激发经气、鼓舞正气、活血行气、增强人体阳气的目的。

（二）治疗原则

火针疗法有其自身的特点以及操作的独特要求，它与毫针针刺有着根本的不同。火针的临床操作，手法虽然简单一些，但其操作的技巧性要求很高，如果不能熟练掌握这些操作技巧，那么就会很容易造成意外情况发生，给患者带来一定的压力和痛苦，从而影响治疗效果，导致火针的临床价值降低。国医大师贺普仁教授指出，火针疗法在操作时把握

"红""准""快"三点是取得较好疗效的关键。"红"指针体烧至通红时迅速刺入穴位或部位,"红"代表对针体温度的要求。"准"指进针要准,不仅指进针时穴位的选择要准,还指进针深度要准确。另外,不同疾病应选择不同规格针具、针刺留针时间、火针刺络法的出血量等。

(三)操作方法

在穴位处用安尔碘进行局部消毒。消毒完毕,在穴位上涂以跌打万花油,点燃酒精灯,左手将酒精灯端起,靠近针刺穴位,右手以握笔状持细火针,将针尖针体置入酒精灯外焰烧至白亮,用烧红的针体迅速刺入穴位,并快速拔出,时间大约10秒,出针后用消毒干棉球按压针孔止血,然后再涂上跌打万花油保护创面。

火针疗法治疗颈型颈椎病,取穴以颈椎棘突旁、两肩胛骨内侧缘为主,配合颈夹脊、风池、肩井穴,能迅速缓解肌肉僵硬和经筋痉挛,消除疼痛,疗效显著。也可用火针取穴颈部压痛点及大椎穴。风池穴向鼻尖方向进针,针入分深;颈百劳直刺进针,针入分深;肩井穴斜刺进针,针入分深。阿是穴根据具体穴位所在位置决定针刺角度及深度。上述诸穴的进针深度可根据患者肥瘦情况适当调整。

(四)适应证

火针疗法疗效确切,主要用于治疗外科疾患和痹证。

(五)禁忌证

(1)精神过于紧张的患者,饥饿、劳累以及醉酒者。

(2)严重的心脏病患者。

(3)患有出血性疾病者。

(4)孕妇。

(5)糖尿病患者根据病情禁用或慎用。

(六)注意事项

进行火针治疗时要把握合适的体位和操作姿势,注意针尖、针体力度与针刺部位,要尽量垂直。针刺时一定要掌握好速度,速进疾出,若针体老化要及时更新。

火针疗法有其自身的特点以及操作的独特要求,与毫针针刺有着根本的不同。火针的临床操作，手法虽然简单一些，但其操作的技巧性要求很高，如果不能熟练掌握这些操作技巧，就会很容易造成意外情况发生，给患者带来一定的压力和痛苦，从而影响治疗效果，导致火针的临床价值降低。运用火针施术时常见的意外情况及处理方法主要有以下几方面。

1. 滞针

[定义] 是指火针针刺治疗在出针时针体和所刺穴位粘合在一起，以致针拔不出来或出针不顺利的现象。

[原因] 火针针刺时，加热温度不够，或火针离开火焰后，进出针速度太慢，使得针体变凉。患者的心情紧张导致局部肌肉痉挛，或火针针刺过深。医者的指力和腕力火候不够，或初次使用，操作要领掌握欠熟练。

[处理方法] 火针加热，务必要加热到针体透亮发白的程度，当火针针体离开火焰施术时要速进疾出，操作时可用左手持酒精灯，尽量离要施术的部位或穴位处近些，注意患者和医者的施术位置要适当，以方便操作为准则，这样可以尽量减少火针的冷却。

患者因恐惧而心情紧张时，要做好解释和安慰工作。可选用细火针，在操作时手法要轻，针刺时要掌握好深浅程度，切忌盲目冒进，以致针刺过深，造成滞针。火针操作要求的技巧性较强，医者必须具备足够的指力和腕力，操作时才会得心应手，所以医者在施术前先完成对指力和腕力的锻炼是非常必要的。同时，应该熟练掌握火针操作的各项基本原则，切忌鲁莽。

2. 疼痛

[原因] 火针针刺时若烧针火候足够，不应有剧烈疼痛，一般针刺后局部会有轻微灼痛，很快消失，如针刺时疼痛剧烈，应注意寻找疼痛原因。可能的原因有：火针烧针温度不够；针具选择不恰当，或操作不熟练，动作缓慢；出针后未及时处理。

[处理方法] 烧针时必须达到通红发白的程度，才可进针，如不红则会疼痛明显。要注意烧针时应放在火焰的外围，先烧针体，再烧针尖。施术时，要尽量快进快出，所以火源及针具，要尽量靠近患部，针尖指向进针部位。注意面部和肌肉浅薄处，应选择细火针。出针后，要快速用干棉球按压针孔，以减轻疼痛。

3. 折针

[定义] 是指火针针刺时针体弯曲。

[原因] 进针姿势不正确，没有使针、指、腕协调一体。医者有畏惧火针的心理。进针速度太慢，或针体老化，韧性不足。

[处理方法] 采用适当的操作姿势，注意针尖、针体力度与针刺部位，要尽量垂直。医者本身畏惧火针者，不可施术于患者，否则心惧心软，往往导致不易进针或弯针。

针刺时一定要掌握好速度，速进疾出，若针体老化要及时更新。

4. 出血

[定义] 出血是火针针刺时的一种常见现象，火针本身具有开大针孔的作用，常常可被用作放血排毒的有效工具，这种情况下的出血属正常现象，无须迅速止血，待血色转鲜红，会自然止住。

有些病变由于瘀血内阻久，压力较高，用火针放血时，常会看到出针后暗褐色血液随之喷射而出的现象，此时亦不要紧张止血，待其出尽为好。

[预防及处理] 在火针针刺时，应尽量避开皮下血管，以避免非正常出血。

如针刺后出血不止，大多为血友病或凝血机制有障碍者，应及时处理。此类患者要注意禁用火针。

5. 感染

[定义] 火针疗法本身是一种良性的局部轻度烧伤，针刺后局部会出现小面积的红肿，伴有轻微的瘙痒，也有部分人会有一些全身的反应，如轻微的恶寒发热等，这些都是烧伤局部无菌性炎症反应的结果，属于正常现象。个别情况下，会产生局部感染，发生较严重的红、肿、热、痛，则属于火针针刺后的意外情况，应加以处理。

[原因] 针孔局部没有保持清洁干燥，或于针后 1 周内即洗浴、浸泡，打湿针孔。搔抓局部引起感染。皮肤消毒不严格。

[处理方法] 局部感染、红肿热痛可用艾条温和灸。

用杀菌药局部外敷，并口服消炎药物。

施术局部要严格消毒。对于糖尿病患者，因其皮肤抵抗力降低，一般不用火针治疗。

针刺后局部轻度瘙痒，有小红肿不要用手搔抓。

针刺后 1 天内不要洗浴，以免污染针孔。

七、筋针疗法

（一）概述

"筋针疗法"源自《黄帝内经》，是经挖掘整理《灵枢·经筋》篇的有关经典理论，结合临床经验而研创的一种新型特色针刺疗法。是在经筋理论的指导下，利用特制的筋针，选取"以痛为腧"之筋穴，浅刺皮下，激发卫气，无感得气，舒筋散津，从而速治筋性痹病、筋性腔病与筋性窍病的一种独特的针刺疗法。其优点是安全无毒（筋针浅刺皮下，不刺入肌肉，较常规针法安全）、无痛无感（无痛进针，几乎在无感觉的状态下接受针刺）、高效速效。

（二）治疗原则

筋针运用要掌握经筋分布特点、经筋病、经筋针法、筋针疗法等，熟练筋针基本技能：经筋六向评估，以痛、结、舒为腧等取穴法；筋针刺法（纵横刺法）；无痛进针法、无感针法等。

治疗颈椎病要区分筋肉型、筋脉型和筋骨型。

（三）操作方法

1. 筋肉型

（1）取穴

一般在手足三阳筋附近循筋寻找压痛点或筋结点，活动可诱发疼痛或显露病位，有助于确定筋穴。

（2）操作

取 0.30mm×30mm 筋针，在上述筋穴常规消毒后进针。沿皮下向上纵刺或向后横刺 20~25mm（针刺时要触摸动、静脉的位置，避开血脉，避免刺伤）。可配合相应活动验证疗效，如效果不显，可调整针刺方向，以取效为准。

2. 筋脉型

（1）取穴

①足少阴筋脉病：一般在患侧附近寻找压痛点或筋结点为筋穴，大多

能触及筋束并有弹响。

②足太阳筋脉病：一般在项背部两旁筋肉附近或枕项部（上项线）附近寻找压痛点或筋结点，或上背部脏腑背俞穴附近寻找压痛点或舒适点为筋穴。

③手阴、阳筋脉病：一般在患侧筋肉寻找压痛点或筋结点，配合活动可诱发疼痛或显露病位，有助于确定筋穴。

（2）操作

取 0.30mm×30mm 筋针，在上述筋穴常规消毒后进针。枕项部筋穴，沿皮下横刺 20~25mm；颈部筋穴，可沿皮下向上纵刺或横刺 20~25mm；背部筋穴，沿皮下向督脉（脊柱）横刺或向上循筋（平行脊柱）纵刺 20~25mm；前胸部筋穴，可向肩峰横刺 20~25mm；肩部筋穴，可向肩峰纵刺或横刺 20~25mm；上肢部筋穴，向肩峰循筋纵刺 25~35mm；手部筋穴，向腕部循筋纵刺 15~20mm。可配合相应活动验证疗效，如效果不显，可调整针刺方向，以取效为准。

3. 筋骨型

（1）取穴

一般在骨关节附近筋肉循筋寻找压痛点或筋结点，如能配合影像学检查，在明确定位的基础上，再配合颈部活动，可诱发疼痛或显露病位，有助于确定筋穴。

（2）操作

取 0.30mm×30mm 筋针，在上述筋穴常规消毒后进针。沿皮下横刺 20~25mm；或沿皮下向上纵刺 20~25mm。活动检验针效，如效果不显，可调整针刺方向，以取效为准。如关节错位，可即刻解除疼痛；如关节增生，需多次治疗方能见效。

（四）适应证

适用于治疗软组织损伤等各种痛症，尤其适宜于畏惧针刺的肌肉关节疼痛病患者，对一些疑难杂症也有一定的治疗效果。

禁忌证与注意事项同针刺疗法。

八、筋骨针疗法

（一）概述

筋骨针疗法是根据中医经筋学说、软组织立体三角平衡原理等学说，在传统针法基础上结合针挑疗法、运动针法等现代针法发明的中医微创针法，是吴汉卿教授在针刀疗法基础上结合传统九针和经筋学说发展起来的一种疗法，可以快速松解肌肉筋膜的机械压迫、迅速止痛、消除炎性反应，又具有传统针灸的补泻、留针候气、疏通经络、平衡阴阳等功能。

（二）治疗原则

筋骨针治疗选取治疗点主要聚焦于筋结点，如颈椎病则主要选取枕隆突下筋结点、枕腱弓筋结点、颈 1 横突尖筋结点、颈 2 棘突筋结点、颈 7 棘突筋结点、颈 2~ 颈 7 关节囊筋结点。

（三）操作方法

选取筋结点，操作时嘱患者俯卧位，用龙胆紫记号笔标注治疗点后，用爱尔碘消毒皮肤。选取 0.5mm×30mm 一次性扁圆刃筋骨针数根，采用双手协同进针法，进针方向与人体纵轴平行，与神经、肌肉的走行方向一致，垂直于体表，快速无痛进针至皮下。待所有筋骨针均刺入皮下后，再逐一对治疗点进行松解。松解过程中，以拇指、食指持针，中指控制深度，缓慢刺入浅筋膜层，再由浅入深，运用"筋膜扇形松解法"逐层分离粘连筋结点。松解至针下无弹性阻力感，同时患者局部产生酸胀感，留针守气 2 分钟，继而快速出针。

（四）适应证

主要用于治疗各类神经系统、骨关节软组织系统疾病。
禁忌证与注意事项同针刺疗法。

九、穴位埋线疗法

（一）概述

穴位埋线疗法是在传统针刺疗法基础上发展起来的一种穴位刺激方法，

是在中医学的脏腑、经络、气血等基础理论的指导下，把羊肠线、胶原蛋白线或高分子聚合物线（PGA 或 PGLA 线）埋植在相应腧穴或特定部位中，利用线体对穴位的持久性刺激作用来防治疾病的方法。现代穴位埋线疗法是在传统留针、埋针方法的基础上不断继承发展起来的，操作简单，疗效持久，临床效果好，临床应用日益广泛，技术更新发展较快，形成了各具特点的埋线方法。

（二）治疗原则

穴位埋线取穴规律与针刺大体相同，但穴位更加精简，目的为减轻疼痛及不适感。治疗单纯性肥胖以辨经取穴为主，主穴集中在腹部和下肢部，选穴以募穴、背俞穴居多，因脂肪最容易堆积在腹部，且腹部为脾经、胃经、肾经、任脉等多经循行所过之处；治疗消化系统疾病以辨病取穴为主，常以下合穴、募穴、背俞穴为主穴，配合远端辨证取穴；治疗妇科疾病以脏腑理论为指导辨经取穴，主穴分布在腹部、下肢部、背部；治疗神经系统疾病取穴主要集中在背俞穴，配合远端辨证取穴。

但目前穴位埋线的临床选穴多存在主观性，穴位处方数量参差不一，尚未有针对具体病症的精选处方，同时缺乏大样本、多中心的临床试验对处方穴位进行系统对比研究。笔者认为，取穴数量过多不仅增加患者疼痛感及恐惧心理，并且易于耗散正气，导致经气疲乏及腧穴疲劳，反而影响疗效。《素问·刺要论篇》曰："病有浮沉，刺有浅深，各至其理，无过其道……"穴位埋线时线体材料的埋植浅深同样需要因病而施，使达到"气至有效"。在辨证取穴的基础上，主配穴结合，精选穴位处方，交替取穴，可有效激发经气感应并且避免正气耗损过多。明确不同病症的最佳埋植深度，规范穴位层次的选择，可使疗效取得最大化。权衡补泻的疗效与手法操作弊端，优选最佳补泻操作，有利于取得更好的临床疗效。

（三）操作方法

1. 切埋法

选定穴位，消毒、局部麻醉，用手术刀纵行切开皮肤 1cm 左右。然后用止血钳钝性剥离皮下组织至肌层，并在穴位内轻柔按揉数秒钟。待产生麻、胀、酸样感觉后，将 1~2 段羊肠线埋入切口底部肌层，使线垂直于切口。缝合，用无菌纱布包扎切口，5~7 天后拆线。

2. 割埋法

选定穴位，消毒、局部麻醉，用手术刀沿经脉纵行切开皮肤 1cm 左右。在穴位底部找到敏感点，用血管钳上下左右轻柔地拉动按摩，可适当摘除脂肪或破坏筋膜。产生强刺激后，将羊肠线或动物组织埋植入穴位底部肌层内。缝合切口，无菌包扎 5 天。

3. 切开结扎埋线法

首先将羊肠线穿进缝合针，然后在穴位上下或两侧做两个局麻皮丘。用手术刀在一侧皮丘切开皮肤约 0.5cm，用弯止血钳插入切口并轻柔按摩。得气后，将针刺入切口，穿过穴位深处直至另一侧切口处出针，将羊肠线往返牵拉；又从出口处再进针至切口，将两线头拉紧并打结。将结埋入切口，无菌包扎 5~7 天。

4. 医用缝合针埋线法

在埋线穴位的两侧 1~2cm 处消毒后，局部麻醉。将可吸收性外科缝线穿进皮肤缝合针，一手用持针器持针，另一手捏起两局麻点之间的皮肤，将针刺入一侧局麻点，穿过穴位肌层或皮下组织，从对侧局麻点穿出。紧贴皮肤剪断两针孔的线头，放松皮肤后，轻揉穴位局部，使线头全部进入皮下。按压针孔止血。包扎 3~5 天。

5. 注射针埋线法

操作前将羊肠线装进注射针头（7 号或 9 号），线头与针尖内缘齐平，剪平针灸针的针尖。常规消毒穴位皮肤，左手绷紧局部皮肤，右手将针头快速刺入穴内，稍做提插。得气后，将针芯内的针灸针用力向内，然后缓慢退出针头，使羊肠线全部留于穴内。缓慢出针，查无线头外露，胶布固定穴孔。

6. 腰穿针埋线法

用腰穿针作针管，适当长度的针灸针作针芯（磨平针尖）。左手按压固定穴位，右手持针刺入穴位内，至所需针刺深度。提插得气后，边退针管，边推针芯，将羊肠线完全埋植入穴位肌层。检查肠线无外露，按压针孔止血，包扎 3~5 天。

7. 专用埋线针埋线法

选择穴位的进针点，局部皮肤消毒后麻醉。取一定长度的羊肠线或胶原蛋白线，一手持镊将线中心置于局麻点上，另一手持埋线针，缺口向下压住线体。进针，使线埋入皮内，持续进针直至线体全数埋入穴位皮下，再适当进针，再出针。按压针孔止血。无菌包扎 3~5 天。

8. 一次性埋线针埋线法

选择患者舒适、医者易于操作的体位，局部皮肤消毒。将胶原蛋白线放入埋线针前端，左手按压固定穴位，右手持针快速刺入皮下，再进针至所需针刺深度，施提插捻转手法。待气至，边推针芯边退针管，将线体全部埋植在穴位肌层，出针。紧按针孔止血，敷医用胶贴便可。

9. "线体对折旋转" 埋线法

局部常规消毒，取一段 PGLA 或 PGA 线，放入埋线针的前端，使线在针尖内外的长度基本相等，不要针芯。先倾斜针身，使线在针尖处被压而形成对折，再快速直刺入穴位，使针孔外的线体全数进入皮肤。得气后，捻转出针，即完成一次埋线操作。

10. "埋线针刀" 埋线法

埋线针刀是一种新型的操作工具，无针芯，既可用作针刀也可用于穴位埋线。操作方法采用 "线体对折旋转埋线法"，即取一段 PGLA 或 PGA 线，放入针的前端，使线在针尖内外的长度大致保持相等，先 "定点、定向、加压分离"。刺入穴位时，线在针刀边处被压形成对折，确保针孔外的线体全部进入体内。得气后，提插切摆，再旋转、出针，贴敷创可贴。

11. "手卡指压式" 星状神经节埋线术

患者取仰卧位，头后仰以完全暴露颈部。取一段 PGA 或 PGLA 线，放入针的前端，线在针尖内外的长度大致相等。先定位，加压分离定点，卡颈刺入第 6 颈椎横突前结节，确保线体全部进入体内。得气后出针，按压片刻，贴敷创可贴即可。

（四）适应证

穴位埋线疗法已逐步实现了微创、有效和可控的要求，已得到临床各科的广泛应用，涉及外科、骨科等疾病。

（五）禁忌证

五岁以下的儿童、孕妇，有出血倾向者及蛋白过敏者禁用；皮肤破损处、关节腔内禁用。

（六）注意事项

（1）严格无菌操作，防止感染。

（2）埋线时如有羊肠线露出皮肤外，一定要拔出，重新埋入，以免感染。

（3）埋线后如局部出现红、肿、热、痛，说明有感染，轻者热敷即可，重者应作抗感染处理。如已化脓，应放出脓液，再作抗感染处理。

（4）在胸背部穴位埋线时应注意针刺的角度、深度，不要伤及内脏、脊髓；在面部和肢体穴位埋线时应注意不要伤及大血管和神经。

（5）在同一个穴位反复多次埋线治疗时，应偏离前次埋线治疗的进针点。

（6）埋线后敷料隔1天取下，针眼处当日应避免着水。

（7）埋线后要留观30分钟，如有不良反应须及时处理。

（8）精神紧张、过劳或进食前后30分钟内，一般不做埋线，以免发生晕针。

十、穴位注射疗法

（一）概述

穴位注射疗法又名水针疗法，是一种利用针刺作用和药物作用相结合来治疗疾病的方法，可根据所患疾病按照穴位的治疗作用和药物的药理性能，选择相应的腧穴和药物，发挥其综合效应，达到治疗疾病的目的。早在20世纪50年代，中国医生就根据传统的中医药理论，结合西医学的注射技术，将药物注入人体的经络穴位，治疗各种疑难病症，即创造了穴位注射疗法。此种注射疗法简便易行，起效快，效果好，且所需的药物剂量也小，因而很快在全国范围内推广使用。20世纪70年代中期，大约有105种常见病采用穴位注射疗法治疗，目前已增加至285种，几乎覆盖了临床内、外、妇、儿、皮肤、五官等各科疾病，涉及中医33种病，所用药物也已扩大至8类常见西药制剂及9类中药制剂。穴位注射类针刺样刺激强大、迅速，但较短暂，结合注射药物见效持久但缓慢的药理作用，相得益彰；穴位注射使外用药直接渗透穴位，起效迅速，疗效确切；穴位注射通过刺激穴位、经络，调节机体状态，使得用药少、疗效佳；穴位注射可以避免胃肠道对药物代谢的影响及相关不良反应，避免静脉给药对血管壁的刺激，不良反应较小。其中自血经络穴位注射疗法又称"自血注穴疗法"，是指抽取患者自身的静脉血，即刻注射入患者身上某些穴位，用于治疗疾病的一种治疗方法。自血经络穴位注射疗法通过放血、针刺、自血、穴位注射的多重作用，持续刺激经络穴位，临床应用广泛、疗效显著。它吸取了中医学有关经络穴位对内脏的特异性关系理论，以血液中含有的丰富血细胞、激素、酶类和免疫抗体等物质为刺激因子，利用血液在穴位吸收缓慢、刺激微弱持久的特点，在治疗相关疾病的经络穴位产生针刺和自血多重作用，对机体生理功能、病理反应、免疫机制等进行综合调节，是一种"简、便、廉"的中医适宜疗法，值得临床进一步研究和推广。

（二）治疗原则

穴位注射疗法的主要治疗作用和原则包括穴位的特异性和药物的特异性，临床及实验证明，选择相同穴位注射不同药物产生的疗效不同。因此在治疗过程中，应特定性地基于穴位特异性、药物特异性，分析穴位注射最基本的影响因素——穴位、药物、治疗频次、注射剂量等，来制定具体操作方案，发挥最大效应。

穴位注射通过注射器具对腧穴进行机械性刺激从而发挥针刺样作用。注射的药物则发挥其相应作用。穴位注射药物后，对周围组织产生挤压，从而产生类针感样作用。药物注射后其循经作用使药物直达患处产生疗效。腧穴、药物及药物产生的针刺样作用可能存在协同或拮抗作用。

穴位特异性指将相同药物注射入不同的穴位，其产生的疗效不同。将同剂量利尿剂注射于不同穴位，其利尿作用强弱不一，其中穴位注射委中穴疗效优于内关穴及三阴交穴。等量胰岛素穴位注射内关穴，疗效大于穴位注射足三里穴，而与静脉注射疗效相似。注射非穴位不能出现注射穴位的结果。因此在给药条件固定的情况下，穴位起了明确的作用。

放大作用指对于相同剂量的药物，穴位注射效果大于肌肉注射、皮下注射，甚至超过静脉注射；为达相同疗效，穴位注射药物用量最小。

针刺具有双效调节效应，其影响因素主要是针刺的作用方式、针刺腧穴的特异性以及机体的状态或内外环境。然穴位注射双向调节效应并不明确，配穴后穴位注射疗效大于单穴，表明腧穴间有协同作用。不同经络腧穴配穴后可产生相反的疗效，提示穴位不仅存在协同作用，也存在拮抗作用。穴位注射中穴位具有特异性，药效具有循经性，当腧穴作用与药理作用一致时，穴药效应更强，提示穴位注射有穴药整合作用。

（三）操作方法

本法是将针刺与药理、药水等对穴位的渗透刺激作用结合在一起发挥综合效能，以提高疗效，因此与毫针针刺选穴相比，穴位注射更注重精选穴位。一般以 2~4 穴为宜，并宜选择肌肉较丰满的穴位，也可以是阿是穴，或检查时触到的呈结节、条索状等的阳性反应点。

临床中穴位注射所用的药物非常广泛，有中药注射液、西药注射液，比较特殊的有自血注射，蜂毒注射等。注射时有用单纯一种药液，也有 2 种以上药液混合或交替使用者。用药剂量也有较大差异，最少者每穴 0.1ml，多者可达每穴 4ml。一般以穴位部位来分，头面部可注射 0.3~0.5ml，耳穴可注射 0.1ml，四肢部可注射 1~2ml，胸背部可注射 0.5~1ml，腰臀部可注射 2~5ml。

（四）适应证

穴位注射治疗疾病涉及中医临床各科，几乎覆盖了临床内、外、妇、儿、皮肤、五官等各科疾病，应用较多的是呃逆、腰腿痛、癃闭、漏肩风、哮喘、颈痹、小儿腹泻、头痛、鹤膝风、鼻渊、面瘫等。

（五）禁忌证

婴儿，诊断不清、意识障碍或者对药物过敏的患者禁用穴位注射法。体质十分虚弱的患者，有频繁晕针病史的患者、穴位注射的局部皮肤感染较为严重的患者，还有孕妇的一些下腹部、腰骶部的穴位，以及有可能引起子宫收缩的穴位应尽量少用或者不用穴位注射法。

（六）注意事项

在某些部位刻意施用手法以求得气，易造成局部组织的损伤，甚至导致局部形成瘢痕或挛缩。由于穴位注射用针多选用齿科针头或肌肉注射用针头（值得欣慰的是现在已有穴注专用针），针体较一般毫针更粗，在有较多神经、血管部位反复多次提插易伤及附近的神经。

在操作方法上应当更加规范化，除与其他注射方法一样要注意严格消毒外，还应熟悉解剖位置，针下要避开大的神经、血管，针头刺入穴内后，应回抽无血后方可将药液均匀、缓慢注入穴内，如有回血应调整针头角度，注药时不可过快、过猛而增加药物对机体的刺激性。如为自血注射，则应做到动作迅速、准确，以免血液在针管内凝固。如为蜂毒等易致过敏反应的药物，则应先进行皮试，无过敏反应者方可进行穴注。

十一、放血疗法

（一）概述

刺络放血疗法是一种通过针具对人体浅表小静脉、特定腧穴、病灶处或病理反应点进行针刺，并放出适量血液，用以治疗疾病的中医传统方法。刺络放血疗法源远流长，其起源可追溯到新、旧石器时代。《五十二病方》中有用砭石划破痈肿，排脓放血来治疗疾病的记载。《内经》全书共有46篇阐述了刺络放血疗法，其内容具体而丰富，并首次提出了"菀陈则除之"的治疗原则，为后世刺络放血疗法的发展奠定了理论基础，意义深远。

（二）治疗原则

刺络放血疗法的作用，主要包括祛邪解表、泄热开窍、祛瘀通络、排脓消肿等。治疗原则包括循经取穴放血，如咽喉疼痛属肺经疾患，即循手太阴肺经取鱼际、少商；远道取穴放血，如《内经》所论："病在上者下取之，病在下者高取之，痛在头者取之足，痛在腰者取之腘"；局部取穴放血，《内经》云："从腰以上者，手太阴阳明皆主之，从腰以下者，足太阴阳明皆主之"；经验取穴放血，如在肘窝部静脉处放血、在腘窝处放血等。

刺络放血的补虚治疗原则，在《内经》中并没有明确指出虚证不可刺络放血。《素问·三部九候论篇》中曰："必先度其形之肥瘦，以调其气之虚实，实则泻之，虚则补之。必先去其血脉，而后调之，无问其病，以平为期。"这一条文认为虚证患者也可以应用刺络放血，其目的在于先祛除血脉中壅滞之瘀血，而后运用其他方法进行补虚治疗，以期阴阳平衡。《儒门事亲》中云："岂知出血乃所以养血也"，主张"内伤脾胃，百病由生"，以脾胃学说为基础，善用刺络放血治疗虚证。刺络放血治疗痿症，"三里气冲以三棱针出血，若汗，不减不止者，于三里下三寸上廉穴出血"也体现了刺络补虚的思想。

治疗五脏虚证时强调通过循经取穴来应用刺络放血。如《素问·脏气法时论篇》中曰："脾病者，身重，善肌肉痿，足不收，行善瘛，脚下痛；虚则腹满肠鸣，飧泄食不化，取其经，太阴阳明少阴血者。"在"邪去正安"思想的指导下，倡导用十二经气血的多少来指导刺络放血。

"血汗同源"的理论指导下刺络放血，"出血之与发汗，名虽异而实同"，《内经》曰："火郁发之，发谓发汗，然咽喉中岂能发汗，故出血乃发汗之一端也。"因此，可通过放血达到发汗的作用，并将刺络放血作为了汗法的一种治疗方法，其特点是刺血部位多，针刺次数多，出血量大。

刺络放血对重症、急症有急救作用，称其"乃起死回生妙诀"。"经主气，络主血"，认为"久病气血推行不利，血络中必有瘀凝"，其"久病入络"的思想为刺络放血疗法的临床应用提供了更多的理论依据。清代郭志邃所著《痧胀玉衡》为刺血治疗急症的专著，提出"放痧"疗法——即用刺络放血的方法治疗时疫疠气，为后世做出了巨大的贡献。清末喉科医家夏春农在《疫喉浅论》中指出疫喉痧因"肺受疫火熏蒸，则气机不利"而发病，取少商放血治疗取得了较好的疗效，并依照"火郁发之""血汗同源"原理，探讨了少商放血治疗疫喉痧的机制。贺普仁教授"贺氏三通法"之一的"强通法"，就是以三棱针针刺为主的刺络放血法，提出"以血行气"的观点，强令血气经脉通行，常用于治疗病久入络的顽疾痼病。邵经明认为凡邪热壅盛，无论表里，皆可采用刺络放血法使毒邪随血而出，起到清热泻毒、调和营血、通络消肿、去腐生肌的作用。

（三）操作方法

根据患者不同年龄、症状、体征等，依据子午流注取穴法选择合适的治疗时机，或依据病情分期治疗。分期治疗即将病情分为早、中、晚三期，进行相应治疗，早期病邪初入络脉，邪轻病浅，正邪均盛；中期正邪斗争激烈，邪在大经和脏腑；晚期正虚邪衰，邪气从络脉退走，邪有出路。

放血治疗前患者应无过饱、过饥，体力充沛，精神舒缓，无焦虑恐惧，精神紧张者应予以心理安慰；年老体弱者应有家人陪同。

放血疗法操作的4个具体步骤：①术前准备：准备放血工具（采血针、皮肤针、三棱针、消毒罐）及消毒用品（碘伏、棉棒、酒精棉球、干棉球）。络脉不显露者，用橡皮带加压，使血管充分显露，或手指挤压使刺血部位充血，再行刺络。②放血操作：选用不同的部位穴络、浮络、畸结络，用不同针具操作，三棱针适合血络点刺，皮肤针适合在一个较大的面叩刺浮络，采血针锐利，在畸结络操作时易于出血；另外还有"贯刺血络""挑破出血""挑断出血""弹针出血"等方法。观察出血的色泽、气泡、血量，分辨病性的寒热。

1. 三棱针放血法

三棱针（图 2-1-1）放血法一般分点刺、散刺、泻血 3 种方法。

（1）点刺法（图 2-1-2）

针刺前，先用拇指与食指向放血部位推按，使局部充血，然后用碘伏或 75% 的酒精棉球局部消毒。针刺时用左手手指夹紧被刺部位或穴位，右手持针，用拇、食两指捏住针柄，中指指腹紧靠针身下端，针尖露出 1~2 分，对准已消毒的部位或穴位，刺入 1~2 分深，随即将针迅速退出，挤压针孔周围，使出血少许。然后用消毒干棉球按压针孔。此法常用于耳尖、印堂、十宣、十二井穴等处，若一时无三棱针，也可用较粗的缝衣针或毫针代替。

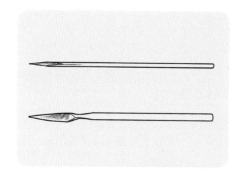

图 2-1-1 三棱针

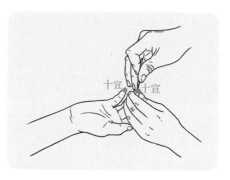

图 2-1-2 点刺法（三棱针点刺十宣穴）

（2）散刺法（图 2-1-3）

散刺法是对病变局部周围进行多次点刺的一种方法。一般可刺 10 次左右，由病变中心向外缘环形点刺，主要用以消除局部较大的瘀血或血肿，以及顽癣等。针刺的深浅则根据局部肌肉的厚薄、血管的深浅而定。

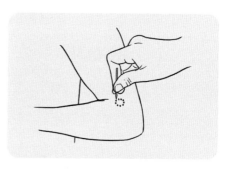

图 2-1-3 散刺法

（3）泻血法（图 2-1-4）

先用橡皮管结扎针刺部位的上端（近心端），消毒后，左手拇指压在被针刺部位的下端，右手持三棱针对准被针刺部位的静脉，刺入脉中约 0.5~1 分左右，即迅速退出，使其流出少量血液。出血停止后，再用消毒干棉球按压针孔。也可在针刺后轻轻按压静脉上端，以助瘀血外出，毒邪得泻。此法常用于上肢的肘静脉与下肢的腘静脉放血。

2. 梅花针或毫针加罐放血法

梅花针（图2-1-5、图2-1-6）是皮肤针的主要针具，可以"疏通经络""调和气血"，临床一般有轻叩与重叩2种方法。轻叩不出血，重叩以出血为度。对于有些病症（如麻痹、瘀血、顽癣、鱼鳞病等），则应重叩出血，效果才好，必要时加用火罐以使局部出血，达到治疗的目的。

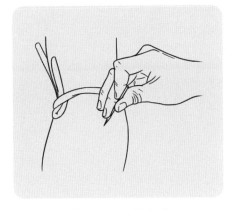

图2-1-4 泻血法

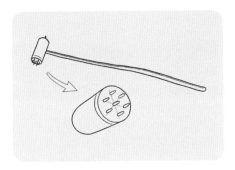

图 2-1-5 软柄梅花针

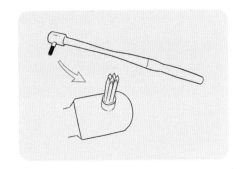

图 2-1-6 硬柄梅花针

3. 注射针静脉放血疗法

一般采用消毒过的20~50ml注射器。从肘窝表浅静脉血管穿刺，缓慢抽出10~20ml左右的血液，同样能达到治病的目的。放血的常用穴位：十宣、十二井穴（手）、鱼际、尺泽、曲泽、委中、八风、八邪、印堂、太阳、百会、耳尖、屏尖、金津、玉液。放血的常用静脉：肘静脉、腘静脉。

4. 刺络后护理

刺血部位应严格消毒，避免污染；避风寒，保暖，禁食生冷食物；出血量大者注意休息。

（四）适应证

颈肩腰腿痛、肢端麻木、腓肠肌痉挛、足部疼痛、手部肿痛。

（五）禁忌证

体质虚弱者、贫血者、孕妇、产妇、凝血机制不良者、晕针者、晕血者、重大疾病患者禁止使用放血疗法。传染病患者不宜放血。饥饿、紧张、疲劳、大汗、大泄之后不宜进行放血治疗。放血前首先给患者做好解释工作，消除不必要的顾虑。放血针具和罐具必须严格消毒，防止感染。随时关注患者在放血调理过程中的身体状况反应。针刺放血时，应注意进针不宜过深，创口不易过大，以免损伤其他组织。放血后24小时不宜洗澡或游泳。

（六）注意事项

放血疗法治疗后，不同患者由于体质、病情、适应性差异，治疗反应不同：有治疗后症状明显好转，饮食、睡眠等无不良反应者；有治疗后症状逐渐好转，病症也随之痊愈者，体质差者可能出现乏力、头昏、嗜睡，予以补充营养、充分休息后预后良好。治疗时间视病情、体质而定，若体质尚可，可1周1次，体质弱者可2周1次。

第二节　拔罐刮痧类外治法

一、拔罐疗法

（一）概述

拔罐法，古称角法，现在也称吸筒疗法，是一种以罐为操作工具，利用热力、抽吸、蒸汽等方法，造成罐内负压，使罐吸附于体表或腧穴的局部，然后使该部位皮肤充血甚至瘀血，从而调整机体功能以防治疾病。最早使用的拔罐工具通常是兽角，现在已经逐步发展为竹罐、陶瓷罐、玻璃罐、抽气罐等。拔罐具有祛风散寒、祛瘀生新、消肿止痛、调和阴阳等作用。

（二）治疗原则

"罐之理即针之理"，拔罐疗法与针灸疗法同属于中医的体表刺激疗法，拔罐疗法与针灸疗法的作用机制有共通之处，罐法、针法同理。二者理论同源，在治神守神、辨证施力及辨证施术等角度都有着相同的治疗原则。体表是针刺和拔罐的作用部位，针破皮刺入，作用较深，可达皮、脉、肉、筋和骨；但拔罐不破皮，仅作用于皮肤，故相对来说，作用部位较浅，若吸力较大，也可作用于筋肉。由于罐口多较宽广，故施术时作用部位可认为是以十二皮部为主，而针较细小，作用以经脉腧穴为主。二者皆以中医理论为指导，只是应用实践技术上有同有异。拔罐疗法同时更强调"天人地"层次理论和"象思维"法。

在中医理论体系中"辨象施治"理论指导下，"象"无处不在，如"藏象""脉象""舌象"等。中医四诊通过诊察外在的"象"可以推导内在脏腑的变化。据《灵枢·本藏》篇记载："视其外应，以知其内脏，则知所病矣"，与拔罐密切相关之象，是皮象、脉象、筋象以及伴随拔罐而出的痧象。所谓"皮象"，是脏腑功能在体表皮部的神色形态的反映，病理上表现为皮肤腠理的形态神色变化，如皮肤疏松或紧密、溃疡点、皮疹、皮屑增多等；而皮象之有色者，或在体表施以吸拔力或摩擦挤压力后所反映出来的皮象，我们则称之为"痧象"。所谓"筋象"则是筋表露出来的颜色明暗色差、位置深浅、方向偏正、形态粗细曲直、性质急缓软硬、感觉喜按或恶按以及温度的寒热温凉等征象。皮象、痧象、筋象可反映病情的寒热虚实及气血阴阳盛衰。"辨象施治"理论就是根据"象"的性质特点与部位，分析病位病性，确定在脏腑、经络、经筋还是腧穴施以拔罐治疗，以及拔罐的手法和刺激量的大小、频率等。

"度筋诊病"在"象思维"思维的基础上，可应用于拔罐，为拔罐的临床诊治提供依据。"度筋诊病"是指揣度测量形体、筋骨、经筋以判断机体状态、疾病部位性质，从而采取相应的治疗。若筋象的异常范围小、硬度表现低，说明病程较短、病邪较浅；若筋象面积大、硬度高，说明病程较长、病邪较深。筋软多属热证，筋硬多属寒证、瘀证。根据"度筋"的表现判断患者的状态及疾病的性质，再决定施治原则，施治的手法、时间、疗程等。

"察痧辨病"是根据拔罐施治后的痧象来进一步判断疾病的部位、性质等，可以为后续的治疗方案及预后提供依据。比如背部心肺对应的位置出痧，说明心肺有问题。一般痧色鲜红，呈点状散痧，颜色浅淡，多为表证，病程短，病情轻；若出痧较多，且点大成块、呈斑片状或瘀块，痧色暗红，多为里证，病程长，病情重。痧色鲜红为热，痧色青暗为寒。鲜红而艳，一般提示阴虚、气阴两虚，阴虚火旺也可出现此印迹。痧色发紫伴有斑块，一般提示寒凝血瘀；呈散紫点、深浅不一，一般提示气滞血瘀，多出现在肝区及胃区；淡紫发青伴有斑块，一般以虚证为主，兼有血瘀，如在两肾处呈现则提示肾虚。

针刺手法有补法和泻法，拔罐也有补法和泻法。《难经·七十八难》曰："得气，因推而内之，是谓补""动而伸之，是谓泻。"在拔罐操作中，将罐体吸拔于腧穴、机体之后，手持罐体，垂直按压罐体，使罐力由外部向下、向深部渗透，导气内入，调气补虚为补法；而在刺激量上，当吸附力轻，动作缓和，润滑剂相对较多，推拿罐时间长，速度慢，罐口经过处以皮肤红润、不出瘀斑为度，补法适用于久病老人、儿童及体质羸弱、病情偏于虚证者。拔罐操作中，手持罐体，向上、向外提拉罐体，使罐力由深部向外扩散，引气外出，运气泻实为泻法；在拔罐刺激量上，当吸罐深度深，重按急摩，润滑剂相对较少，推拿罐时间短，速度快，罐口下皮肤以明显瘀痕为主，拔罐后在病灶局部的穴位或相应背部腧穴上通过留罐5~10分钟加强刺激量，激发其穴位功能，促进其气血运行，从而有利于病灶局部的疏通，以达到泻实之功用，泻法适用于新病、体壮、中青年及病情偏于实证者。也可从拔罐迎随、提压和旋转方向来定补泻。罐法迎泻、随补，当依营卫运行和经脉往来为据，随其循行逆顺来进行走罐；罐法提按补泻方面，补法以重压轻提为主，引导阳气入里，泻法以重提轻压为主，引导邪气外出；罐法旋转补泻方面，拔罐时拇指向前左转时用力重为补，拔罐拇指向后右转时用力重为泻。

（三）操作方法

1. 拔罐疗法的罐具

古代有兽角、竹罐、陶罐、金属罐（由于价格贵、传热快、易烫伤，临床应用极少），现代在其基础上又增加了玻璃罐、橡皮罐、塑料罐，以及高档树脂罐和穴位吸引器。其中最常用的是玻璃罐和塑料罐。（图2-2-1~图2-2-4）

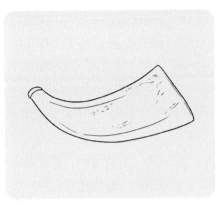

图 2-2-1　兽角罐

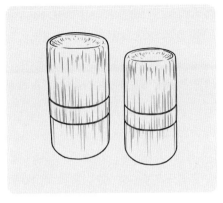

图 2-2-2　竹罐

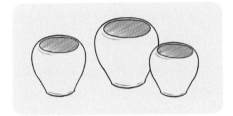

图 2-2-3　陶瓷罐

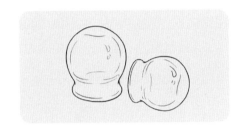

图 2-2-4　玻璃罐

2. 按排气法分类

有闪火法、投火法、架火法、滴酒法、贴棉法等。

（1）闪火法：用镊子或止血钳夹住一块大小适宜的棉花（也可以用 7~8 号粗铁丝，一头缠绕石棉绳或线带），蘸取适量的 95% 酒精（浸透棉花后挤干，以不滴落酒精为度），用酒精灯、蜡烛或打火机点燃后，将带有火焰的酒精棒一头往罐底一闪，或在罐内快速绕 1~3 圈（注意切勿将罐口烧热，免烫伤皮肤）后，将火退出，吹灭，迅速将罐扣在应拔的部位，即可吸附在皮肤上。此法因罐内无火，比较安全，是现代最常用的拔罐方法。（图 2-2-5）

（2）投火法：用易燃纸片或酒精棉球，点燃后投入罐内，迅速将罐扣于应拔部位，即可吸附在皮肤上。此法适宜于侧面横拔。巧学投火法，还可在被拔地方放一层湿纸，或涂点水，让其吸收热力，可以保护皮肤。

（3）架火法：用瓶盖等直径约

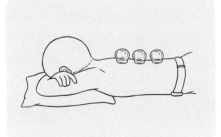

图 2-2-5　闪火法

2~3cm的不易燃烧、传热的块状物，放在拔罐的部位上，上置小块酒精棉球等易燃物，点燃后将火罐扣上，此法可产生较强吸力。

（4）滴酒法：用95%酒精或白酒，滴入罐内1~3滴（切勿滴酒过多，以免拔罐时流出，烧伤皮肤），将罐子转动一周，使酒精均匀地附着于罐子的内壁上（不要沾罐口），然后用火柴将酒精燃着，将罐口朝下，迅速将其扣于应拔部位。

（5）贴棉法：用大约0.5cm见方的脱脂棉一块，蘸湿酒精，紧贴在罐内壁的下三分之一处。用火将酒精棉点燃后，迅速扣于应拔部位。

（6）煮罐法：此法一般适用于竹罐，即将竹罐倒置在沸水或药液之中，煮沸1~2分钟，然后用镊子夹住罐底，颠倒提出水面，甩去水液，趁热按在皮肤上，即能吸住。这里所用的药液可根据个人具体病情而定。

以上拔罐法，除闪火法外罐内均有火，故应注意勿灼伤皮肤。

3. 按吸拔形式分类

有留罐、走罐、闪罐、单罐、多罐等。

（1）留罐：又称坐罐，即拔罐后将罐子吸拔留置于施术部位10~15分钟，然后将罐取下。这是最常用的一种方法，一般疾病都可应用，单罐、多罐均可。

（2）摇罐：在留罐的基础上，均匀而有节奏地摇动吸拔在皮肤上的罐体，使患者更为放松，有不同程度的舒适感。因均匀摇动，对穴位反复牵拉，增加了刺激量。若用药煮罐吸拔，可持小木棒拨动罐体使其振摇。操作时，先顺时针再逆时针，注意力度要以患者能耐受为度。

（3）转罐：在留罐的基础上，作用较摇罐法要强烈，扭距较大，以造成更大的牵拉，加强血液流动，增强治疗效果。多用于穴位治疗和局部肌肉放松。正反方向转动，幅度达90~180°。但要严格检查火罐罐口，不可有任何粗糙、豁口，以免割破皮肤。

（4）走罐：亦称推罐，即拔罐前先在所拔部位的皮肤或罐口上涂一层凡士林等润滑油，再将罐拔住需要拔的部位。然后，医者用右手握住罐子，向上、下或左、右，往返推动，至所拔部位的皮肤红润、充血或流血时，将罐起下。此法用于面积较大，肌肉丰厚部位，如脊背、腰臀、大腿等部位的酸痛、麻木、风湿搏痛等。（图2-2-6）

（5）闪罐：即将罐拔住后，立即起下，如此反复多次地拔住、起下。

（6）熨罐：在反复闪罐之后，罐体已发热，适时将罐体翻转，以烫手的罐底按到所选部位或穴位上，再迅速抬起罐体，用另一只手掌按压所烫部位，这样既保护皮肤，也因按压使热力渗透。多用于颈项部、背部、腹部的虚寒证。

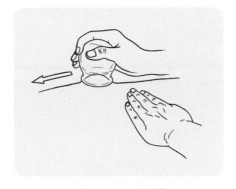

图 2-2-6 走罐

（7）滚罐：与熨罐相似。医者手持罐口，在穴位和皮肤上滚动，既可以保持热熨的效果，又有往复挤压运动作用。较单用熨罐效果更好，可与熨罐交替使用。

（8）单罐：用于病变范围较小的疾病或压痛点。可按病变或压痛的范围大小选用适当口径的火罐。如胃病在中脘穴拔罐；冈上肌肌腱炎在肩髃穴拔罐等。

（9）多罐：用于病变范围比较广泛的疾病。可按病变部位的解剖形态等情况，酌量吸拔数个乃至十几个罐。如某一肌束劳损时可按肌束的位置成行排列吸拔多个火罐，称为"排罐法"。治疗某些内脏或器官的瘀血时，可按脏器解剖部位的范围在相应的体表部位纵横并列吸拔几个罐子。

从操作方法上来看，除了在排气、减低罐内气压上进行了创新，还从简单的留罐法中发展出各种不同的吸拔形式，并且与其他许多疗法都能配合使用（即复合罐法）。

4. 按复合罐法分类

有药罐、针罐、刺络拔罐等。

（1）药罐：先在抽气罐内盛放一定的药液，常为罐子的二分之一左右，常用的有生姜汁、辣椒液、风湿酒等，或根据需要配制。然后按抽气罐操作法，抽出空气，使罐吸附在皮肤上。

（2）留针拔罐：简称针罐，即在针刺留针时，将罐拔在以针为中心的部位10分钟，待皮肤潮红、充血时，将罐起下，然后将针起出，此法能起到针罐配合的作用。（图2-2-7）

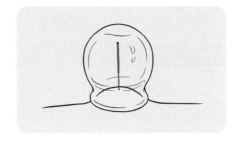

图 2-2-7 针罐

（四）适应证

可以用于多种疾病的治疗，比如头痛、面瘫、咳嗽、哮喘、关节痛、软组织损伤、月经不调等。随着医学的发展，临床中拔罐法经常与针灸、穴位敷贴等疗法配合使用，使得拔罐法的使用范围越来越广。常见适应证有以下几种。

（1）内科病：感冒、发热、中暑、急慢性支气管炎、支气管哮喘、高血压、动脉硬化、面神经麻痹、头痛、三叉神经痛、神经衰弱、中风后遗症、呕吐、便秘、胃肠痉挛、慢性阑尾炎、慢性腹泻、慢性肝炎、尿潴留、尿失禁。

（2）外科病：疔、痈、痘、丹毒、痔疮、脱肛、虫蛇咬伤等。

（3）妇科病：月经不调、痛经、带下、闭经、盆腔炎、功能性子宫出血、产后病症、更年期综合征、乳腺炎。

（4）儿科病：发热、厌食症、腹泻、消化不良、遗尿、百日咳、流行性腮腺炎。

（5）皮肤科：瘘疮、湿疹、麻疹、神经性皮炎、皮肤瘙痒症、白癜风、带状疱疹，美容养颜。

（6）五官科：结膜炎、鼻炎、牙痛、口腔溃疡、慢性咽喉炎、扁桃体炎。

（7）其他：腰背痛、腰肌劳损、退行性骨关节病、肩周炎、风湿性关节炎、类风湿关节炎、落枕、软组织劳损。

（五）禁忌证

（1）高热抽搐，凝血机制障碍者。

（2）皮肤有溃疡、过敏、水肿处及大血管处。

（3）孕妇的腹部、腰骶部不宜拔罐。

（六）注意事项

（1）拔罐时应选肌肉丰厚部位，尽量避开骨骼凹凸不平处，毛发较多的部位，以及皮肤皱褶、瘢痕处，防止火罐脱落。

（2）选择适当体位，拔罐过程中勿移动体位，以免火罐脱落。

（3）根据所拔部位的面积大小选择大小合适的火罐。用火罐时应注意勿灼伤或烫伤皮肤。

（4）拔罐时动作要稳、准、快；起罐时不要强拉，以免损伤皮肤。

（5）操作过程中常见的意外情况及处理方案：①水疱：若患者体内湿盛，拔罐后皮肤表面会出现小水疱，不必特殊处理，仅敷以消毒纱布，防止擦破即可；水疱较大者，应消毒后用无菌注射器将渗液抽出，再用无菌敷料覆盖以防感染。②烫伤：如操作不当时造成烫伤，应立即停止治疗。若局部仅发红、灼痛时，立即冷敷，外涂烫伤药水。③晕罐：拔罐过程中出现头晕、胸闷、恶心呕吐、面色苍白、四肢厥冷、呼吸急促、脉细数、冷汗淋漓，甚至瞬间意识丧失等症状为晕罐现象。一旦出现晕罐，应立即起罐，将患者置于头低脚高卧位，必要时饮温开水或温糖水，或掐人中穴。密切注意血压、脉搏、心率变化，严重时按晕厥处理。

二、刺络拔罐

（一）概述

刺络拔罐是拔罐疗法中的一种特色疗法，是通过三棱针等工具，刺破或划破体表一定部位，并通过罐的吸拔作用放出适量血液或体液，以达到防治疾病目的的方法。刺络拔罐历史悠久，刺络法可追溯到《灵枢·官针》篇中的"络刺""赞刺""豹文刺"，拔罐在《五十二病方》中就有记载："牡痔居窍旁，大者如枣，小者如核者，方以小角角之，如孰二斗米顷，而张角。"二者有机地结合在一起，具有泻热解毒、通经活络、消瘀去滞、调和气血、养血活血的作用。刺络拔罐因其疗效迅速、操作简便、不良反应少、可协助诊断等特点，在临床上被广泛应用。

（二）治疗原则

观察、触摸异常络脉的形态，以及查看放出血液的颜色、血质，借以判断病情及预后，称络脉诊断，简称络诊。络脉诊断是刺络拔罐治疗的前提，四时寒热变化会影响皮肤络脉的颜色，夏季略为红，冬季略为青黑，此为正常络脉。《素问·经络论篇》曰："阴络之色应其经，阳络之色变无常，随四时而行也。寒多则凝泣，凝泣则青黑；热多则淖泽，淖泽则黄赤。此皆常色，谓之无病。"

结络、盛络是《黄帝内经》刺血治疗常用的两种异常络脉，结络常描述为"如黍米"。络脉颜色的变化反映病变的寒热、病证的虚实、病位所属的经络脏腑，青色：主痛，主寒，主瘀血；赤色：主热；黑色：主瘀，主寒，主痛；白色：主失血，兼主寒；青黑赤相兼或五色相兼：主寒热往来。

刺血疗法以在异常络脉或皮肤针刺后出血为依据。心主血脉，血行脉中，所刺络脉既有位置表浅可见、外形异常或粗大的络脉，也有络脉的细小分支浮络、孙络。

在疾病因素下络脉迂曲呈结节状循行于身体浅表处，《史记·仓公列传》淳于意称之为"畸络结"，《黄帝内经》称"盛络""结络"，用于络诊和治疗，《痧胀玉衡》称之为"青筋""紫筋"，现代称为"畸络结""畸络""络结"，是临床刺络放血的首选部位。

刺络拔罐疗法的方式有如下几种。

（1）局部叩刺拔罐：在病变局部，由外围向中心叩刺，再在被扣刺部位拔罐。

（2）穴位叩刺拔罐：在选定的某些穴位上叩刺后拔罐。

（3）循经叩刺拔罐：以疾病与脏腑络属相关的经络或循行经过病处的经络为主进行叩刺拔罐。叩刺及拔罐的顺序应同经脉的循行路线相一致。

（4）整体叩刺拔罐：根据病情需要，合理选择上述 2~3 种方法结合进行治疗。

（三）操作方法

患者卧位于治疗床上，选取对应穴位。首先用酒精棉球对针刺及拔罐部位皮肤进行消毒，选取相应规格的三棱针点刺阿是穴及腧穴，直至皮肤出血，出血量以 3~5ml 为宜，用玻璃罐闪火法或抽气罐，迅速扣拔到扣刺部位，注意防止烫伤。留罐 10 分钟后取下，再次用消毒棉球擦拭，嘱患者 2 天内保持针刺部位干燥清洁。刺络拔罐 1 次 / 周。

（四）适应证

（1）带状疱疹及其后遗神经痛。

（2）肌肉骨骼系统疾病：肩周炎、软组织损伤、腰椎间盘突出症、颈椎病、肌筋膜炎、骨关节炎、痛风等。

（3）皮肤和皮下组织疾病：痤疮、荨麻疹、湿疹、银屑病、皮炎、黄褐斑等。

（4）神经系统疾病：面瘫、三叉神经痛、皮神经炎、神经性皮炎、面神经麻痹等。

（5）妇科疾病：乳腺增生、乳腺炎、盆腔炎、痛经等。

（6）其他：除上述疾病的治疗外，刺络拔罐疗法还常用于中风后遗症、失眠、变应性鼻炎等疾病的治疗。

（五）禁忌证

（1）体质极度虚弱、大汗、大出血、虚脱患者，癌症晚期出现恶液质患者禁用。

（2）出血性疾病，妇女孕期、月经期慎重考虑。

（3）危重烈性传染病禁用。

（4）严重心、肝、肾功能损害者禁用。

（5）局部有疝疾病（如脐疝、腹壁疝、腹股沟疝等）、静脉曲张、癌肿等禁用。

（六）注意事项

（1）检查针具，排除针尖有钩毛或缺损、针锋参差不齐；针具及针刺局部皮肤严格消毒；重刺后，局部皮肤须用碘伏棉球消毒，并应注意保持针刺局部清洁，以防感染；24 小时内不要沐浴；疗程视病情轻重和患者体质而定，通常隔天 1 次。

（2）在头部进行刺络放血的时候要注意不要刺破头皮小动脉，观察伤口出血情况及患者反应，若感到不适，应立即停止，协助患者休息。

（3）操作完毕，清洁局部皮肤，协助着衣，安置舒适体位。

（4）拔罐时应在肌肉丰厚部位，可以选择玻璃罐、负压吸引罐等，便于观察血液的色、质、量，毛发较多的部位、皮肤褶皱及骨骼凹凸不平处可以采用蜜芽罐进行拔罐。

（5）操作中常见的意外情况和处理方案：①晕针晕罐：即针刺或拔罐过程中出现头晕目眩、心慌气短、面色苍白、出冷汗，甚则神志昏迷等现象。一旦出现晕针或晕罐，立即停止针刺和拔罐，扶持患者平卧，头部放低，轻者静卧片刻，饮温水；未能缓解者，可掐水沟、合谷、内关等穴位；严重者按晕厥处理。②局部血肿：在刺络治疗时或结束后出现小块青紫或血性包块，可伴有局部或循神经分布部位疼痛。如皮肤有青紫瘀斑，可在出血停止后用热毛巾外敷，或采用按摩手法治疗，以促进瘀血的吸收；如刺伤小动脉或大静脉形成较大血肿，一旦发现应立即停止治疗，采用压迫或冷敷的方法进行止血。③感染：局部皮肤红肿、发热、疼痛，针孔局部渗出明显，皮肤感觉异常，一旦出现此类现象，可用清热解毒中药或消炎药膏外敷炎症局部。

三、药罐疗法

（一）概述

药罐疗法是药物与拔罐疗法同时使用的罐法。现临床中有以下几类药罐：煮药罐、抹药罐、贮药罐。特色水药罐属于贮药罐。药罐疗法是中医罐疗中的特色疗法之一，是在拔罐前后在拔罐部位配合药物外用的一种治疗方法。此疗法由于能够同时发挥药物和拔罐的双重作用，对很多疑难病疗效较好，在临床治疗中得到了广泛的应用。药罐疗法在临床中多用于治疗各种痹证，其应用形式以拔罐为主，有时也配合闪罐和走罐。

（二）治疗原则

药罐疗法通常作用于四肢、躯干肌肉丰厚的地方，根据病情选取相应的穴位，并配合阿是穴。随着罐具的改进，也可作用于一些肌肉组织相对较薄的部位，甚至是关节部位。例如在面部通常采用储药罐法，使用自制抽气罐（把青霉素空瓶磨掉底部并洗净，塞上瓶塞，将注射器经瓶塞将瓶内空气抽出）。

1. 物尽其用，趋利避害

竹罐结合走罐手法，罐内的蒸气随罐体的移动便会扩散渗透到更大面积的皮肤内，既避免了烫伤问题又扩大了药物作用范围。竹罐型号更加多样，口径大小不一，不仅适用于腰、臀、肩、背等部位，对面部、颈部等肌肉浅薄的部位同样具有可操作性。

2. 辨证论治，个体诊疗

古人在使用药罐疗法时，对方药十分重视，如《外科正宗》记载："煮拔筒方羌紫苏，生甘薪艾石菖蒲，须葱白芷兼独活，筒拔疮脓寿命符。"方用羌活、独活、紫苏、薪艾、石菖蒲、甘草、白芷各五钱、连须葱二两，药少力专，配伍精当。走罐时，根据体表皮肤反应及耐受程度，判断病邪性质和深浅，选择不同的刺激强度和走罐部位。

（三）操作方法

1. 煮药罐法

多采用竹罐，操作方法是将药物置于纱布袋中，放入锅内浸泡0.5小时，煮沸1小时左右，将药袋取出。竹罐放入药锅中再煮3~5分钟，用长镊子将药罐捞出，快速将水甩净，罐口向下放到毛巾上，捂住罐口，待温度适宜后迅速按在相应腧穴或应拔部位的肌肤上（注意罐内不要留药渣，拔罐时以拔罐者手感不烫为宜，以免烫伤患者皮肤）。

2. 储药罐法

现有以下几种：①用火罐储药后，以闪火法拔于皮肤上。②用棉球吸附药液，放入火罐以闪火法拔于皮肤上。③将青霉素药瓶磨去瓶底并磨光，保留瓶口的橡皮盖，罐盛药液，用抽气法吸于皮肤上。以上3种储药罐与特色水药罐相比，罐内药物较少，难以做到留罐时恒温，故热敷功效弱。煮药罐与特色水药罐相比，药与皮肤接触面小；抹药罐与特色水药罐相比，仅有药与罐的作用，无热敷功效。

3. 抹药罐法

将药液、药膏或药糊均匀平敷在穴位上，面积为略小于罐口的圆面，然后在其上进行拔罐。抹药罐所用之罐有玻璃瓶罐、真空抽气罐或自制橡胶抽吸药罐。

4. 药物贴附法

是用大小适宜的某些药物浸泡乙醇后，或是将浸有药液的药棉贴在罐内壁，用火点燃后，迅速扣在应拔部位上的一种罐法。

5. 特色水药罐法

（1）特色水药罐的药物：当归60克，红花50克，桂枝50克，独活50克，黄芪50克，木瓜50克。用2000ml水浸泡2小时后，煎煮1小时，取汁500ml；再加水2000ml，煎煮取汁500ml；将2次煎汁混合再煎煮，浓缩成500ml，保温于45℃，以备拔罐时用。

（2）特色水药罐制作方法：将100ml葡萄糖水或生理盐水的玻璃瓶去底后，将底口磨光滑，保留瓶口的橡皮盖。

（3）特色水药罐的特点：内放45℃药液60ml，在拔罐疗法叠加热敷作用的基础上，增加了中药的作用。黄芪补气行滞，当归补血活血，红花行血破瘀，桂枝温通经脉，独活、木瓜祛风湿通络止痛，诸药共用对于风寒湿瘀所致经络不通的痹证，均可通经止痛。

（4）拔罐部位：分别以颈 7 及双侧肩胛骨内上角为中心，共拔 3 个罐。

（5）拔罐方法：取煎煮保温于 45℃ 的中药液 60ml 倒入自制药罐内，令患者坐位、挺胸、稍向后仰，然后用抽气法（抽气 20ml）将药罐吸于皮肤上，令患者自然舒适坐位即可。

（6）拔罐时间及疗程：每次留罐 10 分钟。每日 1 次，5 次为 1 个疗程，疗程间休息 2 天，共治疗 2 个疗程。

（四）适应证

拔罐疗法借助罐内产生的负压，作用于机体的经络和穴位处，引起局部皮肤充血或瘀血，从而疏通经络、调和脏腑、平衡阴阳、扶正祛邪，起到活血、行气、止痛、消肿、退热、散结、祛风、除湿、拔毒等作用，已被广泛应用于内、外、妇、儿、皮肤、五官科等病症的治疗。

（1）内科疾病：神经系统疾病，如面瘫、脑梗死、带状疱疹的后遗神经痛、坐骨神经痛；泌尿系统疾病，如泌尿系结石、产后尿潴留；消化系统疾病，如消化性溃疡、慢性胃炎、胆囊炎、直肠脱垂、湿热痢；呼吸系统疾病，如慢性支气管炎、咳嗽、哮喘、流感发热；免疫系统疾病，如风湿性关节炎、类风湿性关节炎、痛风、强直性脊柱炎等多种风湿免疫病。

（2）骨科疾病：骨质增生、肱骨外上髁炎、腰椎后关节紊乱、坐骨神经炎、急性腰扭伤、陈旧性腰扭伤、腰椎间盘突出症、落枕、腰肌劳损、腰 3 横突综合征、膝关节炎、肩周炎，腹、背、颈肌筋膜炎，肌纤维组织炎、颈椎病、梨状肌综合征、颞颌关节功能紊乱。

（3）皮肤科疾病：带状疱疹、白癜风、神经性皮炎等。

（4）妇科疾病：痛经、附件炎等。

（5）儿科疾病：小儿喘咳。

（6）传染科疾病：疟腮。

（7）精神科疾病：失眠、疲劳综合征。

禁忌证与注意事项同拔罐疗法。

四、火龙罐疗法

（一）概述

火龙罐是近年来在实际临床操作过程中不断研制开发出的一种使用工具。其罐体造型特殊，操作者使用手法独特，可随穴而灸，具有舒筋活血、出痧化瘀、温阳散寒通络的功效。火龙罐集推拿、刮痧、艾灸于一体，是可以结合揉、碾、推、按、点、闪、摇、震、熨、烫等多种手法的一种特殊工具。与传统火罐相比，火龙罐构造独特，罐内独制的艾炷充分点燃后，其火力旺盛，渗透力强，产生的烟雾小、少，在走罐的同时可随着空气的流动散于无形。行罐的同时可出痧也能化瘀，患者舒适度高，故而火龙罐既没有像传统火罐那样造成局部皮肤瘀血的现象，也没有传统火罐起罐时引起的疼痛。

（二）治疗原则

火龙罐疗法具有药力峻、火力猛、渗透力强的特点，有温通调补功效，打破以往单一手法，将灸、推、刮、点、揉、摩、运、拨法结合在一起，作用部位在颈部，可以松解颈项部肌肉的紧张与僵硬。火龙罐疗法具有祛通经活络、使气血运行通畅、疏通经络改善心脑供血、平衡脏腑气机调节神经功能等作用。

运用火龙罐治疗颈椎病，选取部位主要以颈部为主，重点穴为双侧颈夹脊穴和风池、风府、大椎，选取小号火龙罐，在颈部采用灸、推、刮、点、揉、摩、运、拨法治疗。

（三）操作方法

患者呈俯卧位，将腰部皮肤完全暴露后涂抹适量按摩膏或艾草精油，护理人员把专用艾炷插入火龙罐，压实，点燃，并用鼓风机均匀地吹艾炷上端，确保艾炷充分燃烧。在此基础上，护理人员手捧火龙罐并操作于颈、肩、腰、背部皮肤，包括以下几种手法。

（1）运法：罐口平扣皮肤，小鱼际紧贴皮肤，在施罐部位轻轻滑动火龙罐。

（2）推法：罐口抬起15°弧边推，走罐过程中，用手掌尺侧、小鱼际肌在施罐部位揉推。

（3）拨法：罐口抬起 15° 弧边拨。

（4）刮法：在逐渐适应治疗后，推刮、回旋刮。

（5）灸法：温和灸，用运法；透热灸，用摇骰子的方式不断煽风加旺火。

（6）点法：使用罐口突出处对任意一个穴位进行揉按。

在施罐时，首先使用润法使肌肉得到放松，适当滑动火龙罐后通过刮法对筋膜做松解处理，并使用拨法缓慢拉伸肌肉，再在穴位施点法。

护理人员每日施罐时交替运用以上 6 种手法，操作时间约为 30 分钟，1 次 / 天，以皮肤微出汗且红润为最佳。

（四）适应证

该疗法可应用于各类内、外、妇、儿、皮肤、五官科等病症的治疗，适应证、禁忌证与注意事项同拔罐疗法。

五、刮痧法

（一）概述

刮痧疗法是借助特制器具，在中医经络腧穴理论的指导下，采用相应的手法在体表进行刮拭，以出现皮肤潮红，或红色粟粒状，或紫红色，或暗红色的血斑、血疱等出痧变化，从而活血化瘀、祛邪排毒以防治疾病的一种外治法。作为中医临床特色技能之一，其临床疗效确切，具有简、便、易、廉的优势，在民间广为流传。随着自然疗法的兴起，刮痧作为一种传统的治疗方式在现代中医临床实践中广为应用。纵观刮痧的发展过程，其内涵不断丰富，理论日趋完善，治疗范围逐渐扩大，适应病种也更加多样。同时，刮痧的工具、介质得到了创新，操作方法也趋于成熟和规范。

刮痧疗法是既可保健养生又可治疗疾病的一种自然疗法，有广义、狭义之分。狭义的刮痧是指用器具在皮肤相关部位刮拭，以出现红紫斑纹或斑点，且不立刻消失为度，以出痧排毒；广义刮痧还包括直接运用撮、扯、拧、挟、抓、挤、揪、刺等方法来出痧。无论是中医刮痧疗法，还是瑶医刮痧疗法，均以出痧排毒为主要目的。中医的刮痧疗法以中医脏腑经络学说为理论指导，以中医皮部理论为基础，众采针灸、按摩、点穴、拔罐等中医非药物疗法之所长，是中医学的重要组成部分。瑶医刮痧疗法是广泛流传于瑶族民间的一种古老外治疗法，广义的瑶医刮痧还包括借助针具进行挑痧。

中医刮痧所用刮具有瓷器类如瓷勺、瓷碗边、瓷盘边、瓷酒杯等，金属类如铜板、铜币、银元、铜勺、铝合金硬币等，动植物类如光滑的嫩竹板、小蚌壳、毛发团、棉纱团、麻线团及鹿、牛、羊的角等。现代刮痧一般用专用水牛角制成的刮痧板，润滑剂则使用香油等植物油以及水和白酒等。通过民间走访可以发现，瑶医刮痧常用的药物有苎麻、八棱麻（俗称"托托叶"）等，工具有小蚌壳、硬币（铜钱、铜板、铝质钱币）、铜勺柄、银镯、瓷碗、瓷酒杯、瓷茶杯、瓷汤匙、药匙（医院药房用来挑取药丸、药粉的工具）、有机玻璃纽扣、棉纱线、头发、动物骨弓等，润滑剂用植物油（常用芝麻油、菜籽油、豆油）、清水（常用冷开水）等以防刮破皮肤引起感染。

（二）治疗原则

刮痧可补虚泻实。《素问》中记载："邪气盛则实，精气夺则虚。"刮痧疗法同针刺一脉相承，都以中医理论为基础，治疗时应针对不同的体质和病证运用相应补虚泻实的方法，以达到扶正祛邪、调整阴阳之目的。刮痧不是单一的补法或泻法，对于其补泻的理解可以从以下不同角度考虑。

"虚者补之，实者泻之"是刮痧疗法的治疗原则之一。补法适合年老、重病久病、形体瘦弱的虚证者，泻法适合年轻、急病新病、形体壮实的实证者。刮痧的补泻一方面与腧穴的治疗作用相关；另一方面与操作者刮拭的方向、力度的强弱、速度的快慢、时间的多少、刮痧的次数等多种因素密切联系。补刮法要求刮拭力度轻、速度慢、范围小、作用浅表、动作轻柔、刺激时间短、顺经脉运行方向操作，主要取补虚作用的穴、区、带，出痧要求色淡红而量少；泻刮法则相反；平补平泻法的操作则介于补刮法与泻刮法之间。这是现代中医临床中被广泛接受的补泻方式，易于理解和操作。

根据经气虚实，施行"补"或"泻"的手法。补泻不可只拘泥于操作手法，也应考虑患者治疗前后的经络气血虚实变化。患者治疗后由邪实或正虚的病态向平和的常态转化，即为经气相关的补泻变化。《理瀹骈文》又云："须知外治者，气血流通即为补。"刮痧即外治法，通过对皮部和络脉的刺激，通经络而行气血，使得精微之气得以运行，濡养周身，达到防病治病的目的。

（三）操作方法

常用的刮痧手法有以下几种。
（图 2-2-8）

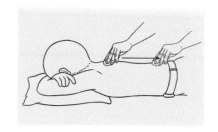

图 2-2-8　刮痧法

（1）轻刮法

刮痧板接触皮肤下压刮拭的力量小，被刮者无疼痛及其他不适感，轻刮后皮肤仅出现微红，无瘀斑。本法适用于老年体弱者、疼痛敏感部位及虚证的患者。

（2）重刮法

刮痧板接触皮肤下压刮拭的力量较大，以患者能耐受为度。本法适用于腰背部脊柱两侧、下肢软组织较丰厚处、青壮年体质较强者及实证、热证、痛证患者。

（3）快刮法

刮拭的频率大于 30 次 / 分，此法适用于急性、外感病症的患者，主要用于刮拭背部、四肢以及辨证属于实证的患者。

（4）慢刮法

刮拭的频率小于 30 次 / 分，此法主要用于刮拭头面部、胸部、下肢内侧等部位，以及辨证属于体虚的慢性病患者。

（5）直线刮法

又称直板刮法。用刮痧板在人体体表进行有一定长度的直线刮拭。本法宜用于身体比较平坦的部位，如背部、胸腹部、四肢部位。

（6）弧线刮法

刮拭方向呈弧线，刮拭后体表出现弧线形痧痕，操作时刮痧方向多循肌肉走行或根据骨骼结构特点而定。本法宜用于胸腹部肋间隙、肩关节和膝关节周围等部位。

（7）摩擦法

将刮痧板与皮肤直接紧贴，或隔衣布进行有规律的旋转移动，或直线式往返移动，使皮肤产生热感。此法适宜用于麻木、发凉或绵绵隐痛的部位，如肩胛内侧、腰部和腹部；也可用于刮痧前，使患者放松。

（8）梳刮法

使用刮痧板或刮痧梳从前额发际处，即双侧太阳穴处向后发际处做有规律的单向刮拭，如梳头状。此法适宜用于头痛、头晕、疲劳、失眠和精神紧张等病症。

（9）点压法（点穴法）

用刮痧板的角直接点压穴位，力量逐渐加重，以患者能耐受为度，保持数秒后快速抬起，重复操作 5~10 次。此法适用于肌肉丰满处的穴位，或刮痧力量不能深达，或不宜刮拭的骨关节凹陷部位，如环跳、委中、犊鼻、水沟和背部脊柱棘突之间等。

（10）按揉法

刮痧板的角在穴位处做点压按揉，点压后做往返或顺逆旋转。操作时，刮痧板应紧贴皮肤不滑动，每分钟按揉 50~100 次。此法适用于太阳、曲池、足三里、内关、太冲、涌泉、三阴交等穴位。

（11）角刮法

使用角形刮痧板或刮痧板的棱角接触皮肤，与体表呈 45° 角，自上而下或由里向外刮拭。适用于四肢关节、夹脊穴、骨骼之间和肩关节周围，如风池、内关、合谷、中府等穴位。

（12）边刮法

用刮痧板的长条棱边进行刮拭。此法适宜用于面积较大部位，如腹部、背部和下肢等。

（四）适应证

（1）颈椎病，腰背、全身痛等。

（2）外感湿邪所致的高热、头痛、恶心、呕吐等。

（3）外感暑湿所致的中暑、腹痛、腹泻等症。

（五）禁忌证

（1）年老体弱、过于消瘦者禁刮。

（2）皮肤病变处，有出血倾向的患者禁刮。

（3）孕妇的腹部、腰骶部、五官孔窍处禁刮。

（4）小儿囟门未合，头部禁用刮痧。

（六）注意事项

（1）保持室内空气新鲜、流通，避免直接吹风。

（2）刮痧用具边缘光滑，以免划伤皮肤。刮痧时取单一方向，用力应均匀，力度适中，以患者能耐为宜。

（3）刮痧过程中要随时观察病情变化，询问其感受，如患者出现面色苍白、出冷汗或神志不清等情况，应立即停止操作并汇报医生，紧急救治。

（4）保持体位舒适，如感觉疲劳，可随时更换体位。

（5）对不出痧或出痧少者不可强行出痧。

（6）刮痧后注意避风，勿复感风寒，禁食生冷油腻、刺激之品，以免影响脾运化，使气不能外达。

（7）刮痧时间应间隔3~6天，以皮肤痧退为准，3~5次为1个疗程。

第三节　针刀类外治法

（一）概述

朱汉章教授在深切了解当今中西医学的现状和人类医学发展趋势的情况下，通过理论思考和临床摸索，于1976年设计了将针灸针和手术刀融为一体的医疗器械，命名为针刀。针刀治疗的目的是在不切除人体组织、器官的前提下，恢复人体的生理平衡，这种平衡包括软组织（如筋膜、腱膜、肌肉、肌腱、韧带、神经、血管、内脏器官等）的动态平衡和骨关节的力平衡。在针刀医学理论的指导下，针刀闭合性手术完全可以在不切除组织、器官的前提下治愈疾病。过去在治疗疾病时，只注意将疾病治愈（所谓治愈是指病变已经停止继续伤害人体，致病因素已经排除），而很少注意到疾病被治愈后，有关脏器的功能有无影响，对人整体的身体状态有无影响，对人的工作能力有无影响。针刀医学提出的治愈标准是在保证人体组织结构的完整性不受破坏、有关脏器的功能和人的工作能力不受影响的情况下，将致病因素排除，达到真正治愈疾病的目的。同时，基于针刀疗法，近年来针刀工具进行了改革和创新，衍生了水针刀疗法、筋针刀疗法等。

（二）治疗原则

针刀治疗疾病的原则：针刀为主，手法为辅，康复理疗，配合药物。针刀闭合性手术需要剥离病变部位软组织关键点的粘连，切开瘢痕，松解挛缩，疏通堵塞（疏通病变部位微循环），调整电生理线路。针刀术后手法治疗主要松解病变部位残余粘连、瘢痕、挛缩，整复骨关节微小错位，固定骨折脱位。康复治疗则促进局部血液循环，促进组织修复，促进病变部位无菌性炎症的吸收，加速病变部位代谢产物分解、吸收。药物治疗能够减轻针刀术后疼痛、水肿，调节全身免疫功能，预防针眼感染。西药可以使用预防性抗生素、消肿止痛药物，中药可以使用活血化瘀、理气止痛类药物。针刀治疗后需要周密仔细地护理。

经皮微创软组织松解术是针刀疗法的核心技术，大体可分为锐性切开松解法和钝性剥离松解法两大类。针刀操作方式有纵行疏通、横行剥离、提插切割、骨面铲剥、通透剥离和注射松解剥离等。针刀前端刀刃可以切开病变组织，打破病变力学状态，针体再对软组织进行剥离，缓解肌张力，快速疏通病灶局部微循环障碍，恢复血流供应。这套手法的创新在于实现操作的标准化和流程化。它基于中医学针刺手法的特色，以现代解剖知识、生物力学原理为依据，更符合西医学手术操作的可复制性、精确性的科学标准。因此，针刀疗法一方面规避了传统针刺干预的模糊性和缓效性，促进了中医学针刺手法操作的量化、标准化建设；另一方面有力简化了西医学手术操作过程，提高了手术治疗的安全性，并且显著节省了医疗资源成本，因而具有极大的医疗和社会价值。

针刀疗法的创新与特色针刀疗法创立了精细解剖学、立体解剖学、动态解剖学和体表定位学，扩充了解剖学知识，并借此引导手术精确操作。比之于毫针刺法，针刀疗法建立了一套完整的手术操作规范——4步进针刀规程、11种手术入路、23种操作方法，更加符合现代科学标准。其次，针刀治疗吸收了中医学"整体辨证"和"关系－功能"的疾病诊断思路模式，创立了以功能分析法和综合分析法为主的医学诊断方法，同时借助可视化、精确入微的现代影像技术进行局部精准定位，从而有效减少了误诊概率，很大程度上提高了医疗诊治的科学性和准确性。较之于传统针刺，针刀借鉴了天应穴的取穴原理，同时突破了针刺操作按经络选穴的原则，并利用CT、MRI、X线等影像成像技术确定施术部位，使操作技术更精确。比之于西医学，针刀疗法基于"软组织损伤－骨移位－疾患病变"的影像诊断模式，推动了西医学影像学精细化的发展，并且归纳出了数十种骨关节微小移位类型，使X线的解读和疾病预判趋向于相对精准。

（三）操作方法

1. 纵行疏通法

针刀体以皮肤为中心，刀刃端在体内沿刀口线方向做纵向运动，主要以刀刃及接近刀刃的部分刀体为作用部位。其运动距离以厘米为单位，范围根据病情而定，进针刀至剥离处组织，实际上已经切开了粘连等病变组织。如果疏通阻力过大，可以沿着肌或腱等病变组织的纤维走行方向切开，则可顺利进行纵行疏通。

2. 横行剥离法

横行剥离法是在纵行疏通法的基础上进行的。针刀体以皮肤为中心，刀刃端在体内垂直刀口线方向做横向运动。横行剥离使粘连、瘢痕等组织在纵向松解的基础上进一步加大其松解度。其运动距离以厘米为单位，范围根据病情而定。纵行疏通法与横行剥离法是针刀手术操作中最基本和最常用的刀法。临床上常将纵行疏通法与横行剥离法相结合使用，简称纵疏横剥法，纵疏横剥1次为1刀。

3. 提插切割法

刀刃到达病变部位以后，切割第1刀，然后针刀上提0.5cm，再向下插入0.5cm，切割第2刀，如此提插3刀为宜。此法适用于粘连面大、粘连重的病变。如切开棘间韧带，挛缩的肌腱、韧带、关节囊等。

4. 骨面铲剥法

针刀到达骨面，刀刃沿骨面或骨嵴将粘连的组织从骨面上铲开，以针刀下有松动感为度。此法适用于骨质表面或者骨质边缘的软组织（肌肉起止点、韧带及筋膜的骨附着点）病变。

（四）适应证

针刀治疗的适应证范围比较广泛，经过大量的临床应用，对其疗效卓越、安全可靠的各种疾病进行规范性的研究，形成了针刀医学庞大的治疗体系，涉及内、外、妇、儿科及诸多杂病。现就其比较成熟的适应证分述如下。

（1）各种慢性软组织损伤疾病。

（2）骨质增生疾病与骨关节疾病。

（3）神经卡压综合征。

（4）与脊柱相关的慢性支气管炎、功能性心律失常、慢性胃炎等内科疾病。

（5）与脊柱相关的痛经、月经不调、慢性盆腔炎等妇科疾病。

（6）先天性斜颈、"O"形腿、"X"形腿等儿科疾病。

（7）鸡眼、带状疱疹后遗症等皮肤科疾病。

（五）禁忌证

（1）凝血机制异常者。

（2）施术部位有红肿、灼热、皮肤感染、肌肉坏死，或在深部有脓肿者。

（3）有心、脑、肾等脏器衰竭者。

（4）患有糖尿病、皮肤破溃不易愈合者。

（5）高血压病血压不易控制者。

（6）严重代谢性疾病，如肝硬化、活动性结核患者。

（7）施术部位有重要神经、血管，或者重要脏器，施术时无法避开者。

（六）注意事项

（1）选好适应证并做必要的检查。如急性全身性疾病患者，应推迟治疗。

（2）对有高血压、心脏病及其他重要脏器疾病患者，也应从严掌握。

（3）对有凝血障碍或施术部位有感染灶者，则应避免施术，以免引起严重合并症。

（4）术前要做好患者的思想工作，以期解除患者的紧张情绪。选择适当的舒适的体位，做好如晕针等合并症的急救准备工作。

（5）严格无菌技术，因为小针刀手术多在关节附近进行，一旦感染，甚至会造成关节僵直致残等严重后果。术毕经压迫止血后，亦应对施术部位重新消毒，并根据针孔部位及其大小加盖无菌敷料，在数日内避免水浸等。

（6）熟悉局部解剖，避开重要的血管和神经。如在梨状肌综合征做挛缩肌纤维部分切断时，应避开闭孔神经及血管；做内收肌部分切断治疗脑性瘫痪时，应避开邻近丰富的血管神经；做腕管掌侧韧带部分切开时，更要选准切开部位，把握切剖深度，以免误伤其下的神经血管。

（7）明确诊断，依症施治。一般来讲，出现固定压痛点才是本疗法之适应证。术前要通过认真触摸，找出压痛点及结节、条索状物等局部结构变化。治疗时，操作要稳、准、轻、慢，切不可操之过急，切割范围一般也勿超过压痛点。这是因为机体的结构都是与其功能相适应的，一旦遭到破坏，势必影响功能。如各种腱鞘和韧带，有增强关节、肌腹运动稳定性、减少摩擦、改变力学方向等功能，在因病非切开不可时，也要依症切割，以既能治病，又能最大限度地保留其结构和功能为原则。在臀部等肌肉发达部位做深部松解时，手法应缓慢，不可随意弯针；在骨突处（骨腱附着点）松解时，将针刀插入骨膜或软骨后，亦不可左右弯针，而应稍向外拔，使针刀退至软组织内再剥离，以免发生断针。

（8）应重视术后适度的功能锻炼。虽然在不同疾病术后锻炼开始的早晚也不同，但尽早、渐进和适度的功能锻炼，对预防再粘连和恢复功能，无疑是不可忽视的一环。

第四节　艾灸类外治法

灸法包括两大类，即火热灸和非火热灸。因天灸是通过药物自动渗透人体皮肤或腧穴起到防病治病作用，无需借助艾、火等热源，故又称"自然灸"或"冷灸"，属于非火热灸范畴。天灸又有广义和狭义之分，广义的天灸就是穴位药物贴敷疗法；而狭义的天灸疗法，也就是我们通常所说的"天灸"，又称药物灸、发疱灸，是采用对皮肤有刺激性的药物涂抹或敷贴于穴位、患处，通过局部皮肤自然充血、潮红甚则起疱，刺激穴位、激发经络、调整气血来防治疾病的方法。

一、温和灸疗法

（一）概述

中医学的艾灸疗法有活血化瘀、温通气血、疏通经络、消瘀散结等作用，对治疗颈、肩、腰、腿痛症效果显著，且成本低廉，深受广大患者欢迎。艾叶药理作用广泛，具有镇痛、镇静、抗炎、抗氧化、抑菌和抗病毒等作用。艾叶化学成分十分复杂，主要包括挥发油、黄酮及鞣质等成分。

艾灸疗法可祛风散寒除湿、疏通经脉、理气活血，正切中颈椎病颈痛风寒湿邪痹阻和经脉瘀滞的基本病机，故效如桴鼓。艾灸疗法在颈椎病颈痛防治中应用极为广泛，临床研究确证了艾灸疗法的有效性，基础研究阐明了艾灸镇痛的部分作用机制并为其临床应用提供有力的证据支持。温和灸是临床常用的传统艾灸疗法，在中医临床中广泛应用于颈椎病、腰椎间盘突出症等多种疾病。（图 2-4-1）

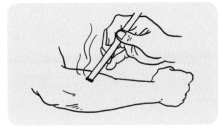

图 2-4-1　温和灸

（二）治疗原则

灸法的种类不同，作用方式不同，其效果自然就不能完全相同，但基本的治疗原则还是不会改变的。不论是何种灸法与针法，其基本功效都离不开选穴，而选穴的方法又不外是以就近与远道为主，故根据这一共同基础，用以说明不同灸法所共有的基本功效与治疗规律。

1. 就近（局部）取穴的效果

由艾灸或针刺直接作用于患处，古人称为阿是穴或天应穴，如在患处附近取穴，今人就称为就近取穴。两者的作用机制都是以调整局部功能为主，提高全身功能为辅的一种治疗方法，凡与患病器官邻近的各穴，均具有区域性的就近治疗作用，如局部各穴均能治头痛，眼眶周围各穴均能治目疾，耳廓周围各穴均能治耳病，腹部各穴均能调理胃肠，腰骶部各穴均能作用于前后阴及泌尿生殖系统，胸背诸穴均能作用于心肺，四肢诸穴均能作用于关节。

2. 远道（循经）取穴的效果

由艾灸或针刺作用于远离患处之相应经穴，是由远而近，以提高全身功能为主，调整局部功能为辅的一种方法，由艾灸或针刺刺激，循经感传，向着患病区域与相应的器官扩张。远距离循经取穴，有疏通某些经脉的作用。局部经脉的壅滞，必然是以全身功能失调为其根源，因此远距离取穴就可统筹兼顾，起到调整全身功能的作用。

3. 灸法选穴的共同法则

人身的孔穴甚多，而各种配穴方法又是五光十色、名目繁多，如何执简驭繁，也是临床上的一项重要环节。应当遵循传统特效穴，如灸肾俞与气海以固本培元；临床经验穴，如百会与肾俞同灸可举陷升阳而治遗尿久泄，风池与阳陵同灸以降逆疏风，可立即降低血压；病理反应穴，如小红点、小黑点、局部皮肤凸起或凹陷之处，或按压体表之某一点时，指下感有空虚、硬结、索状物，或有舒畅感、压痛等；压痛穴或热敏点反应，用艾条点燃慢慢熏至敏感点，可使热感向内深透或向远方传布时及是最佳的灸点。

（三）操作方法

选择对应的腧穴进行艾灸，将艾条点燃后置于穴位上方 5cm 处，以皮肤温热舒适而无灼痛感为宜。治疗颈椎病颈痛应根据患者的不同情况选择直接灸法或间接灸法。直接灸法以单穴治疗为主，从患者督脉入手，按百会、神庭、风府、大椎穴顺序进行艾灸，艾条点燃后对每个穴位进行 5~7 次艾灸，直至穴位皮肤出现红晕后更换穴位继续艾灸，1 次 / 天，连续 6 次为 1 个疗程，共 4 个疗程。间接灸法可进行多穴治疗，取大椎、百会和完骨穴，再取生姜切片，扎好 4 个孔后置于穴位上，每个穴位放置 1 炷艾灸炷，每炷重量 1 克，艾灸 20~90 分钟 / 次，1 次 / 天。

（四）适应证

温和灸疗法在中医临床中广泛应用于颈椎病、腰椎间盘突出以及各类急慢性疾病，适用于治疗各种慢性虚寒性疾病引起的症状，如肺痨所致的咳嗽，慢性腹泻所致的大便次数增多、便质稀薄，脾胃虚寒所致的纳差、呕吐，痹证所致的晨僵、小关节疼痛等症状。

（五）禁忌证

（1）实热证、阴虚发热者。

（2）颜面部、大血管处。

（3）孕妇腹部及骶部等。

（六）注意事项

（1）大血管处、孕妇腹部和腰骶部、有出血倾向者不宜施灸。

（2）一般情况下，施灸顺序先上后下，先背后腹，先头身后四肢。

（3）施灸过程中，患者感到灼痛时可将姜片向上提起，或缓慢移动姜片；同时防止艾灰脱落烧伤皮肤或衣物。

（4）注意皮肤情况，对糖尿病、肢体感觉障碍的患者，需谨慎控制施灸强度，防止烧伤。施灸过程中须关注患者的病情变化。

（5）施灸后，若局部出现小水疱，无须处理，自行吸收；如水疱较大，用无菌注射器抽出疱液，并以无菌纱布覆盖。

（6）施灸后嘱患者需注意保暖，饮食宜清淡。

二、热敏灸疗法

（一）概述

热敏灸全称"腧穴热敏化艾灸新疗法"，又称热敏化悬灸，是江西中医药大学陈日新教授团队研发的一种绿色非手术新灸法，其通过点燃的艾材悬灸于热敏态腧穴以产生传热、透热、扩热、表面不（微）热深部热、局部不（微）热远端热及其他非热感（酸、胀、压、重、痛等）的热敏灸感或经气传导。热敏灸隶属于针灸，但不用针、不接触人体，无痛苦、无不良反应。热敏灸从灸疗热敏现象入手，围绕"灸疗穴位敏感性"与"灸疗充足时间量"两个关键科学问题，沿着肯定现象、探索规律、提高疗效、创新理论的研究思路，发现了灸疗特异性穴位，即热敏穴位；创立了"辨敏施灸"新技术，即热敏灸技术；建立了"敏消量足"的灸量标准，即个体化最佳灸时标准；构建了灸疗理论新体系，即热敏灸理论体系；显著提高了灸疗疗效。热敏化灸不但具有传统艾灸的祛风解表、活血化瘀、温通经络等传热温通、祛除火郁、以热引热的作用，还可通过激发经络感传，促进经气运行，使气至病所，起到高效疏通经络、调理脏腑、调节阴阳的作用，完善发展了"刺之要，气至而有效"的针灸理论；热敏灸施灸的部位为疾病状态下的敏化态腧穴，对外界的刺激表现为"小刺激，大反应"；热敏灸能给患者带来舒适的情感体验，通过调节七情活动而达到治疗疾病的目的；动物实验研究表明，热敏灸疗法具有很好的抗炎、提高机体免疫、调节体内激素水平、抗运动性疲劳等作用。

（二）治疗原则

1. 辨敏施灸

腧穴的本质属性有敏化态与静息态之别，敏化态腧穴对外界具有"小刺激，大反应"的特征，因此，施灸选穴与定量都依"敏"而定。辨敏施灸包括辨敏定位、消敏定量 2 个方面。

陈日新等在充分认识到腧穴具有状态之别的本质属性后，结合临床施灸经验，提出"辨敏施灸"新概念，倡导临床艾灸时不仅重视"辨证施灸"，更强调"辨证选穴、择敏施灸"（简称辨敏施灸），能够显著提高灸疗疗效。

2. 辨敏定位

腧穴是针灸获效的基础，取穴准确与否直接影响针灸的临床疗效。腧穴的精准定位方法是辨敏定位，即根据热敏灸感来精准定位，只要出现热敏灸感中的 1 种或 1 种以上即可认为该部位为热敏腧穴。热敏穴位的定位是以传统辨证选穴的经穴部位作为热敏穴位探查的高发区域，然后在上述穴位热敏高发区域进行悬灸探查，当悬灸至某一部位出现上述透热、扩热、传热等 6 种热敏灸感中的 1 种或 1 种以上时，此部位就是热敏穴位的准确位置，也是艾灸的精准定位。

3. 消敏定量

艾灸剂量是决定艾灸疗效的另一个关键环节。灸时 - 灸感发生发展呈现 3 个时相变化，即经气激发潜伏期、经气传导期、经气消退期。传统艾灸规定每穴治疗时间为 10~15 分钟，正处在经气激发的潜伏期，灸疗疗效尚未充分发挥；从艾灸开始至经气传导期结束，平均约为 40~50 分钟，这主要是经气传导与气至病所期，是灸疗疗效的充分发挥期，达到这个施灸时间，艾灸疗效明显提高；继后是经气消退期，这段时间继续施灸，疗效也无明显增加。因此"以热敏灸感消失为度"为临床充分发挥灸疗疗效提供了量学标准，突破了灸疗临床长期以来 10~15 分钟/穴固定灸时的固有观念，实现了灸疗时间标准化与个体化的有机统一。

（三）操作方法

"辨敏施灸选穴"在"辨证选穴"的基础上更强调"择敏施灸"。腧穴的本质属性具有功能状态之别，而不仅仅是部位之别，即"静息"与"敏化"两种状态之别；敏化态腧穴是疾病在体表的反应部位，也是治疗疾病的最佳针灸部位，即腧穴是与疾病过程相关的体表特定的敏感部位，具有治疗疾病的较佳功能。

热敏现象表现为：①透热，灸热从艾灸部位向深层组织渗透，甚至可直达胸腹内脏器。②扩热，灸热从施灸部位向四周扩散。③传热，灸热从施灸部位沿一定的线路向远离施灸部位传导，甚至可传到病所。④局部不（微）热远部热，施灸部位不热或只感微热感，而远离施灸部位的某些部位却感觉甚热。⑤表面不（微）热深部热，施灸部位表皮不（微）热，而表皮下深层组织甚或胸腹内脏器感觉甚热。⑥其他非热觉，施灸部位或远离施灸部位出现酸、胀、压、重、痛、麻、冷等非热感觉。

在温和灸的操作基础上，将艾条点燃后置于实施艾灸的部位上方 5cm 处，以皮肤温热舒适而无灼痛感为宜；快速探查热敏点，并在此基础上持续艾灸 40 分钟左右，直到热敏现象减退或者消失。

（四）适应证

主要用于治疗膝关节骨性关节炎、颈椎病、腰椎间盘突出症、面神经麻痹、原发性痛经、哮喘、尿潴留、脑血管病、过敏性鼻炎、带状疱疹后遗神经痛、肩周炎、肠易激综合征、盆腔炎、便秘、前列腺炎以及失眠等。禁忌证与注意事项同温和灸。

第五节　推拿手法类外治法

（一）概述

推拿是中医的重要组成部分，属中医的外治法，在我国有数千年的历史，广为流传，效益显著。在非手术疗法中，推拿具有重要价值，其简便、无须特别设备、能重复施行和疗效较为迅速等优点，深受患者的欢迎。中国推拿的历史源远流长，在秦汉时期，推拿已普遍使用。宋代时的按摩疗法主要用于骨伤科和小儿科病证的治疗，这孕育了后世推拿学中正骨推拿与小儿推拿的学科分化。明代是中国推拿发展史上的第二个盛世，我们今天采用的"推拿"这一学科名称，正是这一时期首先提出来的。中国脊柱推拿手法是由中医按摩手法演化而来，其手法的使用散布于中医各科，在手法术式与治疗风格上，往往带有明显的地域和人文色彩。20 世纪 70 年代一些手法治疗者运用中西医结合理论，根据西医学，特别是解剖学和生物力学，提出了脊柱旋转手法，现已广泛应用于治疗颈椎病和腰椎间盘突出症等病变。在临床上使用比较多的是冯天有的脊柱旋转手法、王福根的牵引下斜扳手法和龙层花的垂直牵引下的颈椎复位手法等。这些人均为西医出身，后学习中医推拿手法，根据西医学知识不断改进传统的脊柱推拿手法，从而发展和丰富了脊柱推拿手法。

（二）治疗原则

1. 补虚泻实，调整阴阳

阴阳失调是疾病的内在根本，贯穿于一切疾病发生、发展的始终。无论外感病或内伤病，其病理变化的基本规律不外乎阴阳的偏盛或偏衰。推拿通过手法作用于人体某一部位，补虚泻实，使人体气血津液、脏腑、经络起到相应的变化，达到调整阴阳的目的。

2. 疏经通络，活血化瘀

经络，内属脏腑，外络肢节，通达表里，贯穿上下，像网络一样，遍布全身，将人体各部分联系成一个有机的整体，是人体气血运行的通路，具有"行血气而营阴阳，濡筋骨利关节"的作用。

推拿手法作用于经络腧穴，可以疏经通络，活血化瘀，散寒止痛，是解除肌肉紧张、痉挛的有效方法。首先，通过手法直接刺激人体体表，可以促进气血的运行；其次，通过手法对机体体表做功，产生热效应，可以加速气血的流动；再者，通过适当的手法刺激，可以提高局部组织的痛阈，也能起到一定的止痛效果。

3. 理筋整复，滑利关节

筋骨、关节是人体的运动器官。气血调和，阴阳平衡，才能确保机体筋骨强健、关节滑利，从而维持正常的生活起居和活动功能。筋骨关节受损，必累及血气，致脉络损伤，气滞血瘀，为肿为痛，从而影响肢体关节的活动。

推拿具有理筋整复、滑利关节的作用。一是手法作用于损伤局部，可以促进气血运行，消肿祛瘀，理气止痛；二是推拿的整复手法可以通过力学的直接作用来纠正"筋出槽、骨错缝"，消除局部肌肉痉挛和疼痛的病理状态，达到理筋整复的目的；三是适当的被动运动手法如弹拨手法、拔伸手法，可以起到松解粘连、滑利关节的作用。

（三）操作方法

1. 点法

用指端或屈曲的指间关节部着力于施术部位，持续地进行点压，称为点法。此法包括有拇指端点法、屈拇指点法和屈食指点法等，临床以拇指端点法常用。

（1）拇指端点法：手握空拳，拇指伸直并紧靠于食指中节，以拇指端着力于施术部位或穴位上，前臂与拇指主动发力，进行持续点压；亦可采用拇指按法的手法形态，用拇指端进行持续点压。

（2）屈拇指点法：屈拇指，以拇指指间关节桡侧着力于施术部位或穴位，拇指端抵于食指中节桡侧缘以助力，前臂与拇指主动施力，进行持续点压。

（3）屈食指点法：屈食指，其他手指相握，以食指第一指间关节突起部着力于施术部位或穴位上，拇指末节尺侧缘紧压食指指甲部以助力，前臂与食指主动施力，进行持续点压。

2. 揉法

以一定力按压在施术部位，带动皮下组织做环形运动的手法，称为揉法。

拇指揉法：以拇指螺纹面着力按压在施术部位，带动皮下组织做环形运动的手法。以拇指螺纹面置于施术部位上，余四指置于其相对或合适的位置以助力，腕关节微屈或伸直，拇指主动做环形运动，带动皮肤和皮下组织，每分钟操作120~160次。（图2-5-1）

中指揉法：以中指螺纹面着力按压在施术部位，带动皮下组织做环形运动的手法。中指指间关节伸直，掌指关节微屈，以中指螺纹面着力于施术部位上，前臂做主动运动，通过腕关节使中指螺纹面在施术部位上做轻柔灵活的小幅度的环形运动，带动皮肤和皮下组织，每分钟操作120~160次，为加强揉动的力量，可以食指螺纹面搭于中指远侧指间关节背侧进行操作，也可用无名指螺纹面搭于中指远侧指尖关节背侧进行操作。

掌根揉法：以手掌掌面根部位着力按压在施术部位，带动皮下组织做环形运动的手法。肘关节微屈，关节放松并略背伸，手指自然弯曲，以掌根部附着于施术部位上，前臂做主动运动，带动手掌做小幅度的环形运

动，使掌根部在施术部位上环形运动，带动皮肤和皮下组织，每分钟操作120~160次。（图2-5-2）

在临床治疗的实际运用中，上述这些基本操作方法可以单独或复合运用，也可以选用属于经穴推拿技术的其他手法，比如按法、点法、弹拨法、叩击法、拿法、掐法等，视具体情况而定。

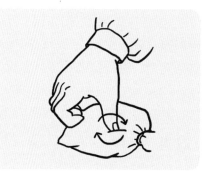
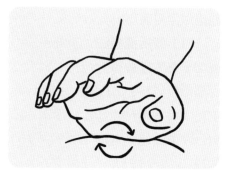

图2-5-1　拇指揉法　　　　　　　　图2-5-2　掌根揉法

3. 叩击法

用手特定部位，或用特制的器械，在治疗部位反复拍打叩击的一类手法，称为叩击类手法。各种叩击法操作时，用力应果断、快速，击打后将术手立即抬起，叩击的时间要短暂；击打时，手腕既要保持一定的姿势，又要放松，以一种有控制的弹性力进行叩击，使手法既有一定的力度，又能令患者感觉缓和舒适，切忌用暴力打击，以免造成不必要的损伤。

4. 常见推拿部位和穴位

（1）头面部：印堂、太阳、头维、攒竹、睛明、鱼腰、丝竹空、四白等。

（2）颈项部：风池、风府、肩井、天柱、大椎等。

（3）胸腹部：天突、膻中、中脘、下脘、气海、关元、天枢等。

（4）腰背部：肺俞、肾俞、心俞、膈俞、夹脊、大肠俞、命门、腰阳关等。

（5）肩部及上肢部：肩髃、肩贞、手三里、天宗、曲池、极泉、小海、内关、合谷等。

（6）臀及下肢部：环跳、居髎、风市、委中、昆仑、足三里、阳陵泉、梁丘、血海、膝眼等。

5. 龙氏正骨手法操作技法

（1）仰头摇正法：适用于枕寰、寰枢关节的旋转式错位。患者仰卧，低枕。医者一手托其枕部，一手托其下颌，使患者头部上仰（仰头可使颈 2~7 后关节闭锁成"定点"），侧转，嘱患者放松颈肌（缓慢动 2~3 下），待头转到最大角度时，稍加有限度的"闪动力"，即可使错位的关节复位，此操作中有时可听到关节复位的弹响"咯得"声。也可取坐位操作。

（2）低头摇正法：适于颈 2~6 后关节旋转式错位。患者侧卧、平枕、低头（上段颈椎错位者约屈 15°，中段颈椎错位者约屈 25°，下段颈椎错位者前屈须大于 35°），医者一手轻拿其后颈，以拇指按压于错位的横突后隆起处下方作为"定点"，另一手托其面颊部作为"动点"，以枕部为支点，转动头部，当摇头至最大角度时，动点的手用有限的"闪动力"，"定点"的拇指按压成阻力，使关节在转动中因"定点"的阻力而复位。根据需要可重复 2~3 次。

（3）侧头摇正法：适于颈 2~6 钩突关节旋转式错位及侧弯、侧摆式错位。患者侧卧、低枕、头前屈，医者一手托其耳区头部，另一手轻拿其后颈，拇指"定点"于患椎关节隆起点，将头搬起呈侧屈状做摇头活动，动作同低头摇正法。侧凸症应先治健侧（凸侧在下，凹侧在上），后治患侧，逐个复位。

（4）侧卧摇肩法：适用于颈 5~胸 2 的旋转式错位。患者侧卧、平枕，上肢垂直，手置臀部，医者立其后方，用拇、食指夹于错位关节的横突前后方，另一手扶于肩部，做向前推、向后拉的摇动，"定点"作对抗阻力，使旋转错位在摇动中复正。此法与低头摇正法复位原理及适应证相同，只是"动点"在下，改为摇肩，使作用力易于达到颈胸交界处，尤其对上位颈椎失稳的患者，可避免因低头摇正角度过大而损伤上颈段。注意摇肩时先将其肩向下推，以免关节闭锁，影响复位。

（5）侧向搬按法：适用于颈 1~6 椎体侧弯、侧摆式的钩突关节错位。患者仰卧，医者立于床头，一手拿其后颈，以拇指按住患椎横突侧方并向隆起处按压（侧摆者只按一点，侧弯者由下而上按压）。另一手托住下颌并以前臂贴其面颊部，两手合作将患者头向上牵引并先屈向健侧再屈向患侧（让错位关节先开后合），当颈屈向患侧至最大角度时，拇指"定点"不放松，与"动点"手协同作牵、扳、按联合"闪动力"以使错位关节复位。有时患者可改用侧卧位，去枕，用抬头作侧扳按动作，与侧头摇正法相同，抬头角度加大。颈 6~ 胸 2 侧摆、侧弯式错位者，可将"动点"改为推肩拉肩法，此法必须使错位椎间侧屈活动度加大才能成功。

（6）挎角搬按法：适于颈 2~4 后关节"混合式错位"，或关节滑膜嵌顿，且关节肿胀者。患者取健侧卧位，低枕，将头偏向健侧前屈，充分展开患椎关节，医者双手拇指轻力弹拨其颈部紧张肌腱（提肩胛肌、夹肌多见）做滑膜嵌顿的诱导松解，使嵌顿的滑膜退出，并揉捏颈肌使之放松。然后一手拇指"定点"于肿胀隆起的偏下方，另一手扶对侧头面部，将头搬起屈向健侧前外 45°，再搬头向患侧后外 45°，如此斜向扳按压该隆突关节，重复 2~3 次即可复平。

（7）俯卧冲压法（旋转分压法）：适于颈胸交界区（颈 6~ 胸 3）的关节错位。以颈 7 棘突左偏，胸 1 棘突右偏伴压痛为例，患者俯卧于软枕上，头在床边悬空，面向颈部放松。医者立于床头，右手掌根部按于颈 7 棘突左侧，力点落在椎板（棘突根）部，左手掌根部按于胸 1~ 胸 3 棘突右旁作定点，令患者深呼吸，当其呼气时，医者双手用有限度的冲压力下按，右手"动点力"稍加大，可重复 2~3 次。由于医者双手作用力方向不同，对旋转式错位较易复正。对滑脱式错位，可改为双拇指同按于后突的椎旁两侧，在双掌牵位头颈时双拇指加按压力，以达到牵引推正之目的。本法亦常用于胸椎段错位。

（8）侧卧推正法：适用于各种前后滑脱式错位，对颈轴变直、反张者有效。患者侧卧，平枕、低头，医者用拇指、食指夹持后突棘突两旁椎板处作"定点"，另一手托其下颌，使头做前屈后仰活动。当仰头时，"定点"之手稍加力向前推动，使反张的椎体在运动中被推正。滑脱较重者，用牵引下推正较易成功，或取仰卧位于推正时加牵引力，亦可复正。

（9）反向运动法：用于松解肌痉挛和肌挛缩（颈背部顽固性牵涉痛）。

（10）牵引下正骨法：适用于颈 2、颈 3 以下颈椎病或外伤致病者。如椎间盘突出并发多关节多类型错位、钩突增生并发错位、颈椎椎间盘变性并发各类型错位、颈椎倾位仰位式错位或脊髓型颈椎病因故不能手术等疑难病症。下分牵引下摇正法、牵引下扳正法、牵引下推正法。牵引前必须先复位寰枕和寰枢关节错位，以防加重头晕。

6. 罗氏正骨手法操作技法

（1）接法：接法是正骨方法的总称。《医宗金鉴·正骨心法要旨》说："接者谓使已断之骨合拢一处，复归于旧也。凡是骨之跌伤错落，或断而两分或折而下陷，或碎而散乱，或歧而旁突，相其形势，徐徐接之，使断者复续，陷者复起，碎而复完，突者复平。或用手法，或用器具，或手法器具分先后而兼用之。是在医者之通达也。"以上都称为接法。

（2）端法：用两手或一手拿定应端之处，从下向上或从外向内侧端托。治疗范围包括骨折、脱位、软组织损伤，如颈椎错位、颈部软组织扭伤及落枕。

（3）提法：是将陷下之骨提出还原的手法。可用手提或用绳索提，使断骨复位。伤筋的治疗常用此手法，如斜方肌、背肌等伤筋，锁骨、肋骨、尺桡骨、胫腓骨骨折的治疗过程均有提法。

（4）捏法：用单手或双手拇指和余四指并拢的指腹在患处紧捏，轻重适当。治疗范围包括脱位及骨折，如指、趾关节脱位，斜行骨折、横断骨折和其他类型的骨折（无重叠现象者），以及尺、桡关节分离等。

（5）按法：用单手或双手掌根、手指按患处及伤患部两端。治疗范围包括脊柱骨折伴脱位、肩锁、胸肋等关节脱位、骨折，及四肢各部骨折、移位、成角畸形的治疗。腰背部软组织损伤等的治疗也常用按法。（图 2-5-3、图 2-5-4）

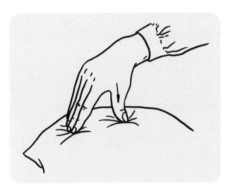

图 2-5-3　指按法

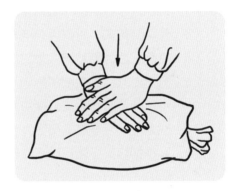

图 2-5-4　掌按法

（6）推法：即用手指或手掌根部将错位、折骨、扭筋推回正常位置。治疗范围包括软组织损伤之瘀血肿胀、脊柱侧弯、腰椎间盘脱出症、骶髂关节错位、腱鞘囊肿等。（图2-5-5）

（7）拉法：用单手或双手施力于患

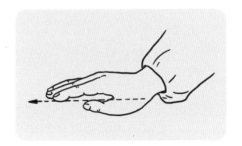

图 2-5-5　推法

部上下两端，对抗牵拉。治疗范围包括关节脱位及骨折，如移位有重叠、成角畸形者。能提高整复的成功率。

（8）扳法：医生用手扳头部、肩部及四肢的手法。颈椎病扳头部，胸椎病扳肩部，腰椎病搬动肩与腿。

（四）适应证

（1）适用于一切急性筋伤及慢性劳损性筋伤，而无皮肤破损及筋完全断裂的患者。

（2）适用于骨关节有错位不合缝的患者。

（3）适用于急性伤后或因治疗不当引起关节僵直的患者。

（4）适用于骨折，脱位后期关节僵直及筋脉肌肉萎缩的患者。

（5）适用于因骨性关节病及痹证而引起肢体疼痛、关节活动不利的患者。

（五）禁忌证

（1）诊断尚不明确的急性脊柱损伤伴有脊髓症状的患者。

（2）急性软组织损伤，局部肿胀严重的患者早期禁用。

（3）疑似或已经明确诊断有骨关节或软组织肿瘤的患者。

（4）骨关节结核、骨髓炎、老年性骨质疏松症等骨病患者。

（5）有严重心、脑、肺疾患的患者。

（6）有出血倾向的血液病患者。

（7）手法部位有严重皮肤损伤或皮肤病的患者。

（8）妊娠3个月左右的孕妇。

（9）有精神病又不能和医者合作的患者。

（六）注意事项

（1）肿瘤或感染患者慎用，女性经期腰腹部慎用，妊娠期腰腹部禁用经穴推拿技术。

（2）操作前应修剪指甲，以防损伤患者皮肤。

（3）操作时用力要适度。

（4）操作过程中，注意保暖，保护患者隐私。

（5）使用叩击法时，有严重心血管疾病的患者禁用、心脏搭桥患者慎用。

各论

第三章 颈椎病外治法治疗

第一节 颈椎病分期与分型

一、颈椎病分期的概念

总论里面我们已经谈到颈椎病的概念，在此不再赘述。笔者在临床观察到各类型颈椎病的症状、体征、影像检查各有不同，病情有轻重，病势有缓急，评估清楚病情的分期对我们的治疗方法选择、预后判断非常重要；治疗方法的制定需要辨构论治，筋骨并重，以筋为主，治疗效果决定于精准辨病位、分期处理的能力。治疗以后要还需重视颈部功能锻炼，可以根据经筋的不同病理分期选用不同的颈椎功能锻炼方式，从而使得疗效倍增。如不按期论治，在急性期（疼痛期）和亚急性期进行刺激性大的治疗及大范围、长时间的颈部活动，可使病位刺激加剧，炎症无法吸收，症状加重。综上，外治法介入颈椎病的时机非常重要，所以我们试着将各类型的颈椎病分期，以作为选择治疗方法和介入时机的判断因素之一；同时根据审症求因和力学整体结构，分析症状、体征、影像学证据，多方相结合，反复求证后形成整体、快速起效、安全的治疗方案。

二、西医学对颈椎病的分期

（1）急性期：急性期患者颈肩部及上肢疼痛、麻木，颈椎活动受限，骤然发作，呈放电样、刀割样剧烈疼痛。患者常以健手拖扶患肢，或将患肢抬高，不能平卧，夜间不得眠；有颈性眩晕伴恶心呕吐，甚至猝倒，四肢无力、僵硬、运动不灵活。

（2）亚急性期：患者颈肩部及上肢剧烈疼痛大部分缓解，仍感上肢持续性中等程度疼痛、麻木，上肢活动自如，颈僵，颈、肩、背部酸沉，颈椎活动受限，患肢串麻疼痛，可以忍受，可能在某个姿势时出现上肢的疼痛和麻木，自行拍打、活动后疼痛、麻木可减轻。患者头晕伴恶心呕吐基本缓解，转动颈部时可诱发头晕，平素感头部昏沉不适。

（3）稳定期：患者常诉晨起、受凉、久坐低头劳累后出现颈肩部僵硬，枕后不适，偶有上肢酸胀、指尖麻木不适，头部昏沉，休息及拍打、活动数分钟后后症状可缓解。

需要指出的是，在一次病程中，稳定期不经处理可发展成亚急性期，亚急性期也可进展成急性期，各期也可以单独出现。治疗时需辨期治疗，防止继发损害。

三、颈椎病分型

颈椎病主要根据受累组织和结构的不同来具体分型，一般将颈椎病分为：颈型（又称软组织型）、神经根型、椎动脉型、交感型、脊髓型、其他型（目前主要指食道压迫型）。如果2种以上类型同时存在，称为"混合型"。

第二节 颈型颈椎病

在古代传统中医理论中，未见颈型颈椎病这一病名，经查阅古籍，多将其归属于"痹证""项强""颈筋急"等范畴。根据现代对颈型颈椎病的症状描述，类似症状在多部古籍中均有记载，如《内经》《普济方》《证治准绳》《足臂十一脉灸经》等的相关描述，"肩似拔，臑似折""颈、肩、臑、肘、臂后廉痛""项背强""颈项强""夹脊痛、项痛、手痛"等都与现代颈椎病的症状相符，临床中所有颈椎病的最初期就是颈型颈椎病，因其发病主要在颈项部，故也称为局部颈椎病，主要临床症状是以颈肩部、项背部的拘紧疼痛为主，并有压痛点及筋膜下的硬结，严重时有颈部活动欠利、颈椎的生理曲度改变、椎间隙变窄，甚至可见椎体骨赘形成等明显的退行性改变。颈型颈椎病在生活及临床中最为常见，本病造成的不适症状，对患者的心理、生活、工作都带来了负面影响，同时也在经济上产生了负担。颈型颈椎病属于颈椎病的最初期，也是本病的最佳治疗阶段，如果能尽早进行有效干预，不仅能快速解除患者的不适症状，取得良好的治疗效果，更能很好地控制病情的演变，达到既病防变的目的。

一、概念

颈型颈椎病是以颈椎椎间盘退行性变为主要病理阶段的颈椎病,是临床最常见的一类颈椎病,临床以颈部症状为主。

二、诊断要点

【临床表现】

（1）颈项强直伴活动受限、局部疼痛,可有整个肩背疼痛发僵,不能做低头、抬头、点头、仰头及转头活动,严重则呈斜颈姿势。需要转颈时,躯干必须同时转动,甚至伴有头晕的症状。

（2）少数患者可出现反射性肩臂手疼痛、胀麻,咳嗽或打喷嚏时症状不加重。

【临床检查】

急性期颈椎活动绝对受限,颈椎各方向活动范围近于0°。颈椎旁肌、胸1~胸7椎旁或斜方肌、胸锁乳突肌有压痛,冈上肌、冈下肌也可有压痛。如有继发性前斜角肌痉挛,可在胸锁乳突肌内侧相当于颈3~颈6横突水平扪到痉挛的肌肉,稍用力压迫,即可出现肩、臂、手放射性疼痛。

【影像学表现】

X线片显示颈椎生理曲度变直或消失,动力性侧位片可显示椎间隙松动及轻度的梯形变,也可没有特殊显示;CT检查可见椎间盘膨出或突出,对硬脊膜或神经根可有轻度压迫。

【诊断标准】

（1）患者主诉枕部、颈部、肩部疼痛等异常感觉,可伴有相应的压痛点。

（2）影像学检查结果显示颈椎退行性改变。

（3）排除其他颈部疾患或其他疾病引起的颈部症状。

三、适用外治法

对于该型颈椎病患者,针灸推拿在临床中应用较多,临床常用的有传统的针刺、艾灸、耳穴和拔罐等;还有综合众多医家的智慧在原有针灸理论的基础上发展而来的电针、火针、穴位注射、穴位埋线、腹针、脐针、浮针等治疗手段。推拿治疗能够疏经通络、调理筋骨,治疗颈型颈椎病的作用机制主要有清除自由基、改善血液循环、降低血液的黏滞度等。

四、治疗难点

1. 颈型颈椎病病灶部位和靶点不稳定

颈型颈椎病患者多数以肌肉痉挛、筋膜炎症症状为主，但部分也伴随不典型的神经刺激或破坏症状，或关节错位卡压症状，临床诊疗需分析责任病灶在肌肉、关节、神经和血管等组织结构的不同层次，根据发病机制，以症状、体征和影像学等辅助检查获得的证据为基础，全面评估肌肉、神经、关节和血管损伤的程度，评价分期，分层次靶向干预。早期患者的精准诊断和综合治疗方案非常重要。

2. 多数患者症状容易复发

临床对该型患者的结局不明确或把握不住。外治法治疗的最终结果不太明确，大部分人认为只能达到症状缓解，容易复发。临床存在治疗不彻底的情况，造成下次治疗的难度增加，也增加了与其他疾病的共病率。对应用的中医外治法治疗效果没有把握。某一种方法，对一些患者有效，而复制应用到同样症状的其他患者，便无效，甚至加重。各种外治法轮流尝试，容易造成盲目治疗、过度治疗，进而导致遵循"试错原则"，达不到应有的预期治疗效果。

五、外治法特色治疗方案

（一）针灸治疗

1. 取穴方案

主穴：颈夹脊（取压痛最明显椎节及其上下相邻的三对颈夹脊穴）、天柱、后溪、申脉、悬钟（图 3-2-1~图 3-2-5）

随证加减配穴：风寒痹阻加风门、肺俞，劳伤血瘀加膈俞、合谷，肝肾不足加肝俞、肾俞，上肢疼痛加曲池、合谷，头晕头痛加风池、太阳。（图 3-2-6~图 3-2-9）

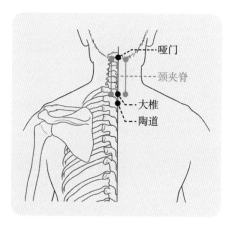

图 3-2-1　颈夹脊

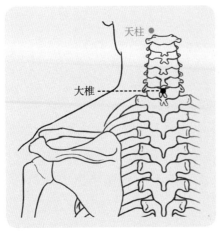

图 3-2-2　天柱

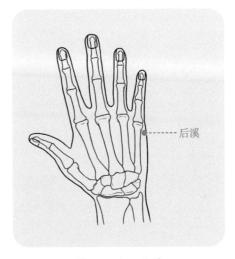

图 3-2-3　后溪

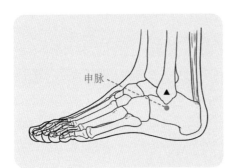

图 3-2-4　申脉

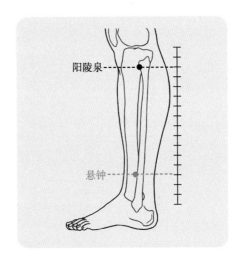

图 3-2-5　悬钟

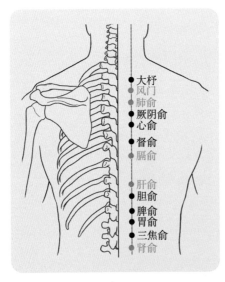

图 3-2-6　风门、肺俞、膈俞、
肝俞、肾俞

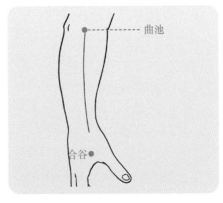

图 3-2-7　曲池、合谷

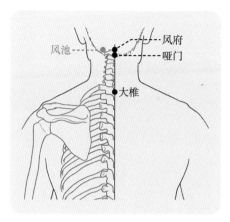

图 3-2-8　风池

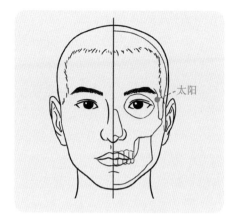

图 3-2-9　太阳

2. 操作方法

常规毫针刺法：患者取俯卧位暴露颈项部，穴位局部消毒后，选用针灸针（0.30mm×25mm）快速刺入穴位，得气后行捻转提插手法，以患侧颈部局部有较强酸胀感为度，颈项部针灸针（天柱，颈夹脊）接电针治疗仪，采用疏密波，刺激量以患者能耐受为度，余穴留针，每次30分钟。

上述操作均由同一位医师进行，治疗后嘱患者缓慢活动颈肩部。治疗期间避免长期低头、前倾姿势，减少伏案工作时间，以防加重病情，影响治疗效果。若治疗后针口局部疼痛不适，嘱患者按压针口数分钟，若有其他不适，及时告知医师。

（二）浮针治疗

颈型颈椎病以颈项强直、疼痛、活动受限、可牵涉肩部酸痛为主要临床表现。本型患者在颈夹肌、上斜方肌、肩胛提肌、菱形肌常可触查到扳机点。在浮针操作前应首先明确患肌，扫散操作过程中配合再灌注活动。颈型颈椎病的患肌主要是：头夹肌、颈夹肌、肩胛提肌、斜方肌、冈上肌、冈下肌、菱形肌、肱桡肌等。

针具选择一次性使用浮针，主要由软套管和不锈钢针芯组成。常规消毒，在皮下水平进针，针尖指向病灶，针体在皮下疏松结缔组织中向前推进，皮肤表面可见线状隆起，运针深度一般以软套管全部埋入皮下为度。进针后以拇指为支点，食指和环指一前一后做扇形扫散，每部位扫散时间约2分钟。操作完毕后抽出不锈钢针芯，将塑料软套管留置皮下，胶布固定。留置6小时后将软套管拔出，嘱患者起管后勿沾水，留管期间患者可照常活动。

操作方法如下。

（1）同侧肘关节下方 3~5cm 处进针，针尖向上。

（2）同侧肩峰内侧，由外向内进针，针尖朝向冈上肌等患肌。

（3）菱形肌下方 5cm 处进针，针尖朝上。

同时配合再灌注活动。

（1）颈夹肌：患者头部前屈并轻微旋转至健侧，使颈夹肌拉长至最大幅度，然后医者手固定患者后枕部，让患者试着后伸颈部肌肉并紧绷，医者给予阻抗 10 秒后告知患者放松。

（2）上斜方肌：患者耸肩向两耳部位靠拢，医者手掌放置于患者肩部，给予阻抗 10 秒后告知患者放松，双肩下移至初始位置。

（3）肩胛提肌：患者收下颌使其靠近胸部，然后头部向健侧旋转 45°，使一侧肩胛提肌拉长至最大幅度，然后医者手固定患者头顶，让患者试着仰起头，医者给予阻抗 10 秒后告知患者放松。

（4）菱形肌：患者收下颌使其靠近胸部，然后双手环抱胸，尽力用手去触摸另一侧肩胛骨，肌肉主动紧绷 10 秒后放松。

以上动作均为患者肌肉紧绷与放松重复交替 3 次。颈型颈椎病是浮针的常见适应证，浮针治疗本病起效常立竿见影，一般 3 次之内即可明显缓解。

（三）絮刺拔罐疗法

1. 取穴方案

颈百劳、风池、大椎、肩井、阿是穴（图 3-2-10）

2. 操作方法

嘱患者俯卧位，取压痛点或其他不适部位（如出现硬结、纤维条索等区域），常规皮肤消毒后，采用七星针，手腕施力行叩刺手法 1 分钟，轻叩 80~120 次，可见皮肤发红或小血珠渗出。选取合适的玻璃罐，用闪火法将罐吸附在叩刺区域上，留罐 5 分钟。起罐时，需戴一次性薄膜

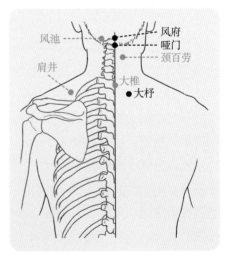

图 3-2-10　颈百劳、风池、大椎、肩井

手套，用消毒干棉球擦拭血迹，嘱患者6小时内不要沾水或受风。每周治疗1次。

说明："杨氏"絮刺拔罐疗法治疗颈椎病、膝骨性关节炎疗效显著。但是叩刺疼痛、反复叩刺后色素沉着等不良反应，及对医者腕力要求较高、易致劳损等问题，在一定程度上限制了该法的推广应用。

（四）滚针拔罐治疗

操作方法

嘱患者俯卧位，取压痛点或其他不适部位（如出现硬结、纤维条索等区域），常规皮肤消毒后，采用0.22mm×0.50mm滚针行滚刺手法80~120次，时间约1分钟，可见皮肤发红或小血珠渗出。

说明：滚针是在传统皮肤针的基础上改良研制出的针具，相比"杨氏"絮刺拔罐疗法惯用的七星针，滚针针筒上的短针更多、更细，且滚刺较叩刺刺激面积大，循经治疗方便，力度小且均匀，对皮肤的创伤小，患者疼痛度也轻，目前主要用于皮肤病治疗、美容等。

（五）岐黄针治疗

1. 取穴方案

颈夹脊（颈4、颈6）、天髎、肩井、天宗、厥阴俞（均取患侧穴位）（图3-2-11~图3-2-14）

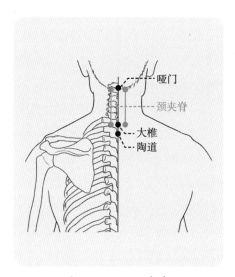

图 3-2-11　颈夹脊

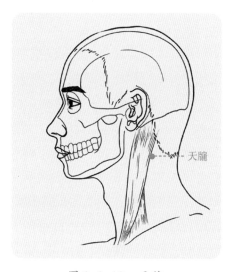

图 3-2-12　天髎

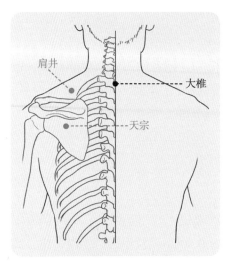

图 3-2-13　肩井、天宗

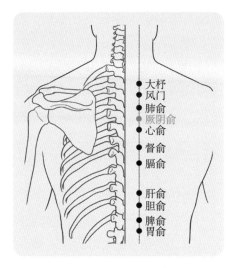

图 3-2-14　厥阴俞

2. 操作方法

（1）患者俯卧位，定好颈夹脊（颈4），严格消毒医者双手及治疗局部皮肤。左手循按定位，右手持一次性0.5mm×45mm岐黄针快速破皮以减少患者痛楚。先用输刺法，直刺抵至颈4椎体横突上，然后边退针边轻快小幅度地摇动针柄，将针退至皮下，再用合谷刺法，沿着颈椎上下约30°，分别向颈3、颈5椎体的横突方向斜刺，针刺深度约1~1.2寸，得气后即边退针边轻快小幅度地摆动针柄退至皮下。将针取出，进针部位用消毒干棉球按压片刻。

（2）患者俯卧位，定好颈夹脊（颈6），严格消毒医者双手及治疗局部皮肤。左手循按定位，右手持一次性0.5mm×45mm岐黄针快速破皮以减少患者痛楚。先用输刺法，直刺抵至颈6椎体横突上，然后边退针边轻快小幅度地摇动针柄，将针退至皮下；再用合谷刺法，沿着颈椎上下约30°，分别向颈5、颈7椎体的横突方向斜刺，针刺深度约1~1.2寸，得气后即边退针边轻快小幅度地摆动针柄退至皮下。将针取出，进针部位用消毒干棉球按压片刻。

（3）患者侧卧位，定好天牖穴，严格消毒医者双手及治疗局部皮肤。左手循按定位，右手持一次性0.5mm×45mm岐黄针快速破皮以减少患者痛楚。先用输刺法，若有抵抗感则稍调整方向，得气后边轻摇针柄边退至浅层；然后沿着颈椎使用合谷刺法，分别朝与原进针方向成30°左右的两旁斜刺，针刺深度约1~1.2寸，待患者有明显酸胀感时边退边轻摇针柄，直至退至浅层。将针取出，进针部位用消毒干棉球按压片刻。

（4）患者俯卧位，定好肩井穴，严格消毒医者双手及治疗局部皮肤。左手循按定位，右手持一次性 0.5mm×45mm 岐黄针快速破皮以减少患者痛楚。先用输刺法，针至皮下朝向肩胛内上角，直至针尖抵至肩胛内上角，然后边退针边轻快小幅度地摇动针柄；然后使用合谷刺法，沿着人体纵轴方向分别朝与原进针方向成 15° 左右的两旁斜刺，针刺深度约 0.8~1 寸，得气后边退针边轻快小幅度地摇动针柄，直至退至浅层。将针取出，进针部位用消毒干棉球按压片刻。

（5）患者俯卧位，定好天宗穴，严格消毒医者双手及治疗局部皮肤。左手循按定位，右手持一次性 0.5mm×45mm 岐黄针快速破皮以减少患者痛楚。先用输刺法，迅速直刺至肩胛骨骨面，然后边退边轻摇针柄；退至浅层后再用合谷刺法，分别往肩胛冈和肩胛骨内侧方向（与原进针方向呈 30° 左右），针刺深度约 1~1.2 寸，手法同前。将针取出，进针部位用消毒干棉球按压片刻。

（6）患者俯卧位，定好厥阴俞穴，严格消毒医者双手及治疗局部皮肤。左手循按定位，右手持一次性 0.5mm×45mm 岐黄针快速破皮以减少患者痛楚。先用输刺法，直刺在胸 4 椎体的横突骨面上，边退针边轻快小幅度地摇动针柄；退至浅层后再采用合谷刺法，分别向肺俞、心俞斜刺，得气后手法同前，针刺深度约 1~1.2 寸。将针取出，进针部位用消毒干棉球按压片刻。

上述操作均由同一位医师进行，治疗后嘱患者缓慢活动颈肩部。若治疗后针口局部疼痛不适，嘱患者按压针口数分钟；若有其他不适，应及时告知医师。

（六）中药外敷治疗

中药外敷疗法可同时发挥经络腧穴、温热刺激和药物的作用，经研究，其可改善循环、提高机体免疫力，以及缓解肌肉痉挛，且因操作简便、可自行在家中进行操作而受到患者的青睐。

1. 治疗原则

祛风除湿、舒筋活络。

2. 方药组成

伸筋草、海桐皮、络石藤、接骨木、羌活、独活、透骨草、全当归、川红花、川牛膝、白芷。眩晕明显、寒重者加大茴香；痛甚者加木香；肢体麻木、湿重者加威灵仙。

3. 操作方法

药物打粉，过筛，隔水蒸 10 分钟，局部热敷；凉后再隔水蒸 5 分钟，继续热敷。每天治疗 1 次，每次 30 分钟，连续治疗 14 天为 1 个疗程；停 7 天再继续下 1 个疗程的治疗，共 3 个疗程。

（七）一指禅推拿治疗

1. 取穴方案

风池、风门、大椎、肩井、天宗（图 3-2-15、图 3-2-16）

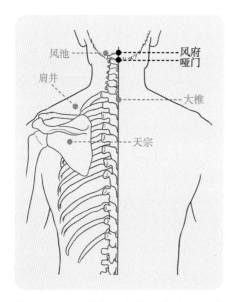
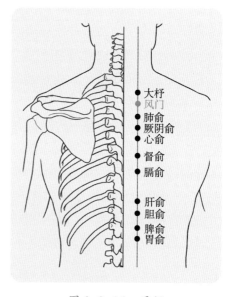

图 3-2-15　风池、大椎、肩井、天宗　　　　图 3-2-16　风门

2. 操作方法

首先用一指禅推两侧颈项部的风池穴至风门穴连线和督脉的风府穴至大椎穴连线，患侧 5 分钟，督脉和健侧均 3 分钟；再施㨰法于肩部的冈上窝和肩胛骨内侧，患侧 3 分钟，健侧 2 分钟；最后拿两侧风池穴 1 分钟，拿颈项部 2 分钟，以拿肩井穴结束。

若常规操作后患者的肩胛骨内上角或内侧缘仍感到酸痛，可从病变节段所在的横突后结节开始，用轻柔的拇指按揉法或一指禅推法循序逐渐向下推移到主观酸痛所在部位，使该紧张肌纤维松弛，症状缓解。

（八）穴位注射疗法

穴位注射疗法充分利用了针刺和药物对穴位的双重刺激作用，它在治疗颈型颈椎病时有着独特的优势和疗效，注射用的药物可根据医者的临床经验结合患者具体的病情加以选择。

1. 取穴方案

第4、第5颈夹脊穴（图4-2-17）

2. 操作方法

将4ml复方当归注射液和4ml生理盐水配成8ml的溶液，用注射器抽取一定量的药物，针刺穴位，得气后，每个穴位注入药物2ml。每次取4个穴位进行穴位注射，每间隔1天治疗1次，治疗5次为1个疗程。

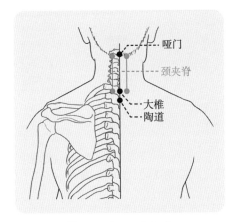

图 3-2-17　颈夹脊

（九）穴位埋线疗法

1. 取穴方案

百会、风池、颈夹脊（颈椎病变节段棘突下旁开1.5cm处）、阿是穴（压痛点）、大椎、肩中俞、肩井、昆仑（图3-2-18~图3-2-22）

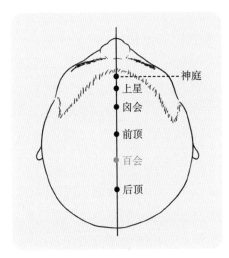

图 3-2-18　百会

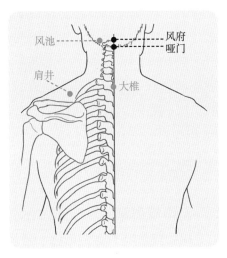

图 3-2-19　风池、大椎、肩井

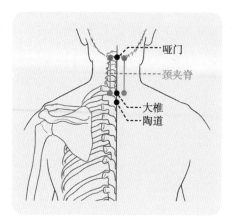

图 3-2-20　颈夹脊

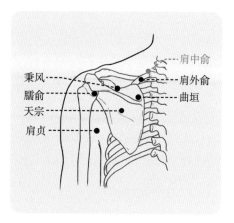

图 3-2-21　肩中俞

2. 操作方法

器械及材料：灭菌埋线包 1 个（弯盘 1 只，手术剪 1 把，镊子 1 把，洞巾 1 块，磨平针芯尖部的 7 号腰穿针 1 支）、一次性乳胶手术手套 1 双、3-0 号羊肠线 1 根。

具体操作：打开埋线包，戴乳胶手套，将羊肠线剪成 6~8mm 若干段，助手将穴位消毒后，埋线处铺敷洞巾。医者将羊肠线从腰穿针前

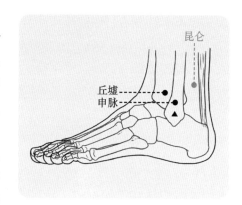

图 3-2-22　昆仑

端穿入，后接针芯，将腰穿针刺入所取穴位（百会穴向前与头皮呈 30° 夹角刺入帽状腱膜下，进针 1.5cm，其他穴位与皮肤呈 90° 夹角刺入穴位 1.5~2.0cm 深），然后一手持针体，另一手顺针体向前顶针芯，针芯接触线体后，向后回退针体，将线体植入穴位，将针体、针芯一起拔出。助手用消毒棉签按压针眼至不出血为止，埋线孔可用输液胶贴贴敷，保持 30 分钟。

（十）火针疗法

1. 治疗原则

火针疗法具有温经散寒、通经活络的作用，能改善病变局部微循环、加快局部代谢功能，达到消除炎症和缓解疼痛的目的。

2. 取穴方案

风池、肩井、颈百劳、阿是穴
（图 3-2-23）

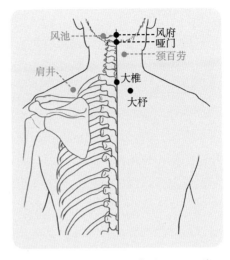

图 3-2-23　风池、肩井、颈百劳

3. 操作方法

在穴位处用安尔碘进行局部消毒。消毒完毕，在穴位上涂以跌打万花油，点燃酒精灯，左手将酒精灯端起，靠近针刺穴位，右手以握笔状持细火针，将针尖针体置入酒精灯外焰烧至白亮，用烧红的针体迅速刺入穴位，并快速拔出，时间大约是 10 秒 1 次，出针后用消毒干棉球按压针孔止血，然后再涂上跌打万花油保护创面。

风池穴向鼻尖方向进针，颈百劳直刺进针，肩井穴斜刺进针，阿是穴根据具体穴位所在位置决定针刺角度及深度。上述诸穴的进针深度可根据患者肥瘦情况适当调整。5 日 1 次，3 次为 1 个疗程。

（十一）针刀疗法

1. 取穴方案

颈 6、颈 7 夹脊穴和天髎穴作为一组，大椎穴和天柱穴为一组。（图 3-2-24~ 图 3-2-26）

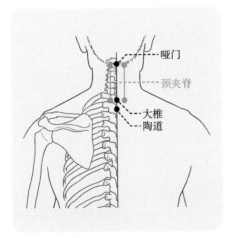

图 3-2-24　颈夹脊

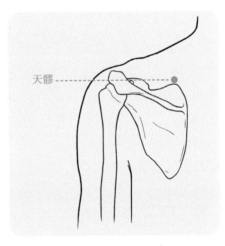

图 3-2-25　天髎

2. 操作方法

每天取一组穴，交替进行针刀施治。具体操作方法：在施术部位用碘伏消毒2遍，然后铺无菌洞巾，使治疗点正对洞巾中间。用1%利多卡因局部浸润麻醉，每个治疗点注药1ml。选用Ⅰ型4号直形针刀，针刀刀口线与人体纵轴一致，针刀体向脚侧倾斜45°，与骨面垂直。严格按照进针刀四步规程，针刀经皮肤、皮下组织、项筋膜达骨面后，纵疏横剥3

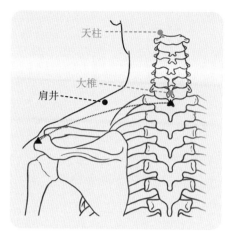

图 3-2-26　大椎、天柱

刀；再调转刀口线90°，向下铲剥3刀，范围0.5cm；然后提针刀于皮下组织，向左右呈45°。6天为1个疗程，1个疗程治疗完毕后，间隔1天再进行下1个疗程的治疗，共治疗2个疗程。

该治疗方法能够达到很好的即时镇痛效果，并且可以持续镇痛，可改善患者的症状，恢复其日常生活动作。

依次轻触患者的胸锁乳突肌、斜方肌、颈夹肌、肩胛提肌、头夹肌等肌，感知这些肌筋膜中的紧张肌束，再寻找局限性的痛性硬结，此即"激痛点"。在这些激痛点处施以针刀疗法，可治疗颈型颈椎病。

第三节　神经根型颈椎病

神经根型颈椎病是由于颈椎间盘侧后方突出，钩椎关节或关节突关节增生、肥大，刺激或压迫神经根所致。其在颈椎病中发病率最高，临床上开始多表现为颈肩痛，短期内加重，并向上肢放射，X线片显示颈椎生理前凸消失，椎间隙变窄，椎体前后缘骨质增生，钩椎关节、关节突出增生及椎间孔狭窄等退行性改变迹象；或可见椎间盘突出，椎管、神经根管狭窄及脊神经受压情况。

一、概念

神经根型颈椎病系指以颈椎椎间盘退行性改变及其继发性病理改变所

导致神经根受压引起相应神经分布区疼痛为主临床表现的总称。

二、诊断要点

【临床表现】

（1）颈痛和颈部发僵常常是最早出现的症状。有些患者还有肩部及肩胛骨内侧缘疼痛。

（2）上肢放射性疼痛或麻木。这种疼痛和麻木沿着受累神经根的走行和支配区放射，具有特征性，因此称为根型疼痛。疼痛或麻木可以呈发作性，也可以呈持续性。有时症状的出现与缓解和患者颈部的位置与姿势有明显关系。颈部活动、咳嗽、喷嚏、用力及深呼吸等，可以造成症状的加重。

（3）患侧上肢感觉沉重、握力减退，有时出现持物坠落。可有血管、运动神经的症状，如手部肿胀等。晚期可以出现肌肉萎缩。

【临床检查】

颈部僵直，活动受限。患侧颈部肌肉紧张，棘突、棘突旁、肩胛骨内侧缘以及受累神经根所支配的肌肉有压痛。椎间孔部位出现压痛并伴上肢放射性疼痛或麻木，或者使原有症状加重具有定位意义。椎间孔挤压试验阳性，臂丛神经牵拉试验阳性。

【影像学表现】

（1）X 线片：若为颈椎间盘突出者，X 线片中一般无明显变化；若为颈椎椎间盘脱出者，颈椎 X 线片可显示生理曲度减少、消失或反凸，椎间隙狭窄及梯形变；若为椎体侧后方骨赘所致者，则 X 线片在正位上显示钩椎增生明显，斜位片除骨质增生外，椎间孔矢状径与上、下径均减小，其部位与临床表现相一致；此外还可见病变的椎节平面相应的项韧带骨化、椎间孔狭窄。

（2）CT 及 MRI 检查：CT 检查可观察椎管径的大小，椎体后缘增生的位置，黄韧带、后纵韧带骨化及其对椎管的影响；MRI 检查可了解颈椎的三维结构，通过矢状面呈像可以了解椎体后缘骨增生及髓核突出对神经的压迫。

【诊断标准】

（1）具有较典型的神经根症状（手臂麻木、疼痛），其范围与颈脊神经所支配的区域一致，体检示压颈试验或臂丛牵拉试验阳性。

（2）影像学检查所见与临床表现相符合。

（3）排除颈椎以外病变（胸廓出口综合征、网球肘、腕管综合征、肩周炎、肱二头肌腱鞘炎及肺尖部肿瘤等）所致以上肢疼痛为主的疾患。

三、适用外治法

神经根型颈椎病是颈椎病的类型之一，主要表现为颈肩部的疼痛，或相应神经根支配区域感觉到疼痛及麻木。随着年龄增长，颈椎会出现退变，引起颈椎曲度变直、小关节骨质增生、黄韧带肥厚、椎间盘突出等病理状态，因而颈椎病好发于老年人。近年来神经根型颈椎病的发病年龄呈年轻化趋势，已成为影响中青年健康和生活的常见疾病，目前保守治疗效果比较理想，其中针灸、针刀、手法治疗等效果明显。中青年患者由于颈椎间盘退变不严重，出现神经根型颈椎病的原因多为关节错位、肌肉痉挛、组织粘连、滑膜嵌顿等，通过中医外治方法，运用针灸、推拿手法、正骨、针刀、牵引、经皮电神经刺激、功能锻炼等综合治疗，改善颈椎动、静力平衡，可纠正关节错位，缓解肌肉痉挛及组织粘连和嵌顿，改善血循环，从而达到治疗目的。同时在病程久、症状重的神经根型颈椎病患者的治疗中也可以尝试运用更好的中医外治疗法来进一步改善症状，部分肌肉萎缩的患者也可以达到比较不错的效果。

四、治疗难点

1. 颈椎解剖的特殊性

脊柱颈段介于头、胸和上肢之间，呈生理性前凸。上界以下颌骨下缘、下颌角、乳突尖、上项线和枕外隆凸的连线与头部为界，下界以胸骨颈静脉切迹、胸锁关节、锁骨上缘、肩峰至第 7 颈椎棘突的连线，分别与胸部及上肢为界。颈椎共有 7 块，第 1 颈椎又叫寰椎，呈环形，无椎体、棘突和关节突；第 2 颈椎又叫枢椎，形态与一般颈椎相似，只是自椎体上面向上伸出一个齿突；其余颈椎的形态大致相同，都由椎体、椎弓、突起部分构成。颈椎不仅是脊柱中活动度最大的节段，也是结构最复杂的节段。颈椎可以做前屈、后伸、左右旋转、侧屈和各向的联合活动，较胸椎、腰椎的活动度大得多。因此其特点是：①颈椎的横突较小，有横突孔供椎动脉通过，椎体上面两侧偏后方有嵴状突起称为钩突。相应的椎体下面两侧呈斜坡状，这斜坡与下位椎体的钩突，形成钩椎关节，也叫椎体半关节或弓体关节。此关节能防止椎间盘向侧后方突出，但当有退行性增生时，可影响位于其侧方的椎动脉并压迫位于其后方的脊神经根。②颈椎的椎弓根较短，所以神经根从椎间孔后继续经横突尖进入斜角肌间隙，附着于横突前后结节上的前、中斜角肌纤维在此处互相交织成网状，正常情况下对神经有保护作用，而当斜角肌由于劳损或损伤出现炎症肿胀、粘连挛缩等病变时，则会对神经产生卡压和刺激而出现症状。同时由于软组织的受力平衡失调，造成或加重了颈椎排列紊乱，进而加重了神经根在侧隐窝和椎间孔部位的压迫。

2. 神经根型颈椎病的发病机制复杂

目前对神经根型颈椎病根性痛的发病机制尚无统一的定论，主要有机械压迫学说、化学性神经根炎学说和自身免疫学说。机械压迫学说中的"压迫"，化学性神经根炎学说中的"炎症刺激"，以及自身免疫学说中的"免疫反应"都可导致神经根型颈椎病根性痛的发生，同时，它们之间又是相互联系，相互作用的。该类型颈椎病主要表现为神经根的刺激诱发症状，其病灶部位较深，症状持续时间久，病变局部的软组织容易粘连、挛缩和形成瘢痕，所以解除神经的卡压和炎症反应较难。

3. 神经根型颈椎病的恢复周期较长

该类型颈椎病往往因为突发的病因或长期的病理改变而突然暴发症状，发病快、疼痛明显、治疗病程长，亦或表现为反复、慢性的肢体症状，受重视程度较低，一旦确诊后骨伤科医生多建议患者考虑手术治疗方案，导致部分患者会耽误早期保守治疗的时间窗，进而极大地延长了治疗周期，影响治疗效果。因此神经根型颈椎病的患者往往需要多种中医外治方法综合治疗，在减轻压迫、调整软组织病变的同时，通经活络，活血化瘀，进而达到促进神经血管功能恢复的目的。但临床患者往往因为疼痛剧烈或病程较久不能坚持完成治疗方案，依从性较差，因此需要有更快、更完善的综合治疗方案来进一步提高疗效，缩短病程。

五、外治法特色治疗方案

（一）针灸治疗

1. 治疗原则

舒经通络。风寒痹阻者祛风散寒，气滞血瘀者活血行气，痰湿中阻者祛痰化湿，肝肾不足者填精益髓，气血亏虚者补中益气。

2. 穴位选取

主穴：风池、颈夹脊、阿是穴、肩髃、曲池、合谷、后溪

随证加减配穴：风寒痹阻加风门、大椎，气滞血瘀加血海、膈俞，痰湿中阻加丰隆、四神聪、阴陵泉，肝肾不足加肝俞、肾俞，气血亏虚加足三里、气海；若出现手指麻木可加十宣穴；风寒痹阻也可在风门、大椎行灸法。（图 3-3-1～图 3-3-11）

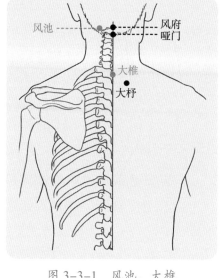

图 3-3-1　风池、大椎

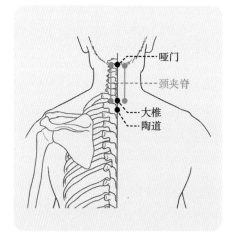

图 3-3-2　颈夹脊

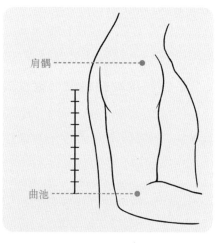

图 3-3-3　肩髃、曲池

3. 操作方法

常规消毒，毫针常规针刺，捻转提插得气后，留针 30 分钟。具体配穴处方可根据辨证分型进一步调整取穴方案。

说明：其中颈夹脊穴的选择要根据临床症状、触诊及影像学检查三者结合确定，主要选择支配肢体相应部位活动的颈夹脊穴，例如患者感觉颈肩部疼痛，肩顶或肩胛骨内侧缘疼痛明显，上肢外侧有放射痛，疼痛很少到前臂；颈椎间隙病变，触诊颈椎间隙及棘突旁有压痛或结节、条索状物，则主要针对颈棘突旁的颈夹脊穴进行重点刺激；阿是穴的选择主要通过触诊颈项部、后枕部的肌肉和肌腱，发现压痛点或敏感点后进行针灸治疗。

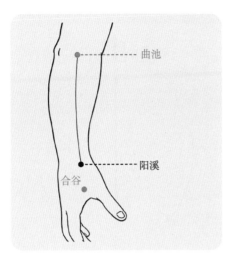

图 3-3-4　曲池、合谷

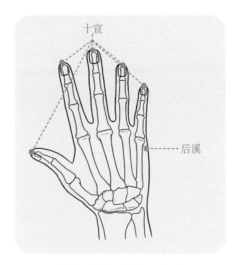

图 3-3-5　后溪、十宣

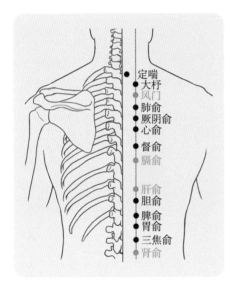

图 3-3-6　风门、膈俞、肝俞、肾俞

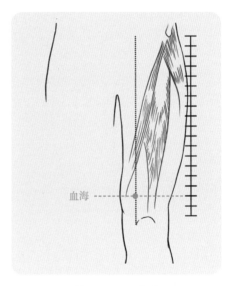

图 3-3-7　血海

（二）推拿手法治疗

1. 治疗原则

神经根型颈椎病早期注重用轻柔的一指禅推法，用拇指沿放射性神经痛路线循序推移，以消除因神经根受压所引起的神经干炎性反应和由运动神经受刺激、肌肉反射性紧张引起的应力性筋膜劳损。同时配合具体病因的纠正手法。

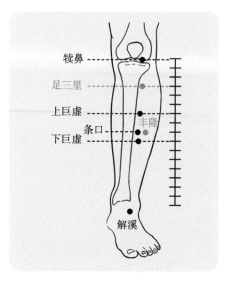

图 3-3-8　丰隆、足三里

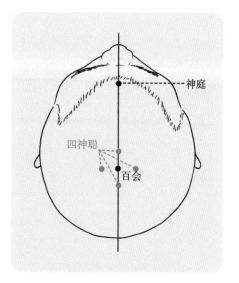

图 3-3-9　四神聪

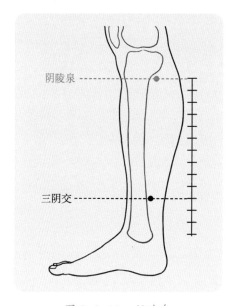

图 3-3-10　阴陵泉

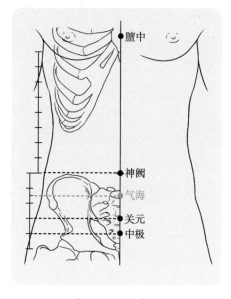

图 3-3-11　气海

（1）纠正关节错位：手法可以调整小关节和神经根的关系，纠正小关节出现旋转及侧摆等异常的解剖关系，从而减少错位的小关节对神经根的刺激，使小关节正常解剖关系恢复；同时可使滑膜的嵌顿得到解除，消除小关节囊的水肿，减轻炎症物质对神经根的刺激。

（2）解除肌肉痉挛：临床对患者进行触诊时摸到的结节是收缩变硬的肌肉，这种结节多是长时间的无菌性炎症刺激及周围组织粘连所致，手法可解痉镇痛，活血化瘀，改善局部血液循环，消除无菌性炎症反应，同时可减轻周围组织粘连，从而使结节减小，缓解患者局部症状。

（3）松解粘连：手法在强力牵拉过程中可使关节周围的软组织得到松解，减少对神经根的粘连及卡压，从而减轻周围组织对神经根的刺激。

（4）解除滑膜嵌顿：椎间小关节囊内滑膜上具有丰富的感觉神经纤维，中青年患者由于外伤导致关节囊一过性的损伤，或长时间不正确的姿势导致关节囊退变，使小关节正常的解剖关系出现紊乱，关节间隙增宽，导致关节囊嵌入，刺激关节囊周围的神经，出现颈肩部的疼痛不适。手法可以纠正小关节异常的解剖关系，使小关节囊嵌顿解除，祛除致病原，缓解局部症状。

2. 治疗方案

（1）施术前准备

患者坐一高约50cm方凳，可视医者身高调整（患者头顶位于医者剑突下），医者站于患者身后。施术前对患者颈部的"三线"（项韧带线：颈正中线，左右小关节突连线：颈正中线旁开4cm）、"三段"（上节段：第1、第2颈椎，中节段：第3、第4颈椎，下节段：第5、第6、第7颈椎）及痛点进行触诊，用右手放松颈肩部肌肉，左手托扶患者下颌微向上，用右手拇指和其余4指指腹进行触诊。"三线"检查各椎体周围软组织及脊椎情况，"三段"检查棘突是否有旋转、椎板是否有一侧倾斜、两侧的肌张力是否对称、两侧的关节突关节是否平坦、周围关节囊是否有肿胀及压痛，以明确病变的确切位置，并检查颈肩部的压痛点。棘突、横突及关节突是颈肩部大部分肌肉及韧带的附着点，痛点往往是急性炎症的刺激点。

（2）放松

颈肩部肌肉、韧带、滑膜的放松应按照"三线""三段"和痛点进行。对"三线""三段"及痛点的揉法可起到解痉镇痛、活血化瘀、改善局部血液循环、消除无菌性炎症反应的作用，同时也可对颈肩部关键肌群进行松解，从而减少肌肉痉挛，增加韧带张力，解除滑膜嵌顿，纠正小关节错位。

（3）旋提

旋提手法包括左旋提和右旋提。现以右旋提手法操作为例：用右手置于下颌部使患者头右旋，左手放置于枕部，使后枕部贴于医者胸腹部，此3点可将患者头部固定在一个圆内。双手交替使患者头部右旋至有凝滞感，此凝滞感即为病理所在。将右前臂置于患者颌下，左手托住患者枕部，拇指按压病理所在的椎体，嘱患者低头，利用患者颈部下沉时的力的反作用力，同时利用医者自身身体的旋转和寸劲带动患者颈部旋转，在此过程中可听到连续的弹响，由下向上传导。然后检查相邻节段是否有凝滞感，依次进行手法治疗。

（4）整理

双手配合，一手托患者下颌，一手扶患者颈肩部，旋转患者颈部，适当在患者颈肩部肌肉施放松手法。施术后对颈肩部肌肉的放松有助于缓解患者紧张所致局部肌肉痉挛引起的疼痛。同时，施术后通过对颈部"三线""三段"及痛点的触摸，可验证手法治疗的效果。如手法正确，则两侧颈肌的肌张力可恢复至基本相等，患椎及其他各椎两侧椎板的倾斜度恢复至基本正常，各关节突在一条直线，各关节囊压痛消失或减轻。

（三）员利针治疗

操作方法：根据患者形体之胖瘦、筋骨肌肉之盛衰、病位之深浅、病情之轻重分别选取相应规格的员利针。

患者取俯卧位，双手交叉放于前额下，皮肤常规消毒后，在颈夹脊穴、阿是穴、天柱穴、肩中俞穴、风池穴采用分刺及合谷刺法，用员利针刺入穴位深处肌肉层，再退入分肉间，得气后向左右两旁各刺入一针。注意风池穴向鼻尖斜刺进针，肩中俞穴向后正中线斜刺进针。大椎穴、列缺穴采用输刺法，大椎穴向上斜刺、列缺穴斜刺进针，深入至骨后，再退至肌肉层，使用小幅度提插捻转手法使之得气后，出针。曲池穴、合谷穴、后溪穴采用雀啄针法，押手定位，刺手持针，快速刺透皮肤，以腕关节带动刺手的拇指、食指、中指三指在穴位上下做快速且小幅度的提插，幅度约为0.3cm，得气后连续操作0.5分钟后出针。（图3-3-12~图3-3-17）

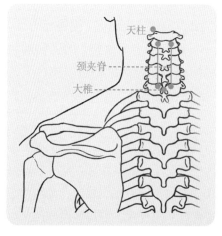

图3-3-12　颈夹脊、天柱、大椎

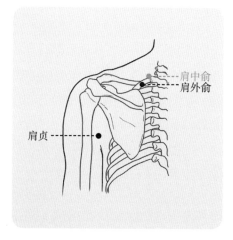

图3-3-13　肩中俞

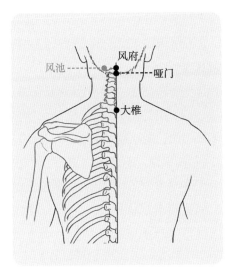

图 3-3-14 风池

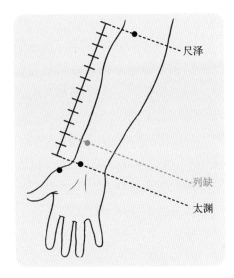

图 3-3-15 列缺

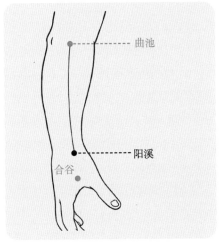

图 3-3-16 曲池、合谷

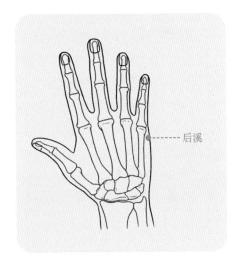

图 3-3-17 后溪

（四）针刀治疗

1. 治疗原则

目前用于针刀治疗点的定位诊断标准各不相同，主要有神经定位诊断法、拇指触诊法，还有根据影像学检查提示结合枕、颈、肩部的痛点，结节和条索改变，力学改变的力学点来定位诊断等。

2. 操作方法

针刀操作一般按针刀闭合性手术的四步进针，根据手术入路点的不同，针刀操作方法也各不相同。

棘间韧带点治疗操作：术区用碘酒、酒精消毒。选用合适的针刀，在棘间韧带点处垂直刺入，当针刀深入到有病变的组织层时，分别行纵行及横行切割、摆动，边松解边深入，当医者手下有松劲感，患者出现酸胀感，部分可向上肢放射即可。出针刀后用创可贴外贴治疗点。

颈项部肌肉硬结点治疗操作：常规消毒，医者戴无菌手套，铺无菌巾。以0.5%~1%的利多卡因在进针点处做皮下注射麻醉。麻醉不可过深，以表皮隆起或有橘皮样改变即可。选择朱氏Ⅰ型4号直形小针刀，一手按压进针点周围皮肤使之成凹陷，一手持针刀，使针身与皮面垂直，刀口线和血管、神经、肌纤维方向一致，将针刀沿指甲背加压刺破皮肤进针。当患者诉有酸胀感时，先行纵行剥离一下，接着横行剥离一下，以松解粘连组织。当医者手下针刀有遇硬结感时，可纵行切割一下。出针后压迫针孔片刻，待不出血为止，迅速用无菌纱布压迫。

颈椎关节突关节囊阳性反应点治疗操作：在颈部后正中线棘突旁开2cm左右，第一关节突关节囊处椎板边缘，有明显压痛、硬结或条索处。针刀在定点处垂直刺入，当针刀深入到有病变的组织层时，行纵行切割、摆动及横行切割、摆动，边松解边深入，直达关节囊处。刀口线与人体纵轴线平行，当刀锋到达椎弓板后沿骨面向内侧移动，刀锋始终不离开骨面；探及关节间隙后，继续缓慢深入，当患肤出现串麻或触电感时，立即稍退针刀，到达关节间隙边缘；将刀锋旋转，横行切开关节囊一刀，出针。出针刀后创可贴外敷治疗点。常规消毒后，局麻下用Ⅰ型4号针刀沿各标记点单手刺入。到达关节突侧缘后，顺肌肉纤维方向，沿横突外下缘作铲切松解。在关节突侧缘沿颈椎纵轴方向推切，同时向椎间孔向微微移动；到达椎间孔后，针刀与颈神经平行，刀锋稍向椎间孔下缘方向推切一刀。多数情况下，患者因神经受牵动，电击麻胀感会突然串至手指，此即表示松解到达治疗部位。术毕轻轻按压，防止手术部位出血。

颈椎横突尖部阳性反应点治疗操作：对准横突尖部，垂直于皮肤，刀口线与脊柱纵轴平行，快速刺入皮肤，缓慢探索到达横突尖骨面，贴横突前、后缘的骨面分别铲切一下，当医者手下有松劲感，患者出现酸胀感，部分可向上肢放射即可。出针刀后用创可贴外敷治疗点，注意按压，防止出血。

颈肩部阳性反应点治疗操作：常规消毒，铺无菌巾，以0.5%~1%的利多卡因在进针点处做皮下注射麻醉，选朱氏 I 型 4 号小针刀，一手按压进针点周围皮肤使之成凹陷，一手持针刀，使针身与皮面垂直，刀口线和血管、神经、肌纤维方向一致，将针刀沿指甲背加压刺破皮肤进针，进针时询问患者的感觉，当患者诉有酸胀感时即停止进针。先行纵行剥离一次，接着横行剥离一次，以松解粘连组织。另外，当医者所持之针刀遇硬结感时，可做纵行切割一次。出针后压迫针孔至不出血为止，并敷无菌纱布。

穴位针刀治疗操作：取患侧颈 1 夹脊穴、肩井穴、附分穴、天宗穴。患者取俯卧位，胸部垫一薄枕，使颈部处于前屈状态。用甲紫溶液定点，然后按手术要求消毒、铺洞巾，按针刀四步进针法要求进针。每穴按肌肉走行施以纵行疏痛剥离、横行摆动数下，感手下松动为止。肩井穴部位需用左手大拇指与其余四指拿捏起来施术，针尖不超过指尖位置，以免造成气胸。

第四节　椎动脉型颈椎病

椎动脉型颈椎病系颈椎退变压迫、刺激椎动脉使其缺血引起的综合病变，属于颈椎病中的常见类型，发生率为 20% 左右。随着社会发展与中国人口老龄化加剧，本病发病率逐年上升，且发病年龄呈现年轻化趋势，可引起患者出现严重的心理障碍。椎动脉型颈椎病主要临床表现包括：①发作性眩晕，复视伴有眼震。有时伴随恶心、呕吐、耳鸣或听力下降。这些症状与颈部位置改变有关。②下肢突然无力而猝倒，但是意识清醒，多在头颈处于某一位置时发生。③偶有肢体麻木、感觉异常。可出现一过性瘫痪、发作性昏迷。

一、概念

椎动脉型颈椎病是由于颈椎退变包括向后方突出的椎间盘，钩椎关节或椎体骨刺，以及椎体半脱位或上关节突向方滑脱，压迫椎动脉或刺激椎动脉周围之交感神经丛，使椎动脉痉挛，管腔狭窄，造成椎基底动脉供血不足，引起一系列临床症状。

二、诊断要点

【临床表现】

（1）发作性眩晕，复视伴有眼震。有时伴随恶心、呕吐、耳鸣或听力下降。这些症状与颈部位置改变有关。

（2）下肢突然无力而猝倒，但是意识清醒，多在头颈处于某一位置时发生。

（3）偶有肢体麻木、感觉异常。可出现一过性瘫痪、发作性昏迷。

【临床检查】

临床检查主要以旋颈诱发试验为主，具体操作为患者头部略向上仰，嘱患者行头颈部左右旋转，若患者出现一侧或两侧偏头痛，且以颞部为剧烈，呈跳痛或刺痛；或出现眩晕；或出现猝倒，而无意识障碍，可自行爬起。出现上述症状者为阳性。但需注意，除椎动脉型颈椎病外，血管疾患亦可出现阳性。

【影像学表现】

X线片显示钩椎关节增生、椎间孔狭小、椎节不稳及椎骨畸形等异常所见。CT和MRI检查亦有助于本病的诊断。椎动脉造影，可看到受压的椎动脉狭窄或扭曲现象，有定位意义，但不能作为诊断依据。

【诊断标准】

曾有猝倒发作，并伴有颈性眩晕；旋颈试验阳性；影像学显示节段性不稳定或钩椎关节增生；除外其他原因导致的眩晕；颈部运动试验阳性。

三、适用外治法

临床运用中医外治法治疗椎动脉型颈椎病可针对其具体症状和病因细化分解其治疗目的和治疗方法，针对具体伴随症状可采用不同的外治方法来针对性调整，也可以通过辨证分型来进一步调整外治法来治疗椎动脉型颈椎病，如辨证属于痰浊阻络型，局部治疗效果欠佳，则可考虑从整体辨证施治，运用腹部推拿的方法可调节冲脉功能，以达到调畅十二经脉气血的目的。腹部作为人体上下气血经脉沟通的枢纽，调节腹部脾胃脏腑升清降浊的功能可促进机体化痰利湿，进而改善症状。针对椎动脉型颈椎病的早期症状，可运用浮针疗法积极治疗，能够快速解除肌痉挛，快速镇痛，改善活动范围，增加患肌组织局部血流等，促使椎动脉型颈椎病恢复，取效快捷，远期疗效好。对于椎动脉型颈椎病以头晕症状为主，伴有头痛耳鸣或颈项疼痛的患者，则可以选择针灸治疗，包括电针治疗，主要选取颈部夹脊穴及头部百会、风池等穴位，诸穴合用，疏经通络，行气、活血、止痛，可明显缓解眩晕症状，改善患者脑部供血。椎动脉型颈椎病患者椎动脉和基底动脉血流速度水平降低或阻力指数、搏动指数水平偏高时，可优先应用针灸疗法，具有创伤小、安全系数高的特点。临床也选用刃针及小针刀通过松解局部肌肉、韧带等粘连，切开瘢痕、条索等，改善局部新陈代谢，改善局部血供，从而缓解临床症状，同时还可有效调整椎旁软组织的动态平衡。

灸法属传统中医外治法，《灵枢·官能》篇记载："针所不为，灸之所宜"，因其简便廉效特性被广泛应用于防治各类疾病。目前艾灸治疗椎动脉型颈椎病应用较多的方法主要为温灸及热敏灸，疗效显著。通过艾条灸百会、风府两穴治疗椎动脉型颈椎病，可通过调和头颈部气血缓解患者眩晕、肢体麻木等症状。中药外用治疗椎动脉型颈椎病多以颈项局部治疗为主，其中中药熏蒸及中药贴敷可有效改善颈部血液循环，加快组织新陈代谢，从而缓解头颈部症状，改善椎动脉供血。熏蒸直接作用于颈部，可扩张患处血管，改善局部血液循环，从而增加椎动脉血流量。

四、治疗难点

椎动脉型颈椎病的发病机制尚不明确，关于该分型是否存在一直是学科界争论的焦点，临床应用相对混乱，且常因伴有焦虑、抑郁症而增加了诊断及治疗的复杂程度和难度。在躯体疾病患者中，焦虑及抑郁症的患病率可达40%，颈椎病尤其是椎动脉型颈椎病患者焦虑及抑郁症患病率分别超过50%与70%，严重影响患者的生活质量。目前，保守与手术治疗是其主要治疗方法，手术的高风险与创伤使得保守治疗为医患首选，而除常规治疗外，心理治疗也越来越受到重视。

现代中医外治法以针灸、推拿正骨、针刀等为主要手段，结合理疗、内外用药和功能锻炼等进一步综合防治脊柱劳损病。综上所述，现代临床对于椎动脉型颈椎病主要采用中医保守治疗，针刺可以疏通经络、扶正祛邪，推拿可行气活血、理筋散结、正骨复位等，但该型患者发病年龄普遍较高，多数患者不排除伴有椎动脉迂曲、心脑血管硬化伴斑块等，且颈椎脊柱结构病理变化复杂，存在着较多的治疗风险。所以在临床上应该结合各种疗法之长处，形成安全有效的治疗策略。但该型颈椎病发病病因复杂，症状发生发展周期不规律，单一治疗方法往往对疾病的整体控制欠佳，所以综合疗法对治疗椎动脉型颈椎病更具有优势。

五、外治法特色治疗方案

（一）针刺治疗

1. 治疗原则

舒经通络。风寒侵袭者祛风散寒，气滞血瘀者活血行气，痰湿中阻者祛痰化湿，肝阳上亢者平肝潜阳，肝肾亏虚者填精益髓，气血不足者补中益气。

2. 穴位选取

主穴：百会、风池、颈夹脊、大椎

随证加减配穴：风寒侵袭加风门、外关，气滞血瘀加血海、膈俞，痰湿中阻加丰隆、内关、脾俞，肝阳上亢加太冲、合谷、三阴交，肝肾亏虚加肝俞、肾俞，气血亏虚加足三里、脾俞。

另头晕或眩晕尤甚加四神聪、水沟，头项强痛加曲垣、颈百劳，耳鸣加听宫。（图 3-4-1~ 图 3-4-15）

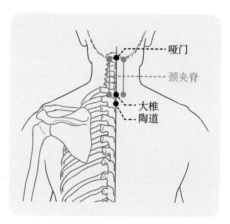

图 3-4-1　颈夹脊

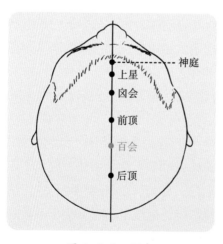

图 3-4-2　百会

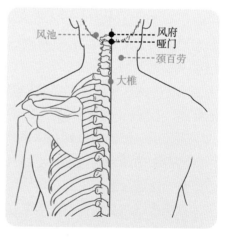

图 3-4-3　风池、大椎、颈百劳

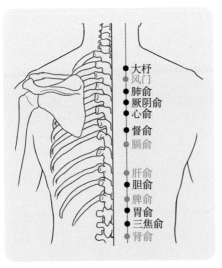

图 3-4-4 风门、膈俞、肝俞、脾俞、肾俞

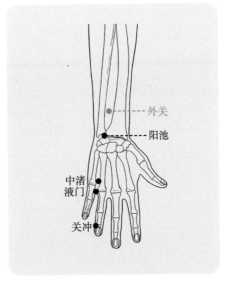

图 3-4-5 外关

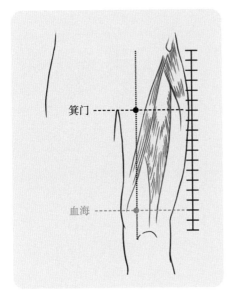

图 3-4-6 血海

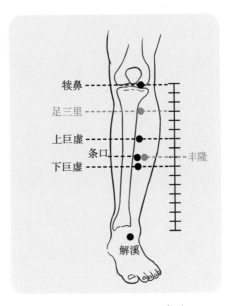

图 3-4-7 足三里、丰隆

3. 操作方法

操作方法同前。

（二）推拿手法治疗

操作方法：以按压调整手法多次推揉、冲压枕后粗隆部位，以抑制枕下肌群的持续痉挛。对斜角肌群痉挛压迫椎动脉起始部者，应以轻柔的一指

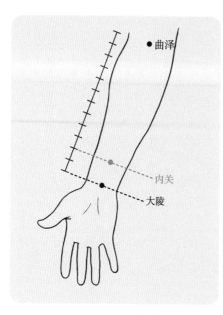

图 3-4-8　内关

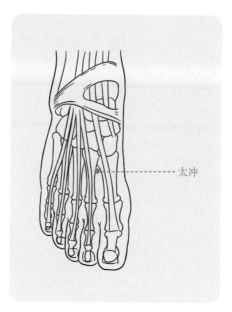

图 3-4-9　太冲

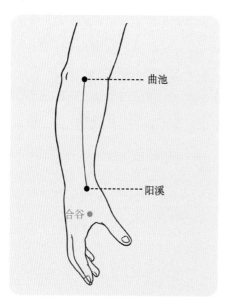

图 3-4-10　合谷

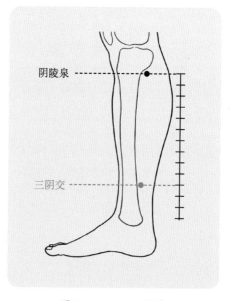

图 3-4-11　三阴交

禅推法或拇指弹拨法循序刺激前斜角肌，同时轻巧地左右旋转，向对侧侧屈及后伸患者颈部，以抑制斜角肌群的痉挛。针对颈椎 5~6 或 4~5 钩椎关节退行性变化导致的对椎动脉及周围交感神经丛的压迫刺激，以轻柔的一指禅推法或拇指弹拨法在下位颈椎横突后结节处循序推移，同时以十分轻

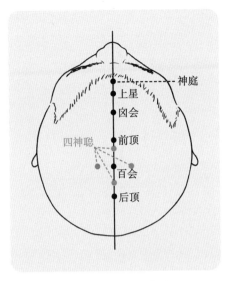

图 3-4-12 四神聪

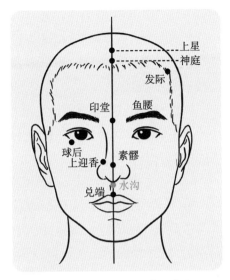

图 3-4-13 水沟（人中）

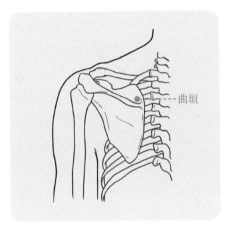

图 3-4-14 曲恒

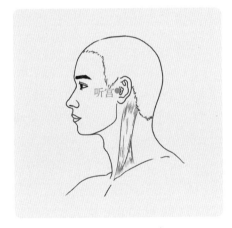

图 3-4-15 听宫

巧的动作将颈椎向对侧侧屈 5~8° 以消除低位钩椎关节退变对椎动脉的压迫刺激。对以慢性咽喉疼痛、咽部异物感为临床特征的患者，可用轻柔的一指禅推法推气管两侧和舌骨体表投影部位 10 分钟。以一指禅推法和鱼际揉法轻柔地刺激患者两眼部及前额，可使患者有头目清醒、精神振奋的感受。

（三）浮针治疗

本型患者因椎动脉受到颈椎病患肌刺激，血供减少，导致脑部血供不足，从而产生以眩晕为主的症状。若局部肌肉痉挛、肌紧张，刺激交感神经，可伴有恶心、呕吐、出汗等自主神经功能障碍表现。检查时可在胸锁乳突肌、斜角肌、上斜方肌处触查到扳机点，可感觉到手下紧硬，与健侧比较有明显差别。

操作方法如下。

（1）远道取穴进针点：患者上肢与躯干夹角为 25~35°，在前臂桡侧中央，由下向上进针。

（2）近部取穴进针点：在距离扳机点下方 3~5cm 处，针尖朝向病灶。

行针操作过程同上述颈型颈椎病。

本型患者经浮针扫散再灌注能迅速改变组织缺血缺氧状态，头晕立刻改善，自主神经功能症状随之减轻。需要注意的是，本型患者可因颈部过度旋转、伸屈诱发供血不足，对于眩晕明显的患者，可在触诊后取仰卧位，远道取穴进针扫散再灌注，可有效改善患者组织供血。

（四）针刀治疗

操作方法如下。

（1）治疗点：通过触诊，主要选择在下项线、颈 1 横突及颈 2 棘突处，枕下肌筋膜激发点及附着处压痛点，标记笔定位。

（2）患者取俯卧位，胸下垫薄垫，屈颈低头，保证呼吸通畅，充分暴露颈部使术野开阔。常规皮肤消毒，用一次性 4 号无菌汉章针刀，左手拇指为押指，刀口线以上内下外方向与中轴线下段呈 30° 角，加压固定治疗点，刀刃垂直皮肤切线，针刃方向与肌纤维方向一致，右手为刺手持针，加压快速刺入皮肤，切开浅深筋膜及由该处经过的肌组织，逐层深入直达巧而，待有强烈酸胀感，做纵行疏通、横向剥离，刀下有松动感后出刀。针刀松解时患者若有向头部放射感，并可体会到刀刃切割硬结的感觉，说明软组织有粘连、挛缩和瘢痕等病理改变。运针结束，出针，创可贴外敷。遇出血，先行压迫止血，再以创可贴外敷针眼。

（3）运针法：纵行针切、横行针切。在寰椎横突处，针刀到达骨面，不行针切，针刀固定于原地，略做摇摆，此处有椎动脉 V 3 段横行，不宜大幅移动针刃。枕下肌一般不在肌腹中部做针刀治疗，防止针刀进入椎管上端。

（4）辅助治疗：针毕，可做颈部牵伸和仰卧旋转侧扳法，可对针刺引起的局部肌肉抽搐反应起到缓解作用，理筋通络，提高疗效。治疗后 24 小时内勿洗澡。

（五）整脊手法

常见的整脊手法包括旋转手法、理筋手法、整复手法，可以有效纠正颈椎关节的紊乱，纠正小关节紊乱、改善力学失衡状态，促进血液循环，加速病理产物排泄，去除病因，达到骨正筋柔的效果。

1. 旋转手法

旋转手法是治疗颈椎病最常用的手法之一，其中医理论基础是"经脉受阻，气血运行不畅""筋出槽""骨错缝""骨对缝、筋入槽"。仰卧位旋转手法治疗椎动脉型颈椎病优于坐位旋转手法。

2. 理筋手法

理筋手法（包括放松弹拨手法、点穴强壮手法、斜扳整脊手法、痛区调理手法）具有活血化瘀，消肿止痛，舒筋活络，接触痉挛，松解粘连，滑利关节，理顺筋络，整复移位的作用。

3. 整复手法

整复手法有后伸牵旋整复法、后伸牵扳整复法、后伸斜扳整复法、侧旋牵扳整复法等。

（六）陈氏飞针

1. 穴位选取

主穴：三阴交、安眠、神门

随证加减配穴：肝郁化火证加太冲、太溪，阴虚火旺证加大陵，心脾两虚证加足三里、内关，心胆气虚证加足临泣，瘀扰心神证加内关、丰隆。（图 3-4-16~ 图 3-4-22）

2. 操作方法

嘱患者放松平躺，采用碘伏常规消毒皮肤穴位，采用陈氏飞针手法进针，针刺得气后留针 30 分钟，1 次 / 天。

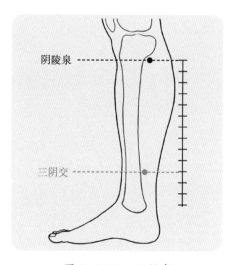

图 3-4-16　三阴交

阴陵泉

三阴交

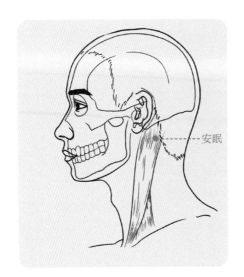

图 3-4-17　安眠

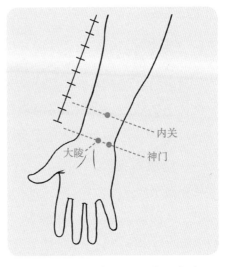

图 3-4-18　神门、大陵、内关

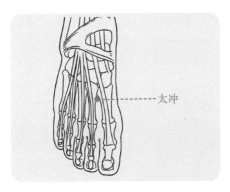

图 3-4-19　太冲

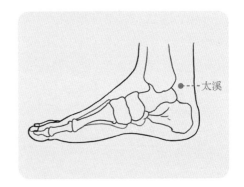

图 3-4-20　太溪

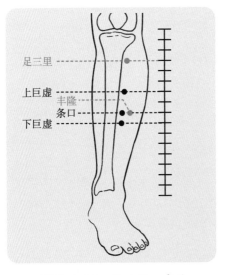

图 3-4-21　足三里、丰隆

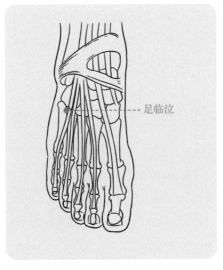

图 3-4-22　足临泣

（七）艾灸疗法

1. 穴位选取

百会、风池（图 3-4-23、图 3-4-24）

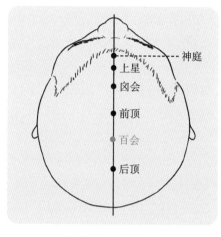

图 3-4-23　百会

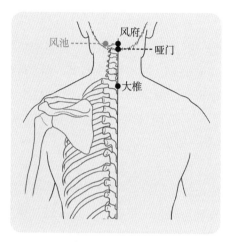

图 3-4-24　风池

2. 操作方法

常规艾灸选用艾条温和悬灸，每天 2 次（上午、下午各 1 次），每次每穴灸 15 分钟，2 穴共灸 30 分钟。

（八）热敏灸

1. 热敏腧穴的探查

检测时保持安静，室内温度保持在 24~30℃。患者选择俯卧位，充分暴露颈项部，医者采用点燃的热敏灸艾条在患者双侧风池与大椎构成的三角区域内，距离皮肤 3cm 左右施行温和灸。当患者感到发生透热（艾热从施灸部位皮肤表面直接向深部组织穿透）、扩热（以施灸点为中心向周围扩散）、传热（灸热从施灸点开始循某一方向传导）和非热觉中的 1 种或 1 种以上感觉时，即为发生腧穴热敏现象，则该探查穴点为热敏腧穴。重复上述步骤，直至所有的热敏腧穴被探查出。

2. 操作方法

在上述热敏强度最强的 2 个穴位实施艾条温和悬灸，每天 2 次（上午、下午各 1 次），每次艾灸时间以热敏灸感消失为度，每次每穴一般施灸 30~60

分钟，共治疗 4 天；第 5 天开始每天 1 次，连续治疗 10 次，共治疗 14 天。

第五节　交感型颈椎病

交感型颈椎病是一种以颈交感神经兴奋或抑制症状群反复发作（如眩晕、恶心、头痛、耳鸣、视物模糊、心动过速等）为主要临床表现，伴随颈椎退变，而发病机制尚不确切的颈椎疾病。其特点是主观症状多而客观体征少，放射学及功能学检查少有特征性表现，为临床诊治带来了极大困难。近现代中医学者多称交感型颈椎病为"眩晕""项痹""心悸""头痛""郁证"等。

该病主要表现有：①颈背部症状：颈、肩、背部酸胀或疼痛，颈枕部胀痛。②头部症状：头痛、偏头痛、头胀、头晕、头昏。③五官科症状：耳聋、耳鸣、耳胀、耳痛、听力下降、鼻腔疼痛或异样感、口干、舌麻、咽燥、咽部异物感、视物模糊、眼胀、眼痛、眼眶胀痛。④神经内科症状：记忆力减退、近事遗忘、共济失调、呕吐或干呕、恶心、睡眠差、四肢发麻、行走不稳。⑤心血管科症状：局部或上半身汗多、高血压、低血压、血压不稳、心慌、胸闷、四肢发凉或发木、一侧面部感觉异常（热、胀、麻）。⑥其他症状：呃逆、月经异常、怕冷、怕热、胃肠功能紊乱、二便异常（无规律）等。

一、概念

交感型颈椎病是由于椎间盘退变和节段性不稳定等因素，对颈椎周围的交感神经末梢造成刺激，产生交感神经功能紊乱。交感神经型颈椎病症状繁多，多数表现为交感神经兴奋症状，少数为交感神经抑制症状。由于椎动脉表面富含交感神经纤维，交感神经功能紊乱时常常累及椎动脉，导致椎动脉的舒缩功能异常。因此交感型颈椎病在出现全身多个系统症状的同时，还常常伴有椎 – 基底动脉系统供血不足的表现。

二、诊断要点

【临床表现】

（1）头部症状：如头晕或眩晕、头痛或偏头痛、头沉、枕部痛、睡眠欠佳、记忆力减退、注意力不易集中等。

（2）眼耳鼻喉部症状：眼胀、干涩或多泪、视力变化、视物模糊不清等；耳鸣、耳堵、听力下降；鼻塞、"过敏性鼻炎"；咽部异物感、口干、声带疲劳等；味觉改变等。

（3）胃肠道症状：恶心甚至呕吐、腹胀、腹泻、消化不良、嗳气以及咽部异物感等。

（4）心血管症状：心悸、胸闷、心率变化、心律失常、血压变化等。

（5）面部或某一肢体多汗、无汗、畏寒或发热，有时感觉疼痛、麻木，但是又不按神经节段或走行分布。以上症状往往与颈部活动有明显关系：坐位或站立时加重，卧位时减轻或消失。颈部活动多、长时间低头、在电脑前工作时间过长或劳累时明显，休息后好转。

【临床检查】

颈部活动多正常、颈椎棘突间或椎旁小关节周围的软组织有压痛。有时还可伴有心率、心律、血压等的变化。

【影像学表现】

确诊较难，在颈椎影像学改变的基础上，需排除其他型颈椎病，一般需经过诊断性治疗即颈交感神经封闭或硬膜外封闭能使症状消失或减轻后才能确诊。

【诊断标准】

诊断较难，目前尚缺乏客观的诊断指标。出现交感神经功能紊乱的临床表现，影像学显示颈椎节段性不稳定。对部分症状不典型的患者，如果行星状神经节封闭或颈椎高位硬膜外封闭后症状有所减轻，则有助于诊断。同时应排除其他原因所致的眩晕：①耳源性眩晕；②眼源性眩晕；③脑源性眩晕；④血管源性眩晕；⑤其他原因如糖尿病、神经官能症、过度劳累、长期睡眠不足等引起的眩晕。

三、适用外治法

交感型颈椎病常见的临床症状主要是头晕及其他交感神经兴奋或抑制的症状，其中头晕是一个常见且较难诊治的症状。通过中医辨证论治，针灸及推拿治疗等中医外治法干预交感神经型颈椎病，具有疏调颈部经络，调和全身气血，缓解交感神经刺激的作用，多数中医外治法可通过松解软组织、缓解交感神经刺激的作用而治病。同时，中医治病还重视情志调节，七情调和则气血通调，脏腑精气饱满，有利于病情的康复。因此，在"未病防病，有病早治，主被动结合，标本兼治"的中医原则指导下的药食药膳、气功导引等预防和治疗策略，配合颈椎的针对性康复训练，在防治交感神经型颈椎病过程中起着积极作用。

四、治疗难点

1. 症状多体征少

交感型颈椎病的特点是患者主诉多但客观体征少，症状多种多样，概括起来不外乎两大类。第 1 类是交感兴奋症状，比较多见，主要包括：①头部症状：表现为头疼和偏头疼，疼痛的部位主要位于枕部或前额，性质为钝痛，常伴有头晕。患者常主诉头脑不清，昏昏沉沉，有的甚至出现记忆力减退；有些患者还伴有恶心，少有呕吐。②眼部症状：视物模糊，眼裂增大，瞳孔散大，眼底胀痛，眼目干涩。③心血管症状：一过性心动过速和血压升高。④耳部症状：耳鸣，听力下降，甚至失听。⑤其他症状：肢体发凉怕冷，还可有一侧肢体少汗，头颈、颜面或肢体麻木等现象。第 2 类是交感抑制症状，比较少见，如眼睑下垂、流泪、鼻塞、心动过缓、血压下降等。

2. 诊断鉴别难

目前对交感神经型颈椎病的定义较模糊，学术界对是否存在该分型争议颇多，先后提出了椎动脉压迫综合征、椎 - 基底动脉缺血综合征、颈后交感神经综合征等定义，容易混淆。随着对该病的深入认识，部分专家认为交感型颈椎病与椎动脉型颈椎病症状相似，均可表现为椎 - 基底动脉缺血的系列症状，不易鉴别，可共称为"椎动脉交感型颈椎病"；部分专家认为可将其称为"神经血管型颈椎病"，能解释其复杂的临床表现；亦有专家认为称其为"伴交感神经症状颈椎病"能规避目前不明确的定义和分型，作为搁置争议的称法。目前临床方面多以旋颈试验阳性体征及影像学表现的颈椎退变、明确的椎动脉硬化或椎动脉畸形的证据才考虑诊断为椎动脉型颈椎病。而交感型颈椎病诊断线索更为隐蔽，临床常用积分法进行诊断，除临床症状和影像学上颈椎退变的表现外，还需要排除神经内科、耳鼻喉科、心血管科等相关疾病，应慎重诊断。

五、外治法特色治疗方案

（一）针刺治疗

1. 选穴方案

取穴：百会、颈 3~5 夹脊穴、天柱、中渚

辨证分型针刺处方如下。

（1）伴有肝阳上亢症状者（眩晕耳鸣、怒而加重、面红目赤、口苦、小便赤、舌红、苔黄、脉弦），加风池、太冲、太阳、阳辅、太溪以平肝潜阳，针刺用泻法。

（2）伴有痰浊中阻症状者（头重如蒙、胸闷身困、食少多寐、恶心呕吐、舌苔白腻、脉濡滑或弦滑），加中脘、头维、阴陵泉、丰隆以化痰通络，针刺用平补平泻法。

（3）伴有气血亏虚症状者（劳累即发、动则加剧、面色㿠白、唇甲不华、神疲倦怠、心悸气短、饮食减少、舌质淡、脉细弱），加脾俞、膈俞、足三里以益气补血，针刺用补法。

（4）伴有肝肾亏虚症状者（精神萎靡、五心烦热、腰膝酸软、遗精或月经不调、耳鸣、舌红、脉细数），加关元、三阴交、太溪、肾俞、悬钟以补益肝肾，针刺用补法。

（5）若患者颈项部不适牵及肩部，可加曲垣、肩井、天宗。

（6）若头痛尤甚，可加率谷、头维、四神聪。

（7）耳鸣耳聋可加听宫。

（8）心动过速或过缓可加内关。

（9）心悸可加神门。

（10）夜寐不佳可加照海、安眠。

（11）自汗或多汗、盗汗可加膏肓、复溜。（图 3-5-1~ 图 3-5-20）

2. 操作方法

患者取坐位，常规穴位消毒，采用无菌针灸针，按照针刺处方进行针刺。针刺留针 30 分钟 / 次，15 分钟行针 1 次，1 次 / 天。连续治疗 5 天，休息 2 天，为 1 个疗程。

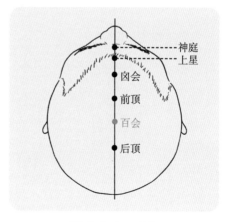

图 3-5-1 百会

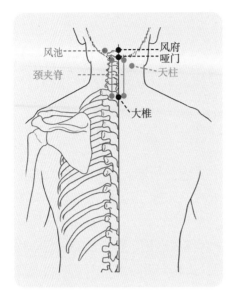

图 3-5-2　颈夹脊、天柱、风池

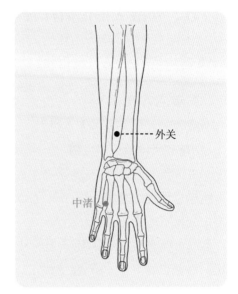

图 3-5-3　中渚

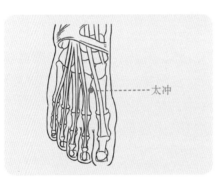

图 3-5-4　太冲

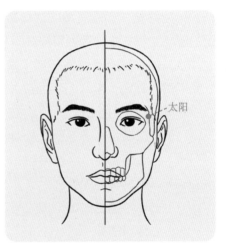

图 3-5-5　太阳

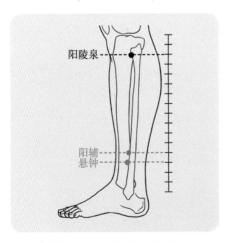

图 3-5-6　阳辅、悬钟

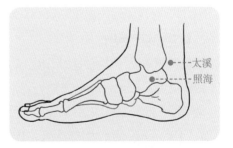

图 3-5-7　太溪、照海

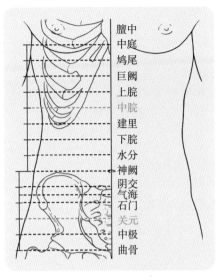

图 3-5-8　中脘、关元

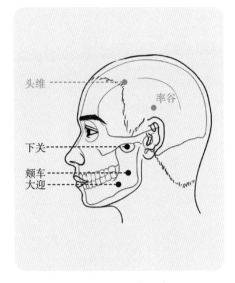

图 3-5-9　头维、率谷

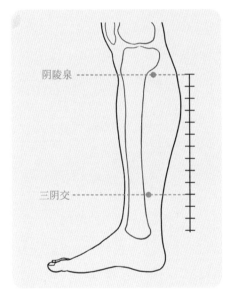

图 3-5-10　阴陵泉、三阴交

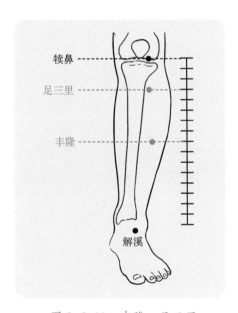

图 3-5-11　丰隆、足三里

（二）针刀治疗

1. 选穴方案

压痛点 1、2：头后大直肌与头上斜肌止点处，即枕外隆凸旁开 2cm 再向下 2.5cm ± 0.5cm 的范围内左右各定一点。

压痛点 3、4：头后大直肌与头下斜肌起点至颈 2 棘突外上侧骨缘，左

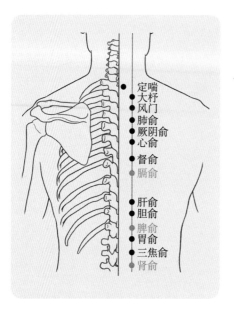

图 3-5-12　膈俞、脾俞、肾俞

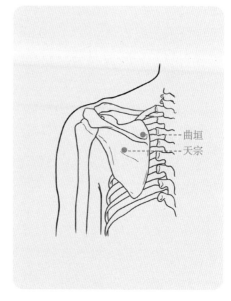

图 3-5-13　曲恒、天宗

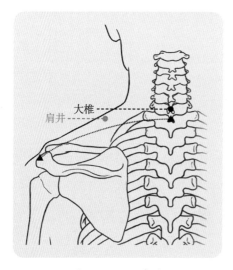

图 3-5-14　肩井

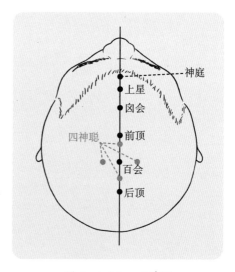

图 3-5-15　四神聪

右各定一点。

　　压痛点5：颈3~4棘突间定一点。

　　压痛点6、7：颈3~4棘突间左右旁开2.5cm±0.5cm的范围内各定一点。共7点。

2. 操作方法

　　患者体位同对照组，精神放松，自然呼吸，压痛点局部以乙醇常规消毒。选用直径为 0.60mm，长度为 40mm 的针刀，操作时各点均刀口线与颈椎纵轴平行。

压痛点 1、2：刀体与压痛点皮肤约成 30°，快速刺入直达骨面，纵向疏通剥离 2~3 刀，刀下有松动感后出针。

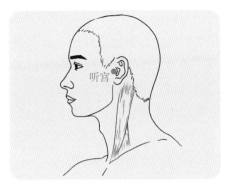

图 3-5-16　听宫

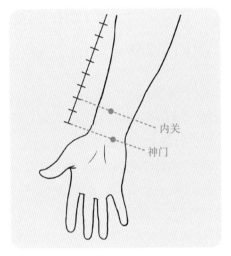

图 3-5-17　内关、神门

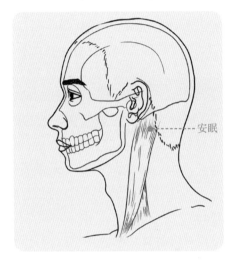

图 3-5-18　安眠

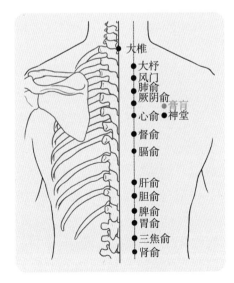

图 3-5-19　膏肓

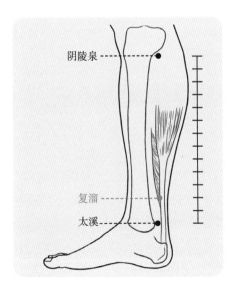

图 3-5-20　复溜

压痛点 3、4：刀体与颈 2 棘突外上侧骨缘垂直，快速刺入皮肤，直达颈 2 棘突外上侧骨缘骨面，纵向疏通剥离，刀下有松动感后出针。

压痛点 5：快速刺入皮肤，进针 1cm 左右，当针下有坚韧感、患者出现酸感时，提示此处为病变部位，纵向切割剥离 1~2 下；然后调整针体，沿棘突矢状面纵向剥离 1~2 下。

压痛点 6、7：刀体与关节突骨面垂直，快速刺入，直达颈椎关节突关节，纵向疏通剥离 1~2 刀。

1 周治疗 3 次。当上述治疗方法不理想（评分＜1 分）时，以颈椎或上胸椎的压痛点、结节或条索物、侧弯、旋转、结构畸形部位为进针点，施以小针刀松解、剥离。治疗后嘱患者绝对卧床休息，1~2 小时后可下床活动。一般放在最后治疗 1~3 次，2 次间隔时间为 1 周。

（三）穴位注射

操作方法：患者取俯卧位，胸前垫高，尽可能使颈部前屈，充分暴露颈椎棘突，用 0.55mm×40mm 针头 5ml 注射器抽取 2ml 0.9% 氯化钠注射液，2ml 多肽提取物，1ml 曲安奈德针剂，将其注射入颈后"竺氏点"。竺氏点体表定位：颈后中线上手能够触及的第一个棘突，左右各旁开约 25mm。解剖学定位：该点为颈 2 和颈 3 关节突关节囊部位。

将注射针头刺入"竺氏点"后，使针尖触及骨面，然后回抽，若无血性物质进入注射器，则缓慢进行推注药物，边推边询问患者情况。一旦患者诉有心慌、胸闷、呼吸困难等不适，立即停止推注药物。一般左右各注入 2.5ml 的混合液。治疗完毕后嘱患者卧床休息 20~30 分钟。一般 7 天注射 1 次。

（四）颈椎整脊治疗

采用龙氏正脊疗法治疗：患者仰卧位，采用推拿正骨和四步十法。

（1）放松手法：使患者颈椎软组织充分放松。

（2）正骨手法：利用"定点"的阻力和"动点"的动力，使关节在 2 个力的合力下瞬间复位。再根据病变部位和错位情况分别采用摇正法、推正法、搬正法及牵引下正骨等正骨十法。

（3）强壮手法：通过行气活血手法，调理软组织的平衡功能。

（4）痛区手法：关节复位后，在痛区局部施行放松手法。

手法治疗每天 1 次，每次 20~30 分钟。

（五）杵针疗法

杵针疗法是成都中医药大学附属医院著名老中医李仲愚主任医师继承家族十四代密传和发展的一门独特的中医治疗方法。该疗法使用一套专门的杵针工具，在中医学基础理论、经络学说以及家传特殊穴位的指导下，运用独特的行针布阵手法来治疗疾病。该法经李老六十余年临床精研和发展，最终形成独到的杵针疗法，目前已由李氏杵针流派第十五代传承人钟磊及第十六代主要传承人晋松建成国家中医药管理局李氏杵针流派传承工作室，进一步将杵针疗法发扬光大。杵针调治效果总结为一个"通"字，即气血通、经脉通，故可以起到调畅机体的作用。

1. 治疗原则

疏通经络，行气止痛。

2. 取穴方案

大椎八阵：八阵穴是以"八卦"相应的八方而定位的穴位。大椎八阵即是以大椎穴为中宫（中心），从大椎至左右旁开 3 寸处的距离作半径，画一个圆圈，把这个圆分为 8 个等分，按天、地、风、云、龙、虎、鸟、蛇与八卦对应的八方（北、南、东南、东北、西北、西南、西、东）构成外八阵穴；再将中宫至外八阵穴的距离 3 等分，画两个圆，各构成 8 个点，即是中八阵穴和内八阵穴。内、中、外八阵穴统称大椎八阵穴。河车脑椎段主要是指从脑户穴至大椎穴的连线。河车椎至段则包括从大椎穴到至阳穴的中线及其两旁的 3 条线，即脊柱旁开 0.5 寸的第一条线、脊柱旁开 1.5 寸的第二条线（该线与足太阳膀胱经在背部的第一条线相同）、脊柱旁开 3 寸的第三条线（该线与足太阳膀胱经在背部的第二条线相同）。

3. 操作方法

杵针的持杵方法有执笔式和直接式，而行杵（针）方法则又有寻按行杵法和指压行杵法。在持杵和行杵的基础上，常用点叩手法、升降手法、开阖手法、运转手法、分理手法。杵针手法以轻而快的手法为补法，重而慢的手法为泻法，轻重快慢适中的手法为平补平泻法。凡杵针手法应以杵针行杵得气为宜，即除酸、麻、胀等针感外，还会出现行杵刺激部位皮肤潮红、局部温热感及患者特有的轻松、怡悦、舒适的感觉。杵针治疗本病一般采用平补平泻法。

（六）穴位埋线疗法

埋线通常选用的夹脊穴周围组织中存在着许多神经末梢，且颈椎的脊神经后支及内侧支与颈椎夹脊穴之间距离最近，因此夹脊穴埋线可持续刺激深部神经末梢，促进血液循环，加强局部炎症的吸收，解除其对周围神经血管的压迫，从而取得较理想的治疗效果。治疗交感型颈椎病选用双侧颈 4~ 颈 7 夹脊穴和肩井穴，埋线深度为 1.0~1.5 寸。治疗 1 次后，颈部活动和强直即可明显改善，右侧肩部疼痛和右上肢麻木减轻。连续治疗 2 个疗程。具体操作方法同颈型颈椎病。

（七）超声引导下星状神经节阻滞

药物配制：1ml 2% 利多卡因 +1ml 0.9% 生理盐水 +1ml 倍他米松。

操作方法：患者平卧，常规消毒铺巾，将超声探头横向置于穿刺侧颈 6~7 椎水平扫查，确认颈动脉、椎前筋膜、颈长肌等重要解剖结构。选择可避开重要神经、血管及组织的入路，采用平面内进针，将针送入颈动脉稍后方、颈长肌表面，回抽注射器无血后向内注射 5ml 事先配置好的药物。全部药物注射完毕后，拔针，压迫止血，穿刺针拔出后观察 30 分钟，出现霍纳综合征（表现出瞳孔缩小、眼睑下垂、眼球内陷等症状）则为阻滞成功。

（八）推拿治疗

操作方法：以轻巧的一指禅推法或拇指弹拨法在颈前气管两侧循序推移，以刺激其深部的椎前肌群，并配合轻巧的颈部后伸运动，使痉挛的椎前肌群放松，以消除对交感神经的压迫刺激。对以慢性头痛、眼部不适为主要表现的患者，则以轻柔的一指禅推法自枕后沿足少阳胆经的路线推移至两颞部、前额部，以一指禅偏锋推法或大鱼际揉法反复刺激两眼眶内缘。若患者以类冠心病的症状为临床特点，则以轻柔的一指禅推法或拇指弹拨法沿前斜角肌、胸小肌推移到胸大肌及诸肋间隙，然后以掌擦法擦热左侧胸壁。

第六节　脊髓型颈椎病

脊髓型颈椎病是指由于颈椎间盘及颈椎小关节退变、椎体边缘骨赘形成等造成颈椎椎管占位，压迫颈脊髓或支配脊髓的血管，造成脊髓受压变性或（和）缺血而引起的脊髓传导功能障碍性疾病。该病是引起脊髓功能障碍最常见的原因，也是造成中老年人下肢痉挛性瘫痪的最主要原因。多数患者首先出现一侧或双侧下肢麻木、沉重感，随后逐渐出现行走困难，下肢各组肌肉发紧、抬步慢，不能快走，继而出现上下楼梯时需要借助上肢扶着扶手才能登上台阶，严重者步态不稳、行走困难。

一、概念

脊髓型颈椎病是由于颈椎椎体退化及相邻软组织的退变（如椎间盘突出、椎体后缘骨刺、后纵韧带骨化、黄韧带肥厚或钙化、椎管狭窄等）造成了对脊髓的直接压迫，加上剧烈的运动或长期的不良姿势等动态因素的影响，导致脊髓受压或脊髓缺血，继而出现脊髓的功能障碍，临床表现有四肢麻木无力、活动不灵、走路时有踩棉花的感觉等。

二、诊断要点

【临床表现】

（1）多数患者首先出现一侧或双侧下肢麻木、沉重感，随后逐渐出现行走困难，下肢各组肌肉发紧、抬步慢，不能快走。继而出现上下楼梯时需要借助上肢拉着扶手才能登上台阶。严重者步态不稳、行走困难。患者双脚有踩棉花感。有些患者起病隐匿，往往是自己想追赶即将驶离的公共汽车，却突然发现双腿不能快走。

（2）出现一侧或双侧上肢麻木、疼痛，双手无力、不灵活，写字、系扣、持筷等精细动作难以完成，持物易落。严重者甚至不能自己进食。

（3）躯干部出现感觉异常，患者常感觉在胸部、腹部或双下肢有如皮带样的捆绑感，称为"束带感"。同时，下肢可有烧灼感、冰凉感。

（4）部分患者出现膀胱和直肠功能障碍及性功能减退。病情进一步发展，患者须拄拐或借助他人搀扶才能行走，直至出现双下肢痉挛性瘫痪，卧床不起，生活不能自理。

【临床检查】

颈部多无体征。上肢或躯干部出现节段性分布的浅感觉障碍区，深感觉多正常，肌力下降，双手握力下降。四肢肌张力增高，可有折刀感；腱反射活跃或亢进；髌阵挛和踝阵挛阳性。病理反射阳性：如上肢霍夫曼征、罗索利莫征、下肢巴宾斯基征。浅反射如腹壁反射、提睾反射减弱或消失。如果上肢腱反射减弱或消失，提示病损在该神经节段水平。

【影像学表现】

（1）X线片：侧位片多显示颈椎生理弧度消失或变直，约80%以上病例于患节椎体前后缘骨赘形成，椎间隙变窄，相应平面的项韧带钙化等；椎管矢状径小，椎体与椎管矢状径之比多低于1∶0.75，绝对值多小于14mm，约半数患者矢状径小于12mm。

（2）CT检查：CT检查可以直接观察椎体后缘的骨赘、椎管矢状径的大小、后纵韧带骨化、黄韧带钙化、椎间盘的突出，以及致压物的位置是正中还是偏移。

（3）MRI检查：MRI检查可清晰地显示椎间盘、神经根、脊髓和黄韧带的图像。在T1加权图像上可以清楚地反映出蛛网膜下腔变窄、闭塞，脊髓受压、变形等。在T2加权图像上可清楚地辨明黄韧带的肥厚及骨质增生与蛛网膜下腔变化的区别。在横断面上对椎间盘突出及韧带肥厚程度的观察较CT成像更加令人满意，显示椎间盘从前方压迫硬膜囊，使硬膜囊呈局限性弧形后压切迹。在T1加权图像上，在硬膜囊中形成中等强度的团块。在T2加权图像中，由于脊髓受压出现的水肿、软化，髓内可呈现局限性信号增强区。横轴位T1加权图像上可以较好地显示侧隐窝、上关节突及椎间孔部位的神经根管的狭窄，较清楚地显示增生的小关节突及肥厚的黄韧带。

【诊断标准】

（1）临床上出现典型的颈脊髓损害的表现，以四肢运动障碍、感觉及反射异常为主。

（2）影像学检查所见有明确的脊髓受压征象，并与临床症状相应。

（3）排除肌萎缩侧索硬化症、椎管内占位、急性脊髓损伤、脊髓亚急性联合变性、脊髓空洞症、慢性多发性周围神经病等。

三、适用外治法

对于轻中度的脊髓型颈椎病，可采用射频热凝靶点治疗、经皮激光椎间盘减压术和显微外科手术，但可能会引起穿刺区短期疼痛及手术部位麻木等并发症。伴椎管狭窄及骨性压迫者为此类手术的禁忌证，且对患者身体健康状况要求较高。显微外科手术操作精细，创伤小，住院时间短，但适应证相对严格。

保守治疗属于早期干预脊髓型颈椎病最为经典、传统、首选的方案，主要包括中西医药物内服与外用、推拿按摩、针灸、针刀疗法、运动疗法、理疗、牵引、蜡疗，适用于脊髓型颈椎病的前、中期及不能耐受手术治疗和术后辅助治疗的患者、脊髓压迫不明显者。其优势是无创伤或微创，患者所承受痛苦少，医疗费用低，且易于推广和实施。药物、针灸、推拿、牵引等治疗措施在一定程度上可调整颈椎生物力学平衡以缓解其支配区肌肉、韧带的紧张状态，促进局部血运及血液循环流速，改善脊髓血供，减轻脊髓压力，修复脊髓功能，对颈部僵硬、疼痛症状的缓解及运动、感觉功能的恢复具有积极作用。

针灸在本病的治疗中具有独特优势，在督脉循行处的适当刺激可调整阴阳平衡与脏腑协调，松解肌肉痉挛，抑制交感神经兴奋，纠正自由基紊乱，促进血液循环，恢复神经功能，从而改善患者临床症状、延缓病情恶化。手法在脊髓型颈椎病的治疗中一直备受争议，近年来随着对手法治疗研究的不断深入，发现在各影像学检查支撑的基础上，谨慎、合理、安全的手法治疗可调整颈椎"筋－骨－肌肉"体系的平衡，改善脊髓缺血状态，减轻脊髓的压迫，从而达到治疗目的。目前，众多医家强调诊疗要根据患者的病情变化，选用2种或2种以上的综合方法以加强疗效，克服单一手段的不足。

四、治疗难点

1. 起病隐匿

脊髓型颈椎病是非创伤性脊髓损伤最常见的原因。起病多隐匿，早期可主要表现为颈椎病的一般症状，如颈痛、颈部活动受限等。患者此时的神经学改变较轻微，因而易被忽视。例如，由于下肢近端肌无力及本体感觉减退所致的轻微平衡障碍或僵硬/痉挛性步态异常多为首发神经损伤症状，患者可仅表现为爬楼时困难需要借助扶手或助行器，易被误认为是年老所致而误诊；或者其手部感觉呈手套状麻木或减退障碍，易与糖尿病或并存的外周神经病变相混淆等。因此，当患者表现出行走困难、痉挛性步态不稳时，即应疑为脊髓型颈椎病压迫皮质脊髓束所致。若同时伴有上肢症状，如无力、麻木或手灵活性下降、丧失精细动作能力，无法完成需协调动作的任务如写字、系纽扣或拉拉链时，则脊髓型颈椎病可疑度将明显加大。此时患者可表现为特征性"脊髓病手"，即手的尺侧 2~3 指内收与伸展功能障碍，致无法快速行手的伸握动作，当保持掌指关节和指间关节伸直超过 1 分钟时，尺侧手指将不自觉地转为屈曲外展位。此外，少数严重患者还可影响二便控制功能，出现尿急、尿频或尿迟疑等症状。若临床医师对病情进展和变化缺乏正确认识，治疗策略的选择存在盲目性，有时容易造成患者失去合适的治疗时机，从而影响疾病预后。

2. 病情进展缓慢，易忽视

脊髓型颈椎病一度被认为属于一种相对良性的病种，即发病后病情可能维持长期稳定。然而越来越多的证据显示，脊髓型颈椎病实为进展性疾患，若不进行有效干预，患者的神经功能障碍将越来越明显，最终可表现为严重的四肢感觉运动和 / 或二便障碍，乃至丧失自理能力。疾病的自然进程表现形式多样，大致可分为 3 种主要模式：约 70%~75% 患者表现为阶梯式恶化的进程，即缓慢起病，阶段性恶化，其间间隔以可持续数年的相对静止期；20% 呈缓慢持续进展型；5% 呈急性起病，快速恶化型。因此，早诊断、早干预对于脊髓型颈椎病患者缓解症状、消减残疾和功能损害的程度等方面尤为重要。

3. 手术率高，保守治疗机会少，术后治疗多

颈椎手术风险较高，难度也相对较大，手术失误可能造成患者高位截瘫，甚至危及生命。根据脊髓型颈椎病的自然病史，神经损坏的进程可通过手术干预而停止，但是一旦脊髓损伤达到不可逆的程度，即使去除压迫，脊髓功能也不会得到改善或恢复。需要强调的是，很多患者起病后临床症状或体征并不是短时间就恶化达到不可逆的程度。大部分患者病史的发展是一个逐步恶化的过程。但目前多数脊髓型颈椎病患者一经确诊就选择各种微创治疗或开放手术治疗，较少能够坚持积极的保守治疗，临床选择接受中医外治法治疗该病的患者相对较少。保守治疗可改善脊髓血供、减轻脊髓压迫症状，但较难以坚持较长的治疗过程以有效控制脊髓型颈椎病病情发展。多数病例都是术后遗留各种症状或后遗症的患者，往往治疗时间更长，病因也更复杂。

4. 临床辨证很难统一

中医药治疗作为一种重要的脊髓型颈椎病保守治疗方法，在促进脊

髓型颈椎病患者康复和提高患者生活质量等方面具有较高的临床价值。中医药治疗手段多种多样，包括针灸、推拿、中药及综合治疗等方法，能够满足大多数患者的治疗要求；其次，目前大量的中医药临床研究表明中医药在脊髓型颈椎病的治疗中具有较好的疗效。然而，由于中医学中并无"脊髓型颈椎病"病名的记载，加之该病临床表现复杂多样，致使多数中医学者在对本病中医病名、病机、病位等方面的认识存在一定的分歧。

因此，对于脊髓型颈椎病患者应严格掌握中医外治法治疗的适应证，避免出现病情加重或瘫痪等不良事件。

五、外治法特色治疗方案

（一）针灸治疗

针灸治疗脊髓型颈椎病多选取督脉、足太阳膀胱经、手足阳明经以及循行过肩的经脉。

1. 治疗原则

舒经通络。经络瘀阻者散寒止痛、疏通经络，气滞血瘀者活血化瘀，肝肾亏虚者填精益髓，气血不足者补中益气。

2. 选穴方案

取穴：颈夹脊穴、肩贞、曲池、手三里、外关、阳陵泉、足三里、悬钟、昆仑

随证加减配穴：经络瘀阻加局部阿是穴，气滞血瘀加血海、膈俞，肝肾亏虚加肝俞、肾俞、太溪，气血不足加关元、气海、脾俞。

若患者伴有颈项强痛或颈项及肩背不适，可加颈百劳、肩井、天宗；患者小便频数，可加中极、膀胱俞、阴陵泉；大便次数增多，可加天枢、上巨虚；患者手部感觉障碍，可加八邪、十宣、后溪。（图3-6-1~图3-6-17）

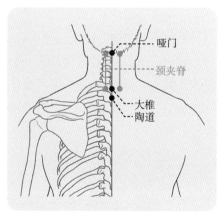

图 3-6-1　颈夹脊

哑门
颈夹脊
大椎
陶道

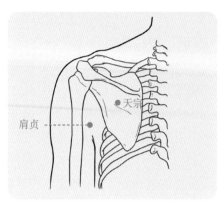

图 3-6-2 肩贞、天宗

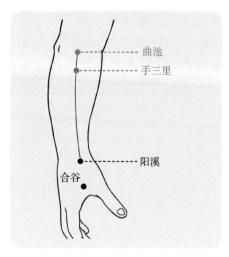

图 3-6-3 曲池、手三里

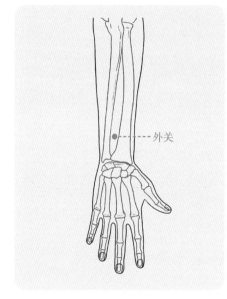

图 3-6-4 外关

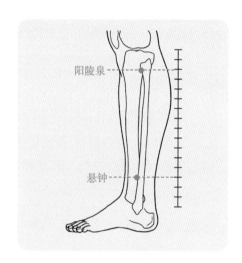

图 3-6-5 阳陵泉、悬钟

3. 操作方法

选用一次性不锈钢毫针进行针刺，施以平补平泻手法，得气后在颈夹脊穴上通以电针仪，输以疏密波，电流大小以患者能耐受为度，留针 20 分钟。每天 1 次，5 次为 1 个疗程，间隔 2 天后开始下 1 个疗程，共治疗 4 个疗程。

（二）针刀治疗

操作方法：患者取俯卧低头位，双上肢平放于身体两侧，常规消毒后用 1% 利多卡因局部浸润麻醉。松解后枕部时，在上项线水平以枕外隆凸为

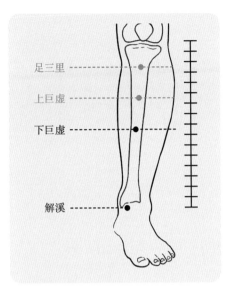

图 3-6-6 足三里、上巨虚

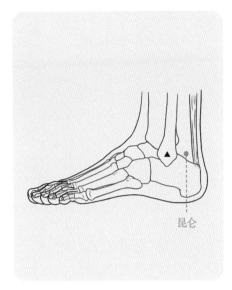

图 3-6-7 昆仑

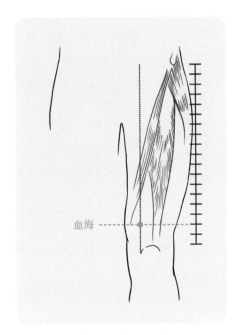

图 3-6-8 血海

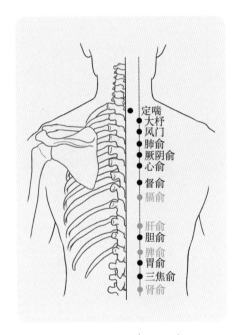

图 3-6-9 膈俞、肝俞、
脾俞、肾俞

中心分别向两侧旁开 2.5cm、5cm 处定点，针刀与枕骨骨面垂直，刀口线与脊柱纵轴平行，达骨面后纵疏横剥 3 刀，再调转刀口线铲剥 3 刀。松解棘突及关节囊时，从颈 2~ 颈 7 棘突顶点及棘间分别向两侧旁开 2cm 定点，针刀体向头侧倾斜 45°，刀口线与脊柱纵轴平行，直达骨面，纵疏横剥 3 刀，

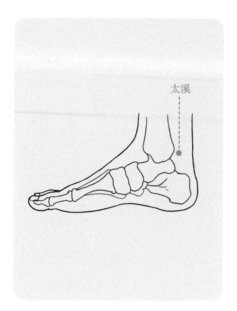

图 3-6-10 太溪

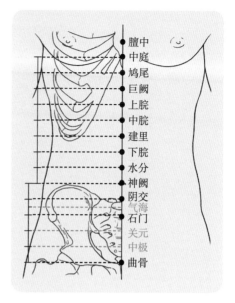

图 3-6-11 气海、关元、中极

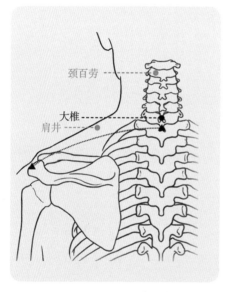

图 3-6-12 颈百劳、肩井

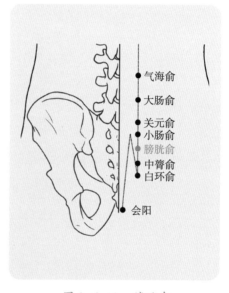

图 3-6-13 膀胱俞

然后将针刀体向脚侧倾斜，与棘突走形一致，调转刀口线，沿棘突上缘及关节囊提插切割 3 刀，深度不超过 0.5cm。横突后结节及肩胛骨内上角均做双侧松解，首先摸清骨突，以手指压住，刀口线与颈部纵轴一致刺入皮肤，缓慢到达骨面，贴骨面铲剥 3 刀，范围不超过 0.5cm。上述方法，每次选 10~12 个治疗点，每个点只做 1 次针刀松解，每周 1 次，连续治疗 3 次。

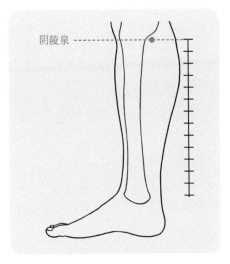

图 3-6-14　阴陵泉

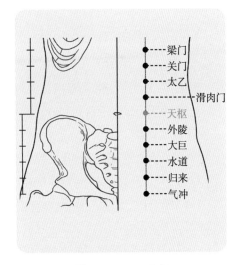

图 3-6-15　天枢

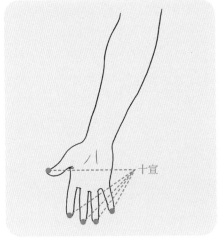

图 3-6-16　十宣

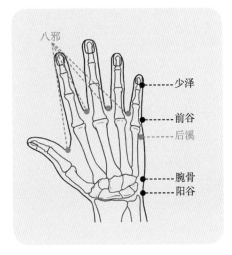

图 3-6-17　八邪、后溪

（三）脊柱推拿治疗

　　早期脊髓型颈椎病脊髓压迫程度较低，通过颈椎拔伸手法可缓解症状。医生用双手拇指螺纹面分别抵在患者枕骨下方两处风池穴，两掌分别放置于患者两侧下颌部来保持稳定，两小臂置于患者两侧肩上部的肩井穴内侧，此时拇指向上用力，两手掌向上托起，前臂则向肩部向下用力，以缓慢速度拔伸颈部。本法能有效扩大颈椎间孔间隙，回缩突出的椎间盘，减轻其对硬脊膜、脊髓及椎动脉、神经根的刺激和压迫。

（四）杵针治疗

操作方法：选用一套完整的杵针（即七曜混元杵、五星三台杵、金刚杵、奎星笔），以大椎八阵穴、河车脑椎段、河车椎至段为主穴。

（1）使用五星三台杵的五星针头在大椎八阵穴处做点叩手法 5 分钟，皮肤红热为适度。

（2）使用奎星笔在大椎八阵穴处行点叩手法 5 分钟。

（3）使用七曜混元杵的杵柄在大椎八阵穴处做太极运转手法 5 分钟。

（4）使用五星三台杵的五星针头沿河车脑椎段、河车椎至段 7 条线做点叩手法 5 分钟。

（5）使用七曜混元杵沿河车椎至段、河车脑椎段 7 条线做分理手法 5 分钟。

（6）使用七曜混元杵的七星针沿河车脑椎段、河车椎至段 7 条线做分理手法 5 分钟。

（7）使用奎星笔沿河车脑椎段、河车椎至段 7 条线做升降手法 5 分钟。

（8）使用奎星笔分别在风府穴、头维穴、肩井穴、风池穴行点叩手法和开阖手法各 5 分钟。

每次手法操作 30 分钟，每日 1 次，3 次为 1 个疗程，连续治疗 3 个疗程。

（五）穴位注射治疗

操作方法：用一次性使用 5ml 注射器抽取灯盏细辛注射液 2ml，0.9%氯化钠注射液 2ml，混合均匀后备用。患者取坐位，低头，尽量暴露项部。每次治疗选取一对相应病变阶段的颈夹脊穴，穴位及穴位周围常规碘伏消毒，针头快速刺入所选穴位，深度约 1 寸，得气后回抽，确定无回血，每个穴位缓慢推入药液约 2ml，退针后以无菌干棉球按压。每日治疗 1 次，以 1 周为 1 个疗程，连续治疗 2 个疗程。

第四章　颈椎软组织损伤外治法治疗

第一节　落枕

一、概念

落枕，亦称为"失枕"，是一种以颈项强痛，活动受限为主要表现的常见病，以春冬季多见，其发病特点为入睡前无任何症状，晨起后自觉项背部酸痛，活动受限。轻者无须治疗，几日内可自行痊愈，重者可迁延数日不愈，给患者带来病痛，严重影响患者的日常工作与生活。且迁延不愈超过 3 个月即会转为慢性颈痛。"落枕"为中医学病名，在西医学方面属于"急性颈痛"范畴，根据疼痛研究国际协会的标准，病程 < 7 天为急性期颈痛。虽然急性颈痛的相关流行病学研究较少，但是其对患者造成的痛苦不容小觑。

二、诊断要点

[临床症状] 急性起病，睡眠后一侧颈部出现疼痛、酸胀，可向上肢或背部放射，活动不利，活动时患侧疼痛加剧，严重者使头部歪向患侧；或有疲劳受寒史，晨起方觉颈项僵痛，左右活动不利，颈部常歪向患侧，处于强迫体位，转头时常与上半身同时转动。其转动受限程度较重，但病程较短。大多初次发作。

[体征] 患侧常有颈肌痉挛，胸锁乳突肌、斜方肌、大小菱形肌及肩胛提肌等处有压痛，在肌肉紧张处可触及肿块和条索状的改变。

如多次反复发作，应检查排除颈型颈椎病及外伤所致的颈项部肌肉损伤，颈项部肿瘤、结核等后诊断。

三、辨证分型

中医学对本病认识较早，起初本病叫做"失枕"，源于《素问·骨空论篇》："失枕在肩上横骨间，折使瑜臂齐肘正，灸脊中"，《素问·至真要大论篇》："诸痓项强，皆属于湿""湿淫所胜……病冲头涌，目似脱，项似拔"，《素问·痹论篇》亦有"风寒湿二气杂至，合而为痹也。其风气胜者为行痹，寒气胜者为痛痹，湿气胜者为着痹"的论述。《伤科汇纂·旋台骨》论"有因挫闪及失枕而颈强痛者"，《证治准绳·杂病》认为"颈痛非风邪，既是气搓，亦有落枕而痛者"。中医学认为落枕的病因病机主要有三个方面：一是睡姿不良，伤其颈筋；二是风寒侵淫；三是肝肾亏虚，复感外邪。但目前中医对本病尚无统一的辨证分型，一般参考颈椎病。

四、治疗难点

1. 发病急，疼痛明显

本病多伴有颈椎的活动受限，所以患者多数起病急，疼痛明显，对治疗方法要求较高。

2. 治疗方法种类多，适应证较难把握

目前采用中医治疗落枕的临床方法多种多样，有单穴针刺疗法、多穴针刺疗法、针刺配合其他疗法（包括推拿、拔罐、刮痧、中药汤剂、灸法）、其他针法、推拿手法、中药汤剂配合其他疗法、灸法、火罐法等，这些治疗方法都取得了较好的临床疗效。但如何将上述中西医各类外治方法组合形成最佳的治疗方案，整体改善患者短期和长期症状，在临床应用中存在一定的困难。部分外治法如激光治疗、经皮神经电刺激、胸椎手法整复、颈椎牵引等方法对急性颈项部疼痛效果并不明显，故其在本病的治疗中具体作用尚不明确。

3. 容易反复发作

落枕发病群体以中青年为主，患者多数伴有长期姿势不良或小关节紊乱等，单纯控制或改善症状后，大多不会再继续针对性治疗。因此本病后期的患者依从性较差，并不能较好地坚持康复治疗，所以本病往往反复发作，甚至发展成为神经根型颈椎病、脊髓型颈椎病等。

五、外治法特色治疗方案

（一）推拿和走罐治疗

操作方法：患者取正坐位，医者用推、揉拨、点压等手法，反复在患

者痉挛的肌肉上施术 10~15 分钟，以放松肌肉。在患者颈部痉挛的肌群和痛点处抹上按摩油或其他润滑油，拔罐后，沿着痉挛的肌群反复滑动，此时皮肤会出现红色斑点，甚至出现紫色斑点，这就是所谓"出痧"，操作时间 3~4 分钟。

（二）中药封包治疗

中药封包药物组成：麻黄 50 克，桂枝 50 克，羌活 50 克，吴茱萸 50 克，小茴香 50 克，乳香 50 克，透骨草 50 克，粗盐 100 克。

操作方法：将上述药物混合装于 20cm×30cm 的纯棉布袋内，将口封严后放入微波炉内高火加热 2 分钟后用大毛巾包裹（温度 60~70℃）。患者俯卧，暴露颈肩部，用加热后的中药封包敷于疼痛部位，从患侧颈部缓慢向肩部、上臂处推熨。中药封包温度高时，用力要轻，速度可稍快；随着药袋温度的降低，可适当增加力度，同时减慢速度，待温度适宜时敷于患侧颈肩部；当药包温度变冷时再次加热药包，重复上述操作。

中药封包的温度以患者局部有温热感而不烫伤皮肤为标准，严防烫伤。每天治疗 1 次，每次持续时间为 30 分钟，连续治疗 3 天。

（三）针灸治疗

1. 选穴方案

后溪、外劳宫、悬钟（图 4-1-1、图 4-1-2）

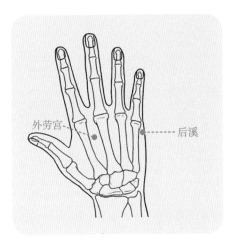

图 4-1-1　后溪、外劳宫

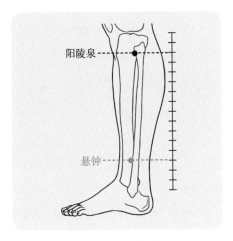

图 4-1-2　悬钟

2. 操作方法

针刺患侧的后溪穴，用 1.5~2 寸的不锈钢针，选定穴位后，消毒。取徐疾泻法，将针疾速刺入穴位 0.5~1 寸，得气后，行捻转泻法，留针 30 分钟，每隔 10 分钟行捻转泻法 1 次，然后将针徐徐起出。在留针过程中，让患者活动颈部，一般轻者 1 次治愈，重者 5 次。

后溪为手太阳小肠经输穴，《难经·六十八难》有云"输主体重节痛"，《针灸大成·脏腑井荥输经合主治》记载"体重节痛刺后溪"，针刺后溪穴可以缓解落枕引起的急性颈部疼痛症状。后溪亦是八脉交会穴之一，通于督脉，可起到疏通督脉经气的作用，督脉又为阳脉之海，故针刺后溪穴可以疏通项背部经气，宣通气血，解痉镇痛。外劳宫属于经外奇穴，亦是治疗落枕的经验要穴，故又名落枕穴，具有特殊的治疗作用，对落枕和颈椎病等颈项部疾病具有独特疗效。针刺外劳宫治疗落枕有显著的活血通络，祛风止痛作用，结合泻法行针并配合运动疗法可明显提高针刺疗效。悬钟又名绝骨，是足少阳胆经腧穴，亦是八会穴之一，髓会绝骨。取绝骨穴治疗落枕为上病下治的循经取穴方法，可疏调少阳之气，根据"通则不痛"的理论治以理气活血、消瘀化滞、解痉镇痛，从而达到治愈落枕的疗效。

（四）董氏奇穴针刺

1. 选穴方案

取穴：董氏奇穴重子（阴掌虎口下 1 寸处）、重仙（阴掌虎口下 2 寸处）（图 4-1-3~4-1-5）

配穴：后溪，束骨。

2. 操作方法

患者取坐于舒适体位，将上肢置于适当位置，暴露皮肤，并常规消毒。取 0.35mm×40mm 的不锈钢毫针刺入重子、重仙穴酌情配后溪穴或束骨穴。进针后捻动毫针，得气后嘱患者活动颈部，并做前屈后伸侧屈左右旋转活动。留针 30 分钟，每 10 分钟行针 1 次。

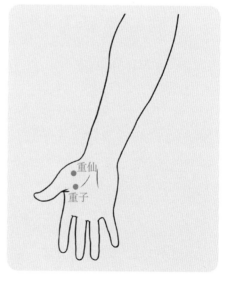

图 4-1-3　重子、重仙

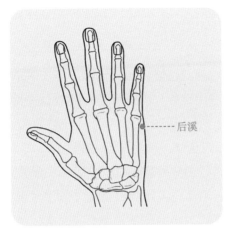

图 4-1-4 后溪

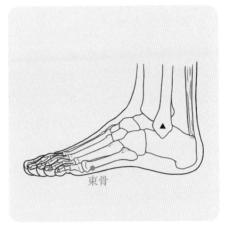

图 4-1-5 束骨

（五）阿是穴动刺疗法

1. 选穴方案

阿是穴

2. 操作方法

先让患者做颈部的活动，找到痛点并保持该姿势。然后在该处采用0.38mm×40mm 毫针进针，针刺手法采用平补平泻法（毫针刺入穴位后，待针下有沉紧感，再均匀地进行提插或捻转手法），或用恢刺法（如果痛点是在肌腱处，毫针刺入穴位后，待针下有沉紧感，再让患者活动肌肉，同时进行提插或捻转手法，多方向刺激肌腱），或关刺法（如果在关节附近，毫针刺入穴位后，待针下有沉紧感，再深刺直至于筋，均匀地进行提插或捻转手法，但要避免出血）。刺激强度均以患者能耐受为度，完成手法后即出针。让患者重新活动，找出最疼痛的痛点和动作姿势，再重复进行上述针刺方法，直到疼痛消失或缓解为止。每日治疗 1 次，3 次为 1 个疗程。

（六）推拿手法治疗

1. 选穴方案

取穴：落枕穴、扭伤穴、闪腰穴

落枕穴位于手背第二、三掌骨间的掌指关节后 0.5 寸处；扭伤穴位于阳池至曲池连线上 1/4 处；闪腰穴位于桡骨茎突至肱骨外上髁连线上 1/4 处。

2. 操作方法

（1）失枕型

本型多因睡眠时枕头过高、过低、过硬或睡姿不良，使颈部肌肉长时间受到牵拉，处于过度紧张状态而发生静力性损伤。以累及一侧软组织为主。症见睡醒后出现颈项疼痛，头歪向患侧，活动不利，尤以旋转后顾为甚，疼痛可向肩背、肩胛区放射，颈部肌肉压痛，触之如条状或块状。

操作：先在患侧肩井穴附近寻找压痛点，使用拿法或拇指揉法 3 分钟，配合患肢的摆动。然后站在患者的背后，用两肘尖捣双侧肩井穴 30 次。继用双手压住患者头部缓缓地左右转动 10 次，再向胸前突然轻按一下。最后双手拍双侧肩井穴 10 次，再循其背脊俞穴推至上腰部。上法共施术 10 分钟。

（2）扭伤型

本型多因颈部突然扭转或肩扛重物，致使颈部部分肌肉扭伤，发生痉挛和肿胀所致。患者多有急性损伤史，症见伤后颈部疼痛，有负重感，疼痛可向肩背部放射，颈部活动受限，在痛处可摸到肌肉痉挛，局部有轻度肿胀与压痛。

操作：先用轻柔的擦法、鱼际揉法在患侧颈项及肩背部治疗，同时配合轻缓的头部前屈后伸及左右旋转活动。在患者肌肉放松的情况下，施以摇法 3~5 次，后用颈椎旋转扳法。最后按拿风池、风府、肩井、天宗等穴，手法由轻到重。上法施术约 20 分钟，当日治疗 2 次。

（3）颈椎紊乱型

本型患者多因姿势不良或突然改变体位引起小关节的解剖位置的改变，引起滑膜嵌顿，从而破坏颈椎的力平衡和运动的协调性，反射性地引起肌肉痉挛，肌肉痉挛进一步又加重了关节的紊乱。临床上尤以颈 4~6 关节紊乱为多见。患者有颈部长期固定姿势的劳损史，或过度活动的外伤史，起病较急，症见颈部僵硬，发胀疼痛，转侧不利，部分患者伴有头晕、后枕及肩背部牵拉痛或不适、一处或多处单侧的棘旁压痛。X 线片多见颈椎向患侧凸，棘突偏离中线，生理曲线变小或消失。

操作：先在患者的两侧肩井穴附近寻找压痛点，用一指禅推 3 分钟，再点按患侧天宗穴 3 分钟。在患者充分放松的情况下行整骨手法以纠正关节紊乱，有两种手法，一种是仰头扳正法，适用于颈 4 以上关节紊乱；另一种是低头扳正法，适用于颈 4~ 胸 1 关节紊乱。①仰头扳正法：患者仰卧，医者一手托其枕部，拇指、食指分别卡住双侧风池穴，一手扶其下颌，缓缓沿脊柱纵轴方向牵引；嘱患者放松肌肉，拉起下颌，让患者头向后仰；双手向相反方向扳动，到最大限度后，突然稍加有限度的闪动力，多可听到关节复位时的弹响声。一般先扳动健侧，再扳动患侧为好。②低头扳正法：患者仰卧，医者一手托其枕部，一手扶其下颌，缓缓牵引；嘱患者放松，托起枕部，让患者头前屈约30°；双手向相反的方向扳动，到最大限度后，突然稍加有限度的闪动力，听到弹响声即告成功。整骨后，患者多感颈部转动灵活，疼痛消失。

第二节　颈背肌筋膜炎

一、概念

颈背肌筋膜炎又称项背肌纤维炎、颈背筋膜疼痛综合征、肌筋膜炎、肌肉风湿病，是临床常见疾病，多发于中老年。但是由于现代人手机电脑使用的增加及长期处于空调环境中，发病的年龄有年轻化的趋势。本病主要病因为患者偶然的颈背部肌肉拉伤没有得到应有的治疗，或者因为生活工作的习惯，总是处于一定的姿势，导致背后的背阔肌、斜方肌、竖脊肌、肩胛提肌等肌群被牵拉的时间过长，造成该肌群的肌肉及筋膜组织发生无菌性炎症，从而导致组织液的外渗，甚至有可能在局部的疼痛部位出现水肿的现象；而肌肉因为长时间得不到修复改善，就会慢慢出现肌肉粘连现象。

本病属于中医学"骨筋痹"范畴，常常因为风、寒、湿等邪气闭阻经络、外伤劳损、气滞血瘀等因素造成筋脉闭阻，气血运行失常。正虚卫外不固为内因，感受外邪为外因，导致的筋脉失养是病机根本。

二、诊断要点

颈背肌筋膜炎的临床表现为肩胛部、项部肌肉酸痛，有不同程度的功能障碍、肌肉板滞，存在明显压痛，能摸到明显的结节。夜间因为活动量降低导致气血循环功能下降，会有疼痛加重的现象，在大风、雨雪天时可能会加重，工作或者保持某一姿势时间过长后也可使症状加重。诊断依据主要包括：有外伤后治疗不当、劳损或外感风寒等病史；多发于中老年人，尤以体力劳动者多见；颈项部酸痛，肌肉僵硬、板紧，有沉重感，疼痛常与天气变化有关，阴雨天和劳累后可使症状加重；颈部有固定压痛点或压痛较为广泛，颈部肌肉僵硬，沿竖脊肌行走方向常可触到条索状的改变，颈部功能活动大多正常。

三、辨证分型

《中医病症诊疗标准与方剂选用》将本病分为以下 3 种证候。

（1）风寒湿邪：背痛板滞，后项、肩部牵拉性疼痛，甚者痛引上臂，伴恶寒怕冷；舌淡苔白，脉弦紧。

（2）气血凝滞：晨起背部板硬刺痛，活动后减轻；舌暗苔少，脉涩。

（3）气血亏虚：肩背隐痛，时轻时重，劳累后疼痛加剧，休息后缓解；舌淡苔少，脉细弱。

四、治疗难点

1. 消炎镇痛类药物不良反应大，效果不理想

西医对本病的治疗以口服或注射非甾体消炎镇痛类药物或糖皮质激素等为主，但上述方法只能短期缓解患者的痛苦，无法彻底解决问题，治疗后痛感依旧。还有部分患者采用长期口服西药来控制颈背部疼痛，但是口服西药的不良反应大，效果也不太理想，并且大部分的西药对于肠胃的刺激性很强，不是长期治疗的首选方法。

2. 受损的部位容易反复加重

西医学认为，颈背肌筋膜炎是由于长期的伏案工作或者长时间保持某种坐姿导致上背部的肌肉筋膜反复受到牵拉而得不到应有的恢复，或者偶然的拉伤，加之寒冷刺激或者长时间的处于寒凉的环境中，导致局部的筋膜发生增厚、缺血、粘连等病理变化。该病症多数是由于急性损伤后或者长期的劳损导致肌纤维受损，组织液渗出，局部的物质循环能力受到影响，进而神经受到影响，从而出现疼痛的症状。不正常的作息、生活环境因素、得不到足够的锻炼均可使该症状反复出现。

五、外治法特色治疗方案

（一）针刺治疗

1. 选穴方案

靳三针疗法中颈三针、背三针共 5 个穴位（天柱、颈百劳、大杼、风门、肺俞）（图 4-2-1、图 4-2-2）

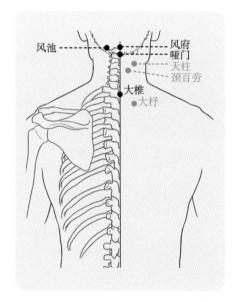

图 4-2-1　天柱、颈百劳、大杼

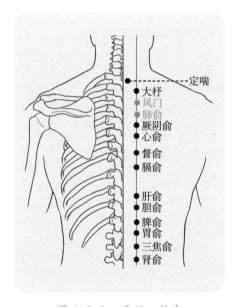

图 4-2-2　风门、肺俞

2. 操作方法

皮肤常规消毒，用 2 寸毫针。天柱、百劳、大杼用直刺法，风门、肺俞用斜刺法，均可刺入 1~1.5 寸。进针后行小幅度捻转手法至局部有酸麻胀感，留针 20 分钟，每 10 分钟行捻转手法 1 次。治疗 1 次 / 天，5 次 / 周，1 周为 1 个疗程。

注意事项：针刺背部穴位时注意针刺角度、方向和深度，防止伤及内脏。

说明：颈三针、背三针治疗颈肌筋膜炎，选用的是对颈椎、背部有特异作用的天柱、百劳、大杼、风门、肺俞 5 个穴位。天柱位于颈椎上端，《针灸甲乙经》用其治"项似拔""项直不可以顾""痛欲折"等，包括了颈肌筋膜炎的常见症状。颈百劳乃经外奇穴，善治各种原因所致的虚劳损伤，与天柱穴相配，共同起到补气血、正筋骨的作用。大杼为八会穴之一的骨会，又为足太阳与手太阳经交会之处，刺之能疏通太阳经脉之气血。风门为足太阳与督脉的交会穴，为风邪侵入机体之门户，是治疗风邪为病的主要穴位。肺俞为肺脏精气及手太阴肺经经脉之气输注于背部之处，针之有补益肺气、宣肺通窍、疏风解表的功能。5 穴并用，针对此病病机，起到了通调督脉、祛风散寒、补益肺肾之作用，故能起效快，疗效佳。

（二）推拿治疗

1. 常规推拿治疗

（1）患者取俯卧位，医者立于患者一侧，按压患者颈肩部，放松颈肩部肌肉。利用大拇指按压天宗穴、风池穴、肩井穴，根据患者耐受情况控制按压力度，持续按压 5 分钟左右。

（2）患者取坐位，医者立于患者身后，双手行揉、㨰手法放松双侧背阔肌、斜方肌，再采用按、揉手法放松胸锁乳突肌，持续 5 分钟左右，以透热为宜。

（3）一手放于患者下颌处，另一手扶于枕部，呈 15° 向斜上方施力，反复 2 次。

（4）嘱咐患者缓慢进行头部左右旋转、前伸、后仰运动，并利用左右手互捏肩部，放松颈肩部肌肉，每天 15~20 次。

2. 擦法推拿治疗

患者俯卧位，用按法、揉法等在竖脊肌及肩颈部肩胛提肌、斜方肌处顺序往返 5~10 分钟；用一手的拇指于沿着垂直于竖脊肌、斜方肌等肌肉纤维的方向慢慢弹拨，来回往返 2~3 次，以患者能够接受的力度进行治疗。再以掌揉法让其放松肌肉。最后用大鱼际擦法贴合紧张的区域反复快速摆动，产生热力，充分解除周围肌肉群的痉挛。

（三）走罐治疗

操作方法：在患者背部涂抹凡士林，用擦法在两侧竖脊肌及两侧肩胛提肌上施术，以施术部位透热为度，持续 8~10 分钟；再涂上凡士林，用大号或者中号的火罐在患者背部走罐 10~20 遍，以皮肤紫红、不再出现痧点为度。操作时速度由慢到快，用力不宜过大，以患者耐受为主，往返用力应均匀。

走罐结束后，用干棉球将患者身上的凡士林擦净，在两侧的竖脊肌上实施推法放松肌肉，后即可结束治疗。2 周治疗 1 次。

（四）针刀治疗

1. 病灶点的操作

患者取俯卧位，两手交叉放于额头，暴露出颈背部。先找到压痛点，用手细心触摸辨别，若有明显结节状或条索状感，则定为"病灶点"，即为针刀松解点，并用记号笔标上。一般每次根据病情选 6~8 个点左右，选点不宜过多。皮肤常规消毒，铺无菌巾，医者戴无菌手套。进针前左手拇指再次进行判断病灶点的位置和深浅，并用指尖固定，右手持针刀沿左手拇指尖快速垂直进针，到病灶点时可有明显阻力，有些点其下为骨面，可直接刺过病灶点，达骨面之后再稍稍提起，行"十"字切刺；若有些点其下没有十足把握，便可浅刺到病灶点，切刺几下即可；有些点如肩井穴处可用左手拇指、食指夹住提起斜方肌再刺，这样可减少不必要的危险。切刺完后可留针再出针，可增强针感，出针后若有出血点可适当按压止血。

2. 肌肉起止点的操作

患者取俯卧位或坐位，取坐位时头稍向前倾，暴露治疗部位，双臂自然下垂置于身体两侧，按压局部选痛点、结节或条索处。常规消毒，选用 0.5mm 超微针刀，双手或单手进针，针尖避开周围大血管和神经，朝向受累肌肉的起点、止点或肌腹结节、条索处。到达病灶后，依靠一手小鱼际支撑固定深度，拇指、食指固定针身，另一手拇指、食指持针柄，通过纵行、横向切割摆动等手法进行切开剥离粘连、结节及条索硬块。出针后用无菌棉球按压 1~2 分钟即可，如出血较多，可适当延长按压时间，止血后贴上无菌输液贴。嘱患者 24 小时内进针处不与水及不洁物接触。

（五）董氏奇穴针刺治疗

1. 选穴方案

正筋、正宗、正士、搏球

（1）正筋穴：位于足后跟筋中央距足底 3.5 寸（亦即昆仑穴与太溪穴之间的跟腱上）。主治脊柱骨闪痛、腰脊椎痛、颈项筋痛及扭转不灵、脑骨胀大、脑积水。针刺 0.5~0.8 寸（针透过筋效力尤佳）。

（2）正宗穴：在正筋穴上2寸处。主治和针刺深度同上。

（3）正士穴：在位于足后跟筋正中央，正宗穴上2寸处。主治肩背痛、腰痛、坐骨神经痛。针刺0.5~1寸。

（4）搏球穴：位于正士穴上2.5寸，即足太阳膀胱经承山穴下1.5寸。主治腿转筋、霍乱、腰酸背痛、鼻出血。针刺1~2寸。（图4-2-3）

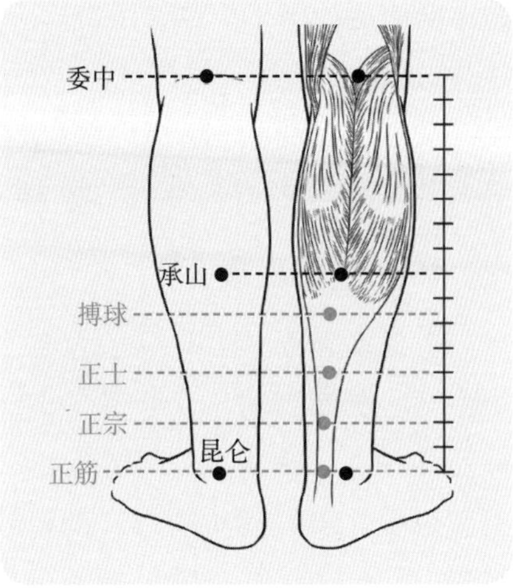

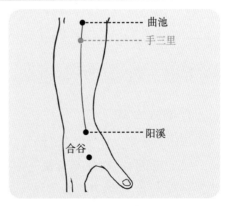

图4-2-3　正筋、正宗、正士、搏球

2.操作方法

患者取坐位，年老体弱者取侧卧位或俯卧位，垫高双足，皮肤常规消毒。选0.25mm×50mm毫针，选正筋、正宗、搏球、正士中任意2个穴位用"倒马针法"，或3穴连用成"大倒马针法"。针刺以透筋为度，得气后行"动气针法"，即嘱患者同时做颈肩部活动，当病痛等症状减轻时，就表示针穴与患处之气已相引，起到了疏导和平衡的作用，停止行针并留针30分钟。对病程较久者中间须"动气针法"行针数次。每日1次，6天为1个疗程。

说明：倒马针法是董氏奇穴的一种特殊针法，具体操作是先在某一穴上施针（如内关），然后取同经临近穴位（如间使穴或大陵穴）再刺一针，这样就形成了所谓的倒马针法，如上述正筋穴可与正宗穴成倒马，或正筋穴、正宗穴、正士穴成大倒马，对治疗颈背痛有特效。

（六）热敏灸治疗

1.选穴方案

热敏化穴位探查：多出现在局部阿是穴、颈胸部夹脊穴、手三里、阳陵泉、至阳、肺俞等。（图4-2-4~图4-2-6）

2.操作方法

用点燃的艾条2根并在一起，以上述部位为中心，先回旋灸3分

图4-2-4　手三里

钟，温热局部气血，当患者感到施灸部位出现传热（热流沿经络或病所传导）、扩热（热流面积扩大）、透热（热流流向深层组织）或其他非热感觉（如灸疗局部传向病所的酸、胀、麻、重、痛、冷等感觉时）即为热敏化穴位点，要求灸疗处表面不热深部热、局部不热远处热。探查出所有热敏点后，使用雀啄灸予以灸疗。

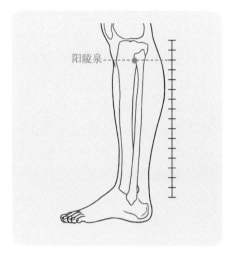

图 4-2-5　阳陵泉　　　　　图 4-2-6　至阳、肺俞

灸量：对热敏点完成一次治疗剂量的施灸时间因人、因病程而异，一般从数分钟到 1 小时不等，直到热流扩散后又缩回来，即仅局部发烫为止，此时为热敏化消失，则可换下个热敏化点施灸。每日 1 次，6 天为 1 个疗程。

（七）中药熏蒸治疗

方药：伸筋草、透骨草、葛根、当归、川芎、木瓜、海桐皮、宽筋藤、川草乌、土元、防风、桂枝等。

以上药物以纱布袋盛装，置于加热容器内，煎成药汁，放入蒸汽熏蒸床。

第三节　胸廓出口综合征

一、概念

胸廓出口综合征是指在胸廓出口处，由于某种原因导致臂丛神经或锁骨下动脉或锁骨下静脉受压迫而产生的一系列上肢神经、血管症状的统称。临床表现主要有肩、臂、手部出现疼痛、麻木、无力，甚至肌萎缩，手部发冷、青紫，桡动脉搏动减弱、消失等。

胸廓出口是指锁骨和第 1 肋骨之间，锁骨上窝至腋窝之间的区域，包含了 3 个可能受到压迫的重要结构：臂丛神经、锁骨下动脉、锁骨下静脉。压迫可发生在胸廓出口上的 3 个不同区域：斜角肌三角间隙、肋锁间隙、胸小肌后间隙。斜角肌三角间隙由前方前斜角肌、后方中斜角肌和底部第 1 肋骨构成，它包含了臂丛的上、中、下干和锁骨下动脉。该间隙是神经型胸廓出口综合征最常见的压迫部位。斜角肌近端肌纤维完全包绕颈 5 和颈 6 神经根，两者相互交叉造成神经的动态压迫，最终出现上臂丛神经卡压症状。肋锁间隙由前方的锁骨、锁骨下肌、肋喙韧带，后方的第 1 肋骨和前、中斜角肌，侧方的肩胛骨构成，它包含了臂丛的各个股、锁骨下动脉和静脉。该间隙是动脉型胸廓出口综合征最常见的压迫部位，锁骨下动脉位于锁骨下静脉前方并且被臂丛的 3 个束包绕。胸小肌后间隙位于喙突下方，它前方为胸小肌，后方为肩胛下肌，底部为第 2~4 肋骨。该间隙包含了臂丛的各个束、腋动脉和静脉。

二、诊断要点

臂丛神经与锁骨下动脉、静脉在胸廓出口受压而产生的症候群，即前斜角肌症候群、颈肋综合征和肋锁综合征，表现为上肢尺侧疼痛、麻木、乏力等，间歇性发作，以夜间为重，常可痛醒，疼痛可涉及颈肩，上臂抬举时症状加重，但咳嗽、打喷嚏无影响（神经根型颈椎病可加重），有时出现类似心绞痛的症状（颈肋综合征，心电图检查有助于鉴别）。锁骨上窝处可触及前斜角肌的条索状物或骨性颈肋，按压或深吸气运动可诱发或加重症状，但椎旁一般无明显压痛；爱德生征阳性，而压颈试验阴性。X 线片提示颈肋或颈 7 横突过长等。

［症状］以颈肩痛为主，伴有上肢酸痛不适、麻木或无力。

［体征］颈肩部、上肢可有感觉减退，上肢可存在不同程度的肌力减退，以肩外展和屈肘肌力减退最常见。

（1）肩外展试验：嘱患者取坐位，医生扪及患者腕部的桡动脉，慢慢将前臂向后旋转，然后外展 90~100°，屈肘 90°，此时桡动脉搏动减弱或消失则为（阳性）。

（2）斜角肌挤压试验：嘱患者取坐位，医生扪及患者腕部的桡动脉，将肩部外展30°，略后伸，使患者头颈部后伸，再逐渐转向患侧，此时桡动脉搏动减弱或消失则为（阳性）。本试验虽阳性率很低，但最具有诊断价值。

（3）锁骨上叩击试验：嘱患者头偏向健侧，叩击患侧颈部，出现手指发麻或有触电样感则为阳性。

（4）锁骨上压迫试验：医生用与患者同侧手扪及患者腕部的桡动脉，用对侧的拇指压迫患者锁骨上方，此时桡动脉消失。如果压迫点距锁骨上缘2~3cm，桡动脉搏动亦消失，说明锁骨上动脉抬高明显，较有诊断价值。

（5）X线检查：排除颈肋等骨质的改变。

（6）肋锁挤压试验：患者取站立位，嘱双上肢伸直并后伸，脚跟抬起，桡动脉搏动消失或明显减弱为阳性。

（7）诊断性治疗：对具有上述临床特点的颈肩痛患者作颈部压痛点封闭，能立即增强肩外展肌力及改善上肢感觉，颈肩痛及上肢疼痛不适症状明显缓解甚至消失。

三、辨证分型

胸廓出口综合征属于中医"痹证"范畴，痹证是由于风寒湿等外邪侵袭人体，闭阻经络，气血运行不畅所导致，以肌肉、筋骨、关节出现酸痛、麻木、刺痛、重着、屈伸不利等为主要临床表现，正如《济生方·痹》所说："皆因体虚，腠理空疏，受风寒湿而成痹也。"瘀血和寒凝阻滞、经脉不通是胸廓出口综合征发生的关键，治法当以行气活血通络、温阳散寒止痛为主。

气滞血瘀型：颈部及肢体麻木、胀痛、痿软无力，舌质紫暗或见瘀斑，舌苔薄白，脉弦或涩。

寒凝气滞型：肢体痹痛、拘挛，末梢苍白、寒凉发冷，舌质白或紫，舌苔腻，脉沉紧。

四、治疗难点

1.临床表现多样，诊断困难

临床诊断胸廓出口综合征的患者较为少见，其临床表现非常复杂多样，易被误诊为其他疾病。患者可出现单侧或者双侧压迫症状，或者同时出现神经、血管均受压迫的混合症状，无疑增加了诊断的难度。虽然对这类疾病的了解在不断加深，治疗也在不断进步，但是由于其临床表现多样，缺乏特征性表现及客观的诊断标准，对其诊治仍存在较大争议。胸廓出口综合征临床表现非常多样，缺乏特异性表现，根据神经和血管受压部位及程度的不同而产生各不相同的症状。可分为神经型胸廓出口综合征和血管型胸廓出口综合征。神经型胸廓出口综合征占 90%~95%，血管型胸廓出口综合征又分为静脉型胸廓出口综合征和动脉型胸廓出口综合征，其中静脉型约占 5%，动脉型非常少见，占 1% 以下。

2. 病因复杂，不易根除

造成胸廓出口综合征的解剖因素可分为两类，一类是软组织性异常，约占 70%；另一类是骨性异常，约占 30%。软组织性异常：斜角肌起止点变异、斜角肌肥厚、小斜角肌的存在、异常韧带或束带、软组织肿块、创伤后瘢痕形成等都可使胸廓出口间隙狭窄，使神经、血管受到卡压。骨性异常颈肋、颈 7 横突过长、第 1 肋骨形态异常、锁骨或第 1 肋骨骨折畸形愈合、肩锁关节或胸锁关节创伤性脱位、骨肿瘤等。

3. 西医治疗效果不佳

目前，西医手术治疗胸廓出口综合征的手段单一，不仅创伤大，而且易感染和引起并发症，对人体有一定的损害性和危险性。口服地塞米松、泼尼松等西医强制止痛药物，停药后复发率极高，且具有一定的药物依赖性。

五、外治法特色治疗方案

（一）针刺治疗

1. 治疗原则

疏通经络，松解粘连，活血止痛。

2. 选穴方案

（1）主穴：颈夹脊、曲池、肩髃、极泉、合谷。

配穴：手太阴经证加太渊和尺泽；手少阴经证加通里和少海；手厥阴经证加内关和曲泽；手太阳经证加后溪、小海和肩贞；手少阳经证加外关、

天井和肩髎；手阳明经证加阳溪和手三里。（图 4-3-1~4-3-12）

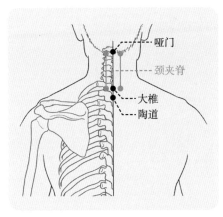

图 4-3-1　颈夹脊

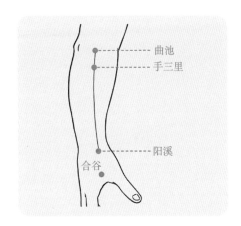

图 4-3-2　曲池、合谷、阳溪、手三里

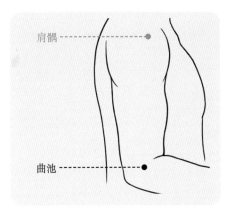

图 4-3-3　肩髃

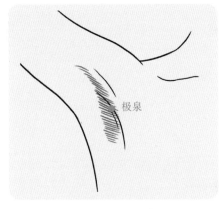

图 4-3-4　极泉

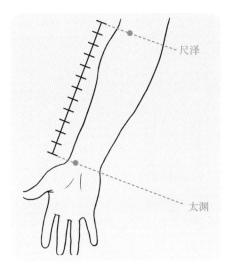

图 4-3-5　太渊、尺泽

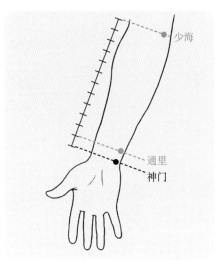

图 4-3-6　通里、少海

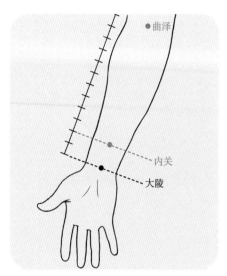

图 4-3-7 曲泽、内关

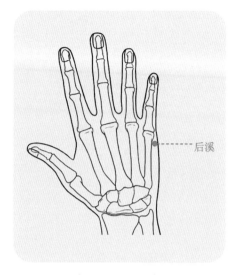

图 4-3-8 后溪

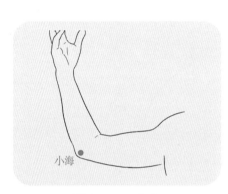

图 4-3-9 小海

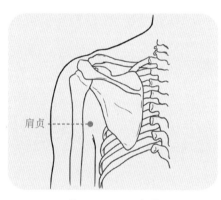

图 4-3-10 肩贞

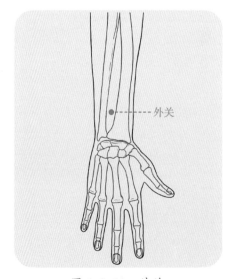

图 4-3-11 外关

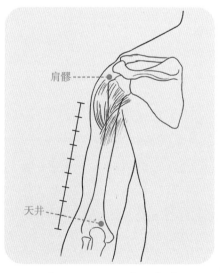

图 4-3-12 天井、肩髎

（2）阿是穴，锁骨上窝，前、中、小斜角肌等处的条索状物，筋节点或反应点（对颈部、耳后及锁骨上淋巴结加以鉴别）。

注：淋巴结是呈椭圆形或蚕豆形的淋巴组织小体，大小不一，质地柔软，推之可活动。

3. 操作方法

（1）方案一治疗方法：患者取健侧卧位，暴露施术部位，局部常规消毒。曲池穴直刺 0.5~0.8 寸，用提插、捻转手法，让针感向上肢、前臂及手指放射；极泉穴直刺 0.5~0.8 寸，避开动脉，指下有针感；其他穴位待进针得气后，均施行平补平泻手法，力度均匀适中。

（2）方案二治疗方法：嘱患者采取仰卧位，暴露施术部位，嘱其自然放松或分散其注意力。医者先用手摸触到条索物、筋节点或反应点，用医用消毒棉球常规消毒后，选用一次性无菌针灸针，规格为 0.35mm×40mm（1.5 寸）。对施术部位先施以"苍龟探穴"针法：即将针平刺入条索深部待得气后，退至浅层，体现"龟慢、钻前、剔后"的特点，然后分别向上、下、左、右四个方向进针，每一方向又分为浅层、中层和深层，三层逐渐深入。当在每一方向或每一层得到针感后，固定针灸针，行搓针法（食指向后、右手拇指向前，相对用力，针柄朝同一方向捻转 2~8 转，直至肌纤维缠绕针体不动，此时针下有沉、紧、涩、重之感，患者局部有强烈针感），然后做向外轻轻提拉、松开的动作反复 3 次，换下一个方向。注意：出针时，首先将针向与肌纤维相反方向捻转，待针松开以后，再缓慢出针。如有出血者，用棉签按压其出血处 1~2 分钟，血止则停，嘱其会有轻度肿痛，次日可减缓。每次治疗 8~12 分钟（以指下结节松软，无沉、紧感为度）。

（二）推拿治疗

1. 常规操作方法

患者取坐位，颈部放松微前屈，医者站于患者身后。

（1）放松肩背部肌肉：拿揉、小鱼际擦患者肩部 5 分钟，拇指轻拨患者肩胛骨内侧竖脊肌 3~4 次，点按并以拇指轻柔肩背部肩井、天宗、肺俞、肩贞等穴，从上向下以掌指关节擦法轻擦肩胛骨内侧 3 分钟，全面放松患者斜方肌、冈上肌、冈下肌等上背部肌肉。

（2）放松颈项部肌肉：一指禅推法推患者斜角肌、胸锁乳突肌、颈部横突处约 10 分钟，推天鼎、天突、缺盆及颈部夹脊穴等穴位（操作过程中需注意避免压迫双侧椎动脉）。拿揉颈部肌肉，弹拨颈椎棘突两旁肌肉 2~3 次，放松颈项部肌肉，改善其"失衡"状态，一指禅推或弹拨时应仔细询问患者情况，并注意观察患者表情，以防手法过重。

（3）按揉阳性反应点：胸锁乳突肌后缘、天鼎穴以下可找到阳性反应点，点按时患肢有放射痛、麻木无力感等，点按阳性反应点约 2 分钟。配合颈部活动，以拇指从胸骨端开始，从内向外按揉锁骨上窝，重点按揉胸锁乳突肌、斜角肌锁骨附着处的结节、条索。点按锁骨上窝斜角肌附着点压痛点 1 分钟，以患肢有放射痛或抽痛感为度。

（4）放松患肢肌肉：拿揉患者患肢 3 分钟，从三角肌开始放松至患肢手指，予手指行捻法和勒法 3~6 次，点揉患肢合谷、外关、手三里、曲池、手五里、肩髃、肩前等穴位，予患肢行抖法约 1 分钟。搓患肢 2~3 次，充分放松患肢肌肉，促进患肢气血的运行。

（5）结束手法：双掌小鱼际侧击肩部 1 分钟，以有酸胀感为度；空掌拍打上背部 3~5 次，先轻后重，从下向上，由里及外。

2. 弹拨松筋法

对下颈椎横突部、患侧斜角肌部、腋窝部（极泉穴）的血管神经束进行弹拨松解，使患肢出现向肢体远端放射的麻痛感，对挛缩组织进行提拿弹拨手法松解。

3. 头颈部关节整复法

医者一手托住患者下颌，令患者枕部靠在医者身上，将头颈向上牵拉，另一手在患侧颈椎横突部和臂丛神经斜角肌部进行按摩。然后提捏双侧风池穴，并做颈部屈伸、旋转、侧向动作。频率不宜过快，防止患者发生眩晕症。

4. 颈肩部关节整复手法

医者一手掌托住患者下颌，将患者枕部夹持于医者身前做反向牵伸，另一手将患侧上肢做外展后伸、上举外展等动作，并提拿肩井穴，点揉肺俞、天宗穴，使胸廓出口部软组织得到松解。

（三）中药熏洗透热治疗

方药组成：当归 30 克，狗脊 30 克，伸筋草 20 克，五加皮 20 克，透骨草 20 克，羌活 20 克，独活 20 克，防风 15 克，秦艽 15 克，千年健 15 克，赤芍 15 克，红花 15 克，威灵仙 15 克。

操作方法：取上述药物浸泡后，置于纱布袋中，再放入可加热的容器，容器中加水至完全浸过药袋为止，加热煮沸后取出药袋，凉至患者可接受的温度，置于患侧锁骨上窝即可。每日 2 次，每次约 20 分钟。10 次为 1 个疗程。

（四）平衡针治疗

1. 选穴方案

肩痛穴、颈痛穴

2. 操作方法

穴位常规消毒后，采用 0.30mm × 75mm、0.30mm × 50mm 一次性无菌针灸针。于患肢对侧足三里下 2 寸，胫骨前缘旁开 1 横指取肩痛穴直刺 2.5 寸，提插捻转，使针感放射至足尖，患肢顿觉轻松，留针 5 分钟；于患肢对侧手背第 4、第 5 掌骨间颈痛穴直刺 0.5~1 寸，捻转得气，使针感放射至指尖，留针 5 分钟。两穴交替施治。（图 4-3-13、图 4-3-14）

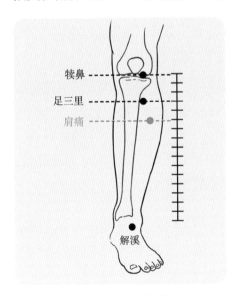

图 4-3-13　肩痛

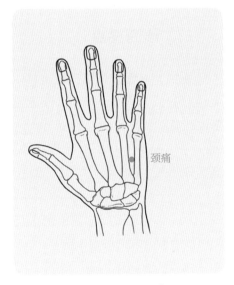

图 4-3-14　颈痛

第四节　菱形肌损伤外治法治疗

一、概念

菱形肌由大菱形肌和小菱形肌共同构成，位于斜方肌的深层，小菱形肌起于颈椎第6、第7棘突，终于肩胛骨的脊柱缘；大菱形肌起于胸椎1~4棘突，终于肩胛骨的脊柱缘。菱形肌近脊柱端固定时，可使肩胛骨产生上提、后缩和下回旋的动作；远脊柱端固定时，两侧同时收缩，可使脊柱的胸段发生伸展动作。菱形肌损伤临床主要表现为背部脊柱和肩胛骨内缘之间有明显的疼痛点，有时局部肿胀，背部沉重如负重物，严重者难以入睡，翻身困难。本病好发于长期伏案、坐姿不良或者担挑重物的人，尤其是长时间在电脑前工作者。菱形肌相比于背部其他肌肉更易损伤，六淫之中的寒邪也是本病的好发原因之一。菱形肌损伤在临床上较为常见，是肩胛缝中疼痛的主要病理改变之一，常被误诊为颈椎病和肩周炎，临床上应明确诊断，避免混淆。

二、诊断要点

多发于中老年人和长期从事体力活动者，好发于两肩胛之间；侧脊柱与肩胛间区有疼痛、酸痛、沉重感，其诱发及加重原因有受凉、劳累等；触诊时肩胛背部有明显的压痛、肌肉僵硬，局部可触及条索、粟粒样改变，颈6~胸4棘突上或肩胛骨脊柱缘压痛；项背部疼痛不适，无法完成高抓、高翻等动作，晨起或天气阴雨变化及受凉后疼痛加重。

（1）有急性或慢性损伤的病史。

（2）在菱形肌的体表投影区及肩胛的内侧缘呈现疼痛，部分患者的疼痛可扩散到颈项部或者前胸部。

（3）长时间保持同一姿势，仰头乃至深呼吸均可使疼痛加剧；若患侧稍稍活动，疼痛能够有所缓解。

（4）触诊时可在患部觉察到患部肌肉紧张、僵硬，更有甚者可触及条索状肌腹，按之疼痛。

（5）耸肩抗阻试验阳性：患者坐位，医者站于患者身后，两手按住患者双肩轻轻用力，让患者做耸肩动作，肩背部出现疼痛为阳性。

（6）仰头挺胸实验：患者仰卧，双上肢自然放在自己身体的两侧，让患者做仰头挺胸、双肩向后扩张的动作，肩背部出现疼痛为阳性。

三、辨证分型

根据菱形肌损伤的病因及发病特点，属于中医的"痹证"范畴，《内经》中认为"风寒湿三气杂至，合而为痹也"为该病发生的外因，而"邪之所凑，其气必虚"为其内因。随着现代生活节奏的加快，劳动负荷的加大，许多伏案工作或从事上臂操作的人群长时间地进行单一动作，造成肩胛部菱形肌疲劳，局部气血亏虚，营血不能荣于筋、脉，恰逢风寒湿外邪侵袭，发而为痹，加之失治误治，调养不当，日久不愈，久病入络，终成痼疾，其病机亦趋气滞血瘀、虚实夹杂之状。辨证同痹证。

四、治疗难点

菱形肌损伤在举重项目多见，主要还是因为运动员身体柔韧性和协调能力不好，小肌肉群力量不足，举重姿势不够规范，突然发力时易导致损伤。运动员往往对小肌肉群力量认识不够，认为自己有强大的斜方肌和腰背肌，忽视了深层肌肉的锻炼，导致耽误急性期治疗继而造成肌肉内膜纤维化和瘢痕组织的形成，引起原发损伤频繁复发。

五、外治法特色治疗方案

（一）冰敷

在容易高发肌肉损伤的专业或专项运动员训练结束后，迅速对受伤部位进行冰块敷贴，尤其是冷热交互敷贴，时间 15~30 分钟。

（二）针灸推拿手法

先行针灸舒筋活血过后，再用拇指点压风池、风府、肩井、肺俞、心俞等穴位，以酸胀为度。对督脉和膀胱经从上到下进行弹拨手法，可松解粘连，解筋止痛。然后对胸椎的小关节紊乱进行旋板手法，力度要求轻巧

灵活，无任何不适感，从而达到理筋整复的目的。（图 4-4-1、图 4-4-2）

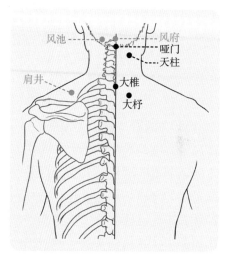

图 4-4-1　风池、风府、肩井

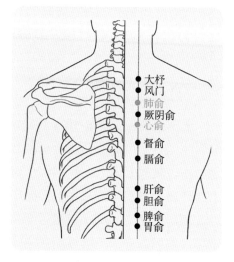

图 4-4-2　肺俞、心俞

（三）单纯针刀

1. 体位

患者取俯卧位，治疗过程中体位保持不变。

2. 定点、消毒与麻醉

医者以拇指在患者肩胛骨内侧缘按压寻找压痛点并予以标记，常规皮肤消毒，铺无菌洞巾。以 1% 利多卡因局部麻醉，进针方法同针刀治疗，针抵肩胛内侧缘骨质后将针头稍提起，回抽无回血，每点注射 1~2ml。

3. 针刀松解

切割目标：大、小菱形肌之肩胛骨内侧缘附着区。

入路层次：皮肤—浅筋膜—斜方肌—菱形肌—肩胛骨内侧缘。

松解方法：医者左手拇指按压于肩胛骨内侧缘处定点位置，右手持 I 型 4 号针刀，使针身垂直于肩胛骨内侧缘骨面（以左手按压手感判断），将针刀刺入皮肤后直达肩胛骨内侧缘骨面，缓慢移动刀锋至肩胛内侧缘边缘，在此位置轻提针刀 3~4mm，再切至骨缘，以切断少量菱形肌附着点纤维，充分降低其张力，并将可能存在于此处的瘢痕、纤维化等病变组织松解，每点切割 4~5 下，手下有松动感时出针，压迫止血，无菌敷料包扎。

术后注意事项

（1）3天内避免针孔接触水，避免出汗以防止感染。

（2）术后两周患侧上肢应避免家务劳动及提重物，以免患处受到刺激，影响恢复。

（四）埋线针刀

1. 选穴方案

"菱五针"由5个点组成："大椎点"为1点，"小菱点"与"大菱点"均左右各1点，共5点。

大椎点：第7颈椎棘突和第1胸椎棘突中间的凹陷中。该点在针灸学中正是大椎穴，故命名为"大椎点"。

小菱点：第6、第7颈椎棘突旁开约2cm的阳性点。因小菱形肌起于第6、第7颈椎棘突，故此点命名为"小菱点"。

大菱点：第1~4胸椎棘突旁开约2cm的阳性点。因大菱形肌起于第1~4胸椎棘突，故此点命名为"大菱点"。

2. 操作方法

（1）体位取俯卧位或坐位。

（2）在术区用碘伏常规消毒，戴无菌手套。

（3）助手打开PGLA线体，剪为3cm长数段，打开7号埋线针刀（3.5cm长），将3cm线段放入埋线针刀前端1.5cm，另外1.5cm留在针体之外，备用。

（4）大椎点：左手在定点处按压，右手持针，刀口线与躯干纵轴平行，将带有线体的针具抵住皮肤，轻轻加压后快速突破。向尾侧倾斜针体，在颈7、胸1的棘上韧带和棘间韧带下移行，线体完全没入皮下时，旋转针体，回提针具，将线体留在皮下。然后再略微改变方向，穿刺数下，针下有松动感后出针，按压后创可贴贴敷。

（5）小菱点：左手在定点处按压，右手持针，刀口线与小菱形肌的肌纤维方向平行，将带有线体的针具抵住皮肤，轻轻加压后快速突破。线体完全没入皮下时，旋转针体，回提针具，将线体留在皮下。紧贴骨面铲切数下，然后再横摆针体，针下有松动感后出针，按压后创可贴贴敷。

（6）大菱点：同"小菱点"。

（五）梅花针叩刺治疗

梅花针叩刺疗法属于刺血疗法的一种，《素问·三部九侯论篇》曰："上实下虚，切而从之，索其结络脉，刺其出血，以见通之。"人体正常的阴阳失调，气血运行失常，则气滞血瘀、闭塞不通，会导致疾病和疼痛的发生。通过放血可以疏通经络中壅滞的气血改变气滞血瘀的病理变化，从而解除疼痛。

1. 选穴方案

以局部压痛点阿是穴为主，辅以胸夹脊 1~5、大杼、风门、肺俞、附分、魄户、神堂。（图 4-4-3、图 4-4-4）

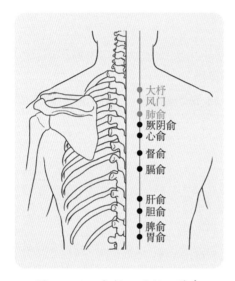
图 4-4-3　大杼、风门、肺俞

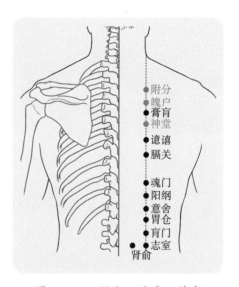
图 4-4-4　附分、魄户、神堂

2. 操作方法

常规消毒皮肤后，用梅花针以"一虚一实"中度弹刺手法，有选择地沿上述穴位进行叩刺，叩至局部皮肤点状出血，立即用中号罐拔吸 2~3 分钟，擦去血迹后再次消毒。上述治疗每 5 天 1 次，根据患者反应及病情确定治疗次数，一般 2~4 次。

（六）浮针治疗

医生在患侧肩胛骨内侧脊柱缘仔细寻找肌肉条索、压痛点，在距其下约 60mm 左右做一标记确定为进针点。常规消毒后，采用一次性浮针针具，与皮肤成 15~20° 角快速刺入皮下，针尖沿皮下疏松结缔组织向痛点方向推进平刺，深度 25~35mm。以进针点为支点，手握针座左右摇摆针体做扫散动作，时间约 2 分钟，扫散次数约 200 次。当痛点消失或明显减轻时，抽出针芯，留置软管，用胶布固定，24 小时后拔出患部浮针针管。针刺均隔天 1 次，3 次为 1 个疗程，1 个疗程后评定疗效。

（七）雷火灸加刺血拔罐治疗

1. 选穴方案

阿是穴（局部痛区）

2. 操作方法

循按肩胛内侧找出痛区，以痛区为阿是穴，右手持雷火灸灸条采用回旋灸法灸治阿是穴 30 分钟，同时左手按揉痛区以促使热量渗透至深层肌肉组织。然后用锃针在痛区找出最痛点并标记，碘伏液消毒 3 遍。用 7 号或 9 号一次性注射用无菌针头在标记处快速点刺 1~3 针，进针深度为皮下 3~5mm。待针眼渗血后加拔 4 号或 5 号玻璃罐以吸出更多血液，留罐 5~10 分钟，取罐后清洁并消毒创面。

（八）长圆针恢刺治疗

长圆针是由薛立功教授将古九针中的长针与员针相结合创制的针具，使平刀状针末的一端为锐锋，一端为圆钝状。

操作方法：患者取坐位或俯卧位，按照"以痛为腧"的查找原则，双手拇指相互配合，循肩胛骨脊柱缘自上而下进行触诊，可发现向上斜行的条索或片状瘢块，嘱患者耸肩并给予压力时，会出现疼痛，可触及多个结筋病灶点，即膈关次、神堂次、魄户次、膏肓次、附分次等；循竖脊肌隆起处自上而下触诊，可触及大杼次、风门次、肺俞次、厥阴俞次、心俞次、督俞次等；循脊柱自上而下触诊，可触及颈 4~7 棘突、胸 1~4 棘突等。以记号笔标记结筋病灶点之后，碘伏消毒，75% 酒精脱碘。每次选取 3~5 个结筋病灶点作为进针点，注射 0.5% 利多卡因 1ml 进行局部麻醉；然后以持笔法持长圆针缓慢分层次探测，渐至结筋病灶点处（此时患者有酸、麻、胀、重、痛之感），以恢刺法进行解结治疗。肩胛内外缘深层为肋骨与胸腔，在针刺时要注意不可越过此处，影响安全。要点：直刺结筋病灶点的深面粘连组织，再用针尖向上举针，挑拨其周边粘连，以松解减压。出针后以一次性敷料敷盖针孔，包扎 2 天。

（九）药棒疗法

操作方法：患者取坐位，弯腰含胸。医者先在患者背部涂擦自制的药液，然后摸准压痛点，用特制的木棒均匀抹平药液，在每个压痛点上用腕力反复叩击，先轻后重，以患者能忍受为度，频率一次，每一患处叩击约2~3 分钟，此时局部有酸、麻、胀和灼热感，皮下出现血瘀斑，疼痛逐渐减轻或消失。医者站于患侧，用一手拇指与四指分开捏拿菱形肌，反复向上拿提数次，再用四指指背蘸药液沿菱形肌分布部位从上至下反复拍打，继则以一侧掌鱼际肌从上至下反复推动 20 次，最后运用擦法收功。药液用血竭、红花、樟脑、冰片、细辛各 10 克，乳香、没药、牛膝、独活、川芎各15 克，用白酒或酒精作溶液，上药入酒浸泡，密闭储藏。

（十）针刺"胛缝"穴

1. 选穴方案

"胛缝"穴是山东中医药大学高树中教授根据全息理论，经过多年的临床实践所发现的治疗肩胛缝处疼痛的特效穴，并根据其主治命名为"胛缝"穴。因"人经不同，脉络所异"，故进针前要进行"揣穴"，于穴位附近找到条索或压痛点。

2. 操作方法

嘱患者取坐位，伸出左手，于左手背第 2、第 3 掌骨之间，当第 2、第3 掌指关节向后 1 寸处（即"胛缝"穴）寻找压痛点或条索状物，按揉 2~3分钟，同时让患者活动右侧肩部。然后于穴位常规消毒，嘱咐患者大声咳嗽，同时采用长为 15mm 毫针针刺压痛点或条索状物，留针 15 分钟，并让患者活动肩部。对侧以同样的方法进行针刺。进针时，随咳进针不仅可以转移患者注意力，减轻患者的恐惧，而且有利于宣发气血，增强疗效。得气后，嘱患者活动患处，可使经气速达病所，以达止痛之效。大多数患者针刺"胛缝"穴后肩胛处疼痛或不适感会较针刺前明显减轻。找准穴位、随咳进针、用对手法、活动患部为取效关键。（图 4-4-5）

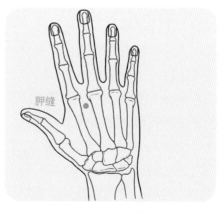

图 4-4-5 "胛缝"穴

（十一）隔药灸疗法

1. 药物组成

麻黄 12 克，桂枝 12 克，威灵仙 12 克，川乌 30 克，草乌 30 克，伸筋草 30 克，透骨草 30 克，冰片 6 克，用超微粉碎机粉碎后混匀，密封备用。将 1500 克生姜洗净、晾干、切丁，用粉碎机打成碎末后做成干湿适宜的姜泥，备用。

麻黄、桂枝、威灵仙、川乌、草乌、伸筋草、透骨草、生姜味辛可行闭阻局部经脉之气血，性温可祛凝滞局部经脉之寒湿。冰片味辛气香，为天然透皮促进剂，与上述中药配伍，以引药力直达病所。诚如吴师机所言："须知外治者，气血流通即是补。"寒湿之邪日久可损伤阳气，人体筋脉全靠阳气的温煦与濡养。艾灸可温通阳气，使局部经脉得以濡养，以达"荣则不痛"之效。

2. 操作方法

充分暴露病灶局部施灸皮肤（上端与第 7 颈椎棘突下齐平，下端平肩胛下角，左右以肩胛线为界），常规消毒，在施灸部位涂擦适量鲜姜汁，将药粉均匀地撒于施灸部位并覆盖桑皮纸，纸上均匀地铺上生姜泥并将其修整成梯形，姜泥厚约 3cm。将艾绒搓成梭形，要求所搓艾绒松紧适中（艾炷长约 6cm、直径 2.5cm）；于正中线及双侧膀胱经第 2 侧线上将姜泥压一凹槽并放 3 列此前搓好的梭形艾炷灸之，同时点燃 3 列艾炷的头、中、尾 3 点，任其自然燃尽。一壮灸完后更换第 2 壮，连灸 3 壮，3 壮灸完后，移去姜泥，用温热的湿毛巾擦净背部，灸疗结束。

第五节　肩胛提肌损伤

一、概念

肩胛提肌损伤是颈背部软组织损伤中最常见的一种类型，发病率高，临床常被诊断为颈椎病，或背部软组织损伤，属于中医学"筋伤""痹证"范畴。临床主要表现为肩胛提肌起止点异常，如肩胛骨上角局部可触及粗糙筋结点，异常敏感，切按时剧痛，或伴局部软组织肿胀瘀斑，肩胛骨及颈项部活动受限等。肩胛提肌止端为肩胛骨上角，其位于斜方肌下部深面，并与菱形肌相关联，临床肩胛提肌损伤所致疼痛及功能障碍常迁延不愈，会对患者工作和生活质量造成较大的不利影响。肩胛提肌为一对带状长肌，位于颈部的背外侧，该肌起于颈 1~4 横突后结节，肌纤维斜向外下以肌腱止于肩胛骨内上角；肌的上部位于胸锁乳突肌的深侧，肌的下部位于斜方肌的深侧；可上提、向下旋转肩胛骨，伸展、侧屈颈部，使颈部转向同侧。

二、诊断要点

临床表现为颈肩背部疼痛不适，有突发性急性损伤或慢性积累性劳损史。疼痛表现在肩胛骨内上角或在颈 1~4 横突部的后结节上；慢性损伤的患者局部以酸痛为主，患侧肩胛骨内上方和颈部肌肉有僵硬紧张感，转头不便。急性发作严重者，颈侧肿胀明显，疼痛剧烈，患处拒按，睡眠时翻身困难，白天可有抬肩畸形，疼痛可沿受损肌肉的走向放散，上肢后伸及耸肩动作受限或使疼痛加重。肩胛骨内上角损伤明显者，除有肩胛骨疼痛、酸胀外，多有向枕骨旁及太阳穴的放射痛。双侧损伤严重的病例，除有一般症状外，患者常因肩痛不能持续以坐位看书，时间一长即不能保持原有的姿势，常需手托下颌或掌抵额头以减轻头部重量，方能缓解症状。

三、辨证分型

本病属于中医的"痹证"范畴，《内经》中认为"风寒湿三气杂至，合而为痹也"为该病发生的外因，而"邪之所凑，其气必虚"为其内因。随着现代生活节奏的加快，劳动负荷的加大，许多伏案工作或从事上臂操作的人群长时间地进行单一动作，造成急慢性损伤，局部气血亏虚，营血不能荣于筋、脉，恰逢风寒湿外邪侵袭，发而为痹，加之失治误治，调养不当，日久不愈，久病入络，终成痼疾，其病机亦趋气滞血瘀、虚实夹杂之状。辨证同痹证。

四、治疗难点

1. 反复发作、缠绵难愈

肩胛提肌损伤，又称为肩胛提肌综合征，是以肩背部及颈部疼痛不适，有酸重感，严重时影响颈、肩及上肢活动为主要表现的病症。慢性发病者居多，常反复发作、缠绵难愈，是临床较为常见的一种颈肩部软组织损伤疾病。本病在中青年群体中发病率较高，中青年群体的社会负担较重，患者多有长期伏案工作或久坐史。肩胛提肌损伤在临床常被诊断为颈部损伤、肩颈痛、肩胛痛，和颈椎病、肩周炎、落枕等疾病症状有相似之处，临床常被误诊。

2. 易损伤，起效慢

肩胛提肌的止点是应力较为集中的地方，受损的原因主要与低头并轻微向一侧的姿势及局部受凉有关，如长期伏案工作、打毛衣、睡眠时枕头过高等，使肌纤维长期受牵拉而成慢性劳损，该肌的止腱肥厚、结疤，挤压、刺激了该部位的末梢神经而发病。颈部过度前屈时，突然扭转颈部易使肩胛提肌的起点（颈1~4横突后结节部）的肌纤维撕裂；突然过度上提肩胛，亦可使肩胛骨内上角处附着的肌腱撕裂，从而引起瘀血、肿胀和局部肌痉挛，出现颈肩疼痛，后期受损组织通过自身修复、机化，粘连而形成瘢痕。肩胛提肌以及其他一些附着在肩胛骨上的肌肉，可使肩胛骨保持稳定，其生理构造有助于肩胛提肌在它的运动范围内一直保持良好的肌肉张力，然而在一些存在问题的上肢运动中，或因为长期的不良体态，肩胛提肌的起止点容易受损，或长期保持紧张乃至痉挛。

临床治疗软组织损伤的方法众多，有不同剂型的中药内服和外用，其疗效较慢，也有非甾体类抗炎药、阿片类药物、抗抑郁药物、α受体激动剂等西药，具有较好的镇痛作用，也有一定的不良反应。

五、外治法特色治疗方案

（一）艾灸方法

1. 选穴方案

阿是穴，即"以痛为腧"。

2. 操作方法

准备酒精灯1盏，打火机1个，陈艾条1根，剪断成3节，常规包扎用纱布反复折叠成10~16层，艾灰缸，艾条灭火器，湿润烧伤膏1支。患者脱下部分或全部外衣，充分暴露患处，医用消毒棉签（复合碘）消毒，取坐位。医者寻找肩胛提肌损伤压痛点，标记疼痛程度靠前的压痛点（一般不超过 3 个），将折叠好的纱布放置其上。取艾条 3~5 支，使用前，用剪刀剪去艾条燃烧端凸起部分，使燃烧端平整，点燃艾条一端，待其充分燃烧。将充分点燃的一端直接按压在纱布标记上，待患者感到温热时加压做定点环形运动，直至患者诉按压部位热痛，快速平稳移开艾条，防止燃烧灰尘掉落。换另一根点燃的艾条重复操作，如上反复操作 3 次。所有压痛点重复上述操作，所有压痛点操作完毕记为 1 次压灸点穴治疗。每日 1 次，5 次为 1 个疗程。

（二）推拿治疗

1. 治疗原则

舒筋肌，缓拘急。

2. 操作方法

患者取端坐位，挺胸直腰，颈部尽量放松，目视前方。医者立于患者的身后，用轻柔的㨪法、一指禅推法在患侧肩部放松局部肌肉，再配合轻缓的头部前屈、后伸及左右旋转活动，用拿法提拿颈、肩部或弹拨紧张的肌肉，使之逐渐放松。用拇指指腹点按肩胛提肌起止点，重点以肩胛骨内上角为主，时间约为 3~10 分钟。医者依次按压并拿捏风池、风府、风门、肩井、天宗、肩中俞、肩外俞、天髎、外关、合谷等穴，每穴点压 1 分钟，以得气为度。（图 4-5-1~ 图 4-5-4）

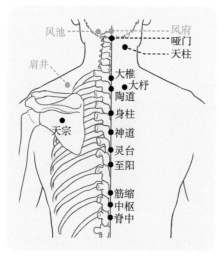

图 4-5-1　风池、风府、肩井

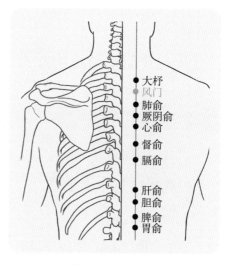

图 4-5-2　风门

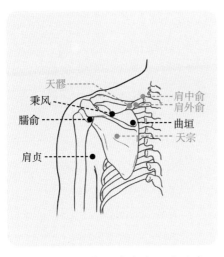

图 4-5-3　天宗、肩中俞、肩外俞、
天髎

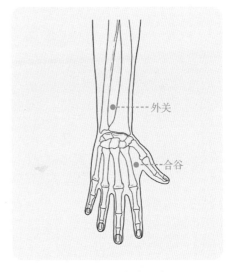

图 4-5-4　外关、合谷

肩胛提肌损伤多伴有颈椎小关节的紊乱，运用斜扳法可以调整颈椎序列。在放松颈部肌肉后，医者一手抵住患者头后部，另一手抵住对侧下颊部，使头向一侧旋转至最大限度时，双手同时用力向相反方向扳动，当听到弹响声，即为斜扳成功，但不要勉强求得弹响的声音。用拿法放松颈、肩部肌肉，用擦法擦肩部和背部，用指法沿肩胛提肌起止点和背部推拿，最后用叩法结束治疗，以达到舒筋活血之目的。上述治疗方法每日 1 次，3 天为 1 个疗程。

（三）针灸治疗

1. 选穴方案

风池、颈夹脊、肩井、肩贞、阿是穴（肩胛骨内角压痛明显处，或颈 1~4 横突的后结节部）（图 4-5-5、图 4-5-6）

2. 操作方法

患者取坐位，常规消毒，选用 0.30mm×40mm 毫针直刺，进针深度为 0.5~1.2 寸，得气后施以平补平泻。取阿是穴时应深达骨面，反复快速提插散刺，每 2 个穴为一组。接电针，采用疏密波，留针 30 分钟，期间行针 2~3 次。

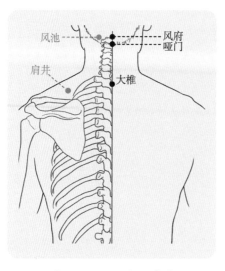

图 4-5-5　风池、肩井

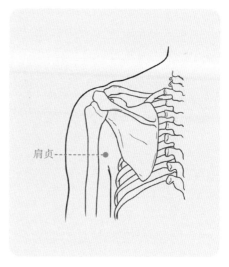

图 4-5-6　肩贞

（四）小针刀疗法

操作方法：颈 1~4 横突后结节处有压痛点的患者取卧位，肩胛骨内上角、肩胛骨脊柱缘最上端有压痛点的患者取坐位；常规消毒、铺巾，用 2% 利多卡因局部麻醉。若颈 1~4 横突后结节处有压痛点，则针刀刀口平行于身体纵轴，针体以垂直于横突后结节的方向刺入皮肤，按顺序分别行纵向疏通及横向剥离，整个操作过程局限于横突后结节骨面。若肩胛骨内上角压痛点，则刀口与肩胛提肌肌纤维平行，针体与皮肤垂直进针，刀刃到达第二肋骨骨面后行纵向疏通及横向剥离，有硬结者可纵向切割后出针。若肩胛骨脊柱缘最上端有压痛点，则刀口与肌纤维平行，针体垂直骨面，将斜刃针刀探至肩胛骨脊柱缘最上端，刀刃于骨内缘骨面上划割数刀后出针。每周 1 次，共 1~2 周。

（五）员利针聚刺法

1. 选穴方案

依照中医经筋理论、西医解剖学知识，在肩胛骨内上角体表投影区域寻找肩胛提肌抵止端所形成的索块样筋结。以拇指的指尖仔细按压，通过对弹拨时感知的硬性条索大小确定其轮廓，定为针刺区，在此区内每间隔 0.5~1cm 分散定点，据轮廓大小取 3~5 点为宜。若两侧肩胛提肌同时患病，则选取症状体征较重的一侧定点。

2. 操作方法

选取直径为 0.8mm、长度为 40mm（1.5 寸）的龙柄员利针作为治疗用针，采用员利针聚刺手法，不留针。此操作术式的主要特点是针刺的力度、方向均会聚于筋结。

（1）先于行针点处局麻注射。取 2% 利多卡因注射液以生理盐水稀释，配成 0.25%~0.5% 溶液以 5ml 空针抽取。每针点先行皮内麻醉，穿过皮丘继续垂直进针，经皮下组织、皮下筋膜层、肌腱组织，深入至肩胛骨内上角骨面，边进针边注药。每针点推注药液约 2~3ml。

（2）左手为押手，以拇指端掐按固定，右手持针操作。自中心针点垂直进针穿过皮下，然后刺过筋膜及肌腱组织，继续朝向肩胛骨内上角骨面进针，抵至骨面后即退针，使针尖退至皮下。

（3）此时略倾斜针身，重复上述进退动作。每刺一下均要进出筋膜及肌腱组织并达骨面。刺 10 余下后感觉针下组织韧度、硬度明显降低，即退针出皮外，在另一针点上继续操作。

（4）在各针点再行"扫尾式"操作：进针深度在浅筋膜与皮下组织层，不再深入抵及骨面；持员利针与皮肤表面呈 30° 角进针；针下感觉明显紧韧感时即行进退针动作；不拘次数，以指下觉松为度。

（5）结束治疗后用创可贴覆蔽针眼。

第六节　斜方肌损伤

一、概念

斜方肌覆盖于颈肩后部，因颈部活动幅度较大、频率较高，故斜方肌上段损伤较多，临床主要表现为颈肩部疼痛。本病多为缓慢发病，以单侧损伤多见。患侧颈、肩、背部酸痛沉紧，活动颈部时患处有牵拉感。颈项部酸痛、僵硬，喜向患侧做后仰活动，甚至伴有头痛。按压、捶打患处有舒服感并可缓解症状。重者出现低头、旋颈等活动障碍。有些患者只有肩背痛，如背负重物感。

二、诊断要点

（1）症状：颈、肩、背部酸胀不适，有沉重感，患者头部略向患侧偏歪。

（2）体征：枕外隆凸下稍外部肌肉隆起处压痛，肌纤维变性、弹性减退。颈根部和肩峰之间及肩胛冈上、下缘可触及条索状物，压之酸胀或疼痛，可牵及患肩和患侧头枕部。

（3）要点：固定患肩，向健侧旋转患者头颈部，可引起疼痛。

（4）影像学检查：X 线片一般无明显变化，病程长者，枕后肌肉在骨面附着处可有骨赘生成。

三、辨证分型

本病属于中医的"痹证"范畴，《内经》中认为"风寒湿三气杂至，合而为痹也"为该病发生的外因，而"邪之所凑，其气必虚"为其内因。随着现代生活节奏的加快，劳动负荷的加大，许多伏案工作或从事上臂操作的人群长时间地进行单一动作，造成急慢性损伤，局部气血亏虚，营血不能荣于筋、脉，恰逢风寒湿外邪侵袭，发而为痹，加之失治误治，调养不当，日久不愈，久病入络，终成痼疾，其病机亦趋气滞血瘀、虚实夹杂之状。辨证同痹证。

四、治疗难点

斜方肌筋膜疼痛综合征具有较高的发生几率，其特点是局部肌筋膜存在疼痛感，往往有激发点，如果触及此点，便会出现转移疼痛感。在临床中多是选择予以强筋壮骨药物进行治疗，在平日里，则需要多开展预防保健工作，并足够重视正确坐姿。患者大多是由于受到损伤后，斜方肌筋膜出现局部粘连现象，并发生挛缩，进而出现疼痛感，颈肌也出现僵硬现象，具有迁延不愈特点。在中医学中，此疾病属于"劳损"范畴，是由于劳逸失当，或者体位不正确导致的慢性损伤。部分患者当遇冷气的时候，疼痛感会更加明显，因此，也有"肌肉风湿"这一俗称，主要是由于病灶自身部位存在循环不良的现象，遇冷气时，血管便会收缩，从而增加局部循环恶化的程度。目前，在治疗此疾病时多予以小针刀、膏药外敷等方式，不同的治疗方式所获效果也不相同。

肩胛骨背部最浅的一层便是斜方肌，其对于头部活动而言，具有非常重要的作用，但是却容易受到过载应力（枕区附着部），并对软组织造成一定程度的损伤。加之患者容易长期受到工作（低头）、环境等的影响，从而出现分解代谢较合成代谢强的现象，出现延迟性肌肉收缩结构解体等现象，增加负荷，导致其劳损。在疾病早期很容易出现肌纤维断裂、渗血等现象，并释放 5- 羟色胺等物质，从而增加疼痛感，并出现阵发性痉挛等现象。在对此疾病进行诊断的时候，很容易误诊为颈型颈椎病，需要注意区分。

五、外治法特色治疗方案

（一）针刀治疗

1. 治疗原则

依据针刀医学关于人体弓弦力学系统的理论和网眼理论，斜方肌损伤部位位于斜方肌枕外隆凸、第 7 颈椎棘突、第 12 胸椎棘突处的起点部及斜方肌肩胛冈、肩峰止点等弓弦结合部。由于斜方肌与背阔肌走行方向不一致，斜方肌损伤后，斜方肌与背阔肌交界处发生摩擦，导致局部粘连、瘢痕形成。可运用针刀对损伤部位进行整体松解。

2. 操作方法

（1）第 1 次针刀松解斜方肌起点处的粘连、瘢痕

①体位：俯卧位。

②体表定位：枕外隆凸、第 7 颈椎棘突、第 12 胸椎棘突。

③消毒：在施术部位用碘伏消毒 2 遍，然后铺无菌洞巾，使治疗点正对洞巾中间。

④麻醉：用 1% 利多卡因局部浸润麻醉，每个治疗点注药 1ml。

⑤刀具：Ⅰ型 4 号直形针刀。

⑥针刀操作：第 1 支针刀松解斜方肌枕外隆凸部起点处的粘连、瘢痕。在枕外隆凸上项线上定位，刀口线与人体纵轴方向一致，针刀体向脚侧倾斜 30°。按进针刀四步规程，针刀刺入皮肤，经皮下组织达枕外隆凸骨面，调转刀口线 90°，向下铲剥 3 刀，范围 0.5cm。

第 2 支针刀松解斜方肌第 7 颈椎起点处的粘连、瘢痕。在第 7 颈椎棘突处定位，刀口线与人体纵轴方向一致，针刀体与皮肤垂直。按进针刀四

步规程，针刀刺入皮肤，经皮下组织达第 7 颈椎棘突顶点骨面，纵疏横剥 3 刀，范围 0.5cm。

第 3 支针刀松解斜方肌第 12 胸椎起点处的粘连、瘢痕。在第 12 胸椎棘突处定位，刀口线与人体纵轴方向一致，针刀体与皮肤垂直。按进针刀四步规程，针刀刺入皮肤，经皮下组织达第 12 胸椎棘突顶点骨面，纵疏横剥 3 刀，范围 0.5cm。

⑥术毕，拔出针刀，局部压迫止血 3 分钟后，创可贴覆盖针眼。

（2）第 2 次针刀松解斜方肌止点及斜方肌与背阔肌交界处的粘连、瘢痕

①体位：俯卧位。

②体表定位：肩胛冈、肩峰压痛点，第 6 胸椎旁开 5cm 压痛点。

③消毒：在施术部位用碘伏消毒 2 遍，然后铺无菌洞巾，使治疗点正对洞巾中间。

④麻醉：用 1% 利多卡因局部浸润麻醉，每个治疗点注药 1ml。

⑤刀具：Ⅰ型 4 号直形针刀。

⑥针刀操作：第 1 支针刀松解斜方肌肩胛冈上缘止点的粘连、瘢痕。在肩胛冈上缘定位，刀口线与斜方肌肌纤维方向一致，针刀体与皮肤垂直。按进针刀四步规程，针刀刺入皮肤，经皮下组织达肩胛冈上缘骨面，纵疏横剥 3 刀，范围 > 0.5cm。

第 2 支针刀松解斜方肌肩胛冈下缘止点的粘连、瘢痕。在肩胛冈下缘定位，刀口线与斜方肌肌纤维方向一致，针刀体与皮肤垂直。按进针刀四步规程，针刀刺入皮肤，经皮下组织达肩胛冈下缘骨面，纵疏横剥 3 刀，范围 0.5cm。

第 3 支针刀松解斜方肌与背阔肌交界处的粘连、瘢痕。在第 6 胸椎旁开 5cm 处定位，刀口线与斜方肌肌纤维方向一致，针刀体与皮肤垂直。按进针刀四步规程，针刀刺入皮肤，经皮下组织，当刀下有韧性感或酸胀感时，即到达斜方肌与背阔肌交界瘢痕处，纵疏横剥 3 刀，范围 0.5cm。

第 4 支针刀松解斜方肌肩峰止点的粘连、瘢痕。在肩峰处定位，刀口线与斜方肌肌纤维方向一致，针刀体与皮肤垂直。按进针刀四步规程，针刀刺入皮肤，经皮下组织达肩峰骨面，纵疏横剥 3 刀，范围 0.5cm。

⑦术毕，拔出针刀，局部压迫止血 3 分钟后，创可贴覆盖针眼。

（3）针刀术后手法

每次针刀术后，患者取正坐位，助手单膝顶在患者背部中间，医者站在患者前面，双手放在肩关节上方，固定肩关节。嘱患者抬头挺胸，在患

者挺胸到最大位置时，医者双手突然放开，使斜方肌强力收缩 1 次即可。

（二）推拿治疗

1. 治疗原则

疏经通络、行气活血、理筋整复。重点以颈项周围操作为主，辅以颈椎部整复手法。

2. 选穴方案

以阳明经、太阳经经穴为主，经外奇穴为辅。风池、风门、肩中俞、秉风、肩井、天宗、肩外俞、合谷、落枕穴。（图 4-6-1~ 图 4-6-4）

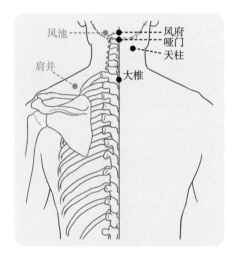

图 4-6-1　风池、肩井

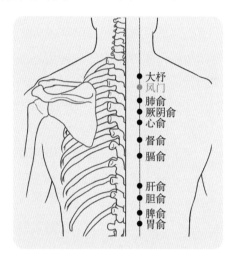

图 4-6-2　风门

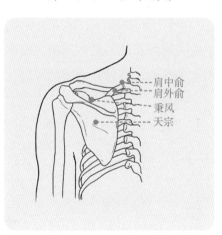

图 4-6-3　肩中俞、秉风、天宗、
肩外俞

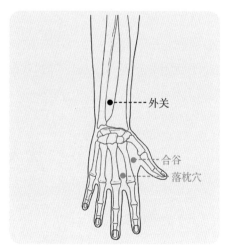

图 4-6-4　合谷、落枕穴

3. 操作方法

（1）松解放松手法：患者取坐位。医者以轻柔的捏拿和揉法施于患侧颈项部2~3分钟，然后擦颈项及肩背部2~3分钟，手法强度以患者感到患处酸胀、微痛为宜，以缓解肌肉的紧张痉挛，同时做颈部轻微屈伸和侧屈运动。

（2）解痉止痛法：医者用拇指点按并揉风池、肩中俞、肩井、秉风、天宗、合谷、落枕等穴，手法由轻到重，逐渐发力。每穴要求点按1分钟，以酸胀为度；同时弹拨痉挛处，以达到解痉止痛、松解粘连的作用。

（3）理筋整复法：嘱患者颈部放松，医者站于其身后，一手托住下颌，一手扶其后枕部，使头颈略前屈，下颌内收。医者双手同时用力向上拔伸，并做缓慢的屈伸和左右旋转运动5~10次，以活动颈椎小关节。最后，待颈部充分放松后，再用斜扳法向患侧做快速而稳妥的扳动。此时若发出弹响声，即表明整复成功（运用此手法时，动作要轻柔，用力要适当，切忌暴力蛮劲，以防发生意外）。

（4）整理手法：拿揉患侧颈项部肌肉，拿肩井，用大鱼际揉肩胛内缘，约2~3分钟，然后拍击肩、颈项、背部4~6次，最后用擦法擦热颈项及肩背部。

（三）中药热敷

操作方法：热敷药物为威灵仙30克，葛根30克，白芥子15克，穿山甲15克，透骨草30克，姜黄15克，羌活20克，均是粗末，加入一定剂量的陈醋进行搅拌，做成中药贴，贴于患处。用红外线照射中药贴，确保药贴的温度在55℃左右，对颈背部行热敷，每次时间保持在40分钟左右，1次/天。

第七节 枕大神经卡压综合征

一、概念

枕大神经卡压综合征是由于外伤、劳损或炎性刺激等原因导致局部软组织渗出、粘连和痉挛，刺激、卡压或牵拉枕大神经，引起以头枕顶放射痛为主要表现的一种临床常见病。长期低头工作，颈肌痉挛，深筋膜肥厚，炎症渗出，粘连，均可压迫枕大神经。

枕大神经卡压综合征最为突出的临床症状是枕大神经痛，多呈自发性，常因头部运动而诱发，亦可因头部疼痛或用力咳嗽而诱发，其疼痛为针刺样、刀割样，疼痛发作时常伴有局部肌肉痉挛，头颈部活动受限，有时伴有头疼头晕乏力和上肢麻痛等综合症候群，偶可见枕大神经支配区有感觉障碍。

二、诊断要点

（1）症状：以枕大神经痛为突出的症状，多呈自发性疼痛，常因头部运动而诱发，其疼痛为针刺样、刀割样，头部疼痛或用力咳嗽均可诱发疼痛。疼痛发作时常伴有局部肌肉痉挛，偶见枕大神经支配区有感觉障碍。

（2）体征：①检查头颈呈强迫性体位，头略向后侧方倾斜，在枕外隆凸与乳突连线的内 1/3 处（即枕大神经穿出皮下处）及第 2 颈椎棘突与乳突连线中点有深压痛。在其上的上项线处有浅压痛。各压痛点可向枕颈部放射，有时在枕大神经分布区尚有感觉过敏或感觉减退。长期慢性局部疼痛，并可伴有麻木感。②颈肌紧张强迫头位，触诊局部有明确的压痛点，乳突与枢椎棘突间连线的中点在枕大神经穿出处（相当于风池穴处）有压痛，上位颈椎棘突或棘突旁有压痛并放射至头顶及前额部，可触及皮下结节或条索样包块。③局部肌肉紧张，可造成颈部运动障碍。

三、辨证分型

枕大神经卡压综合征属于"头痛、偏头痛"范畴。中医骨伤理论认为"不通则痛"是枕大神经卡压综合征的基本病机。"骨错缝、筋出槽"可致颈部气血经脉不通；长期劳损、寒湿之邪客于筋骨、肌肉，致其发生粘连、狭窄，刺激枕大神经干，从而引起疼痛。

《灵枢·经脉》篇曰："胆足少阳之脉，起于目锐眦，上抵头角，下耳后，循颈；膀胱足太阳之脉，起于目内眦，上额，交巅，其支者：从巅至耳上角。其直者：从巅入络脑，还出别下项。"故本病归经应属于太阳、少阳两经，治疗以调理太阳、少阳两经经气为主。

头痛按经络部位分为少阳经头痛、阳明经头痛、厥阴经头痛和太阳经头痛等。头为诸阳之会，所以选择阳经腧穴比例明显高于阴经。头痛部位以颞侧多发，以少阳经头痛多见，故以足少阳经穴应用最多。

少阳经头痛：痛在头之两侧，并连及于耳，兼见脉弦细，往来寒热。

太阳经头痛：以痛在脑后，下连于项为主。兼见恶风、脉浮紧。

阳明经头痛：痛在前额部及眉棱骨处。

厥阴经头痛：痛多在巅顶部位，或连目系。

太阴经、少阴经头痛多以全头痛为主。

四、治疗难点

病因复杂，容易误诊。枕大神经发自颈 2 神经后支，绕寰枢关节定位后向上行，在枕外隆凸旁，项上线处，穿过半棘肌、斜方肌止点及其筋膜至枕颈部皮肤。枕大神经的分支较多、较大，且互相交织成网状，分布于颈枕部皮肤。在该神经的走行中，若受到卡压、牵拉、炎性刺激等时，可导致该神经损伤。若患者长期低头工作、椎枕肌群痉挛、炎症渗出、粘连，均可压迫枕大神经。因枕大神经绕寰枢关节突，当寰枢关节半脱位或脱位时，亦可受牵拉或损伤。再者，颈部肌肉，尤其斜方肌的肌筋膜炎也可导致该神经受压。另外，有时在该神经即将穿出深筋膜时会有一个淋巴结在其周围，该淋巴结肿大时，也可导致枕大神经卡压而产生神经支配区的疼痛。本病有发作期和间歇期，因此当本病发作时症状比较急，疼痛程度剧烈，导致患者治疗时不能较好地配合，临床常无法更好地判断和明确本病的诊断和病因，进而不能及时地解除压迫原因和缓解压迫症状，导致病情迁延较久，反复发作。

五、外治法特色治疗方案

（一）针刺治疗

1. 选穴方案

（1）主穴取患侧天柱、风池、完骨、率谷、头维、太阳；配穴取双侧关冲、足窍阴、阳陵泉、外关。

（2）主穴取对侧顶颞后斜线下 2/5、双侧顶旁 2 线。配穴：额颞部疼痛取同侧率谷，头顶痛取同侧风池，仍以少阳经穴位为主。

上述两个穴方基础上，兼有厥阴经症状者加内关、水沟、神门、百会；兼有阳明经症状者加头维；兼有膀胱经症状者加天柱，在经络辨证基础上，可结合兼症辨证针刺。（图 4-7-1~ 图 4-7-10）

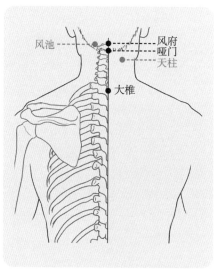

图 4-7-1　天柱、风池

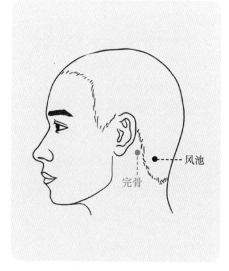

图 4-7-2　完骨

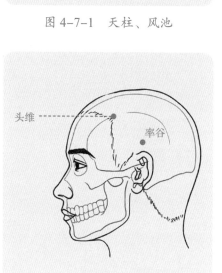

图 4-7-3　头维、率谷

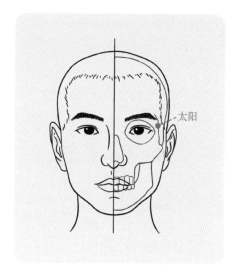

图 4-7-4　太阳

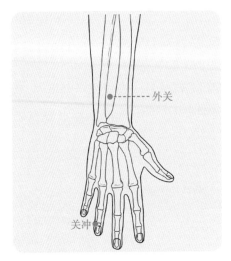

图 4-7-5　关冲、外关

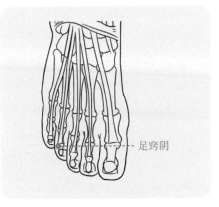

图 4-7-6　足窍阴

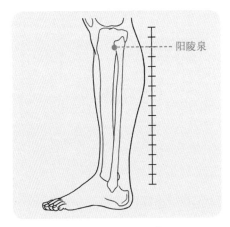

图 4-7-7　阳陵泉

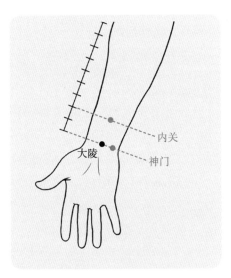

图 4-7-8　内关、神门

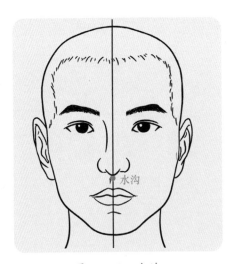

图 4-7-9　水沟

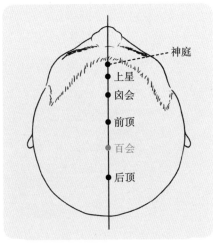

图 4-7-10　百会

2. 操作方法

常规消毒穴区，用 1.5 寸不锈钢毫针，快速进针。天柱、风池、完骨穴针尖朝向鼻尖，率谷透天冲、头维透悬颅、太阳透率谷，得气后施捻转泻法；关冲、足窍阴浅刺留针，出针时任其出血 1~2 滴。于风池与率谷、天柱与头维接电针仪，用连续波，强度以局部肌肉轻微抽动及患者能耐受为度。余穴每隔 10 分钟捻转行针 1 次，留针 30 分钟。每日 1 次，5 次为 1 个疗程，疗程间休息 2 天。

（二）放血疗法

1. 选穴方案

（1）局部刺血：局部压痛点或太阳穴周围浅表络脉。

（2）耳郭刺血：主穴为耳尖、耳轮络脉或耳背上 1/3 有血管充盈处（有则取），配穴为颞（枕）、胰胆、神门、交感、皮质下、内分泌。（图 4-7-11）

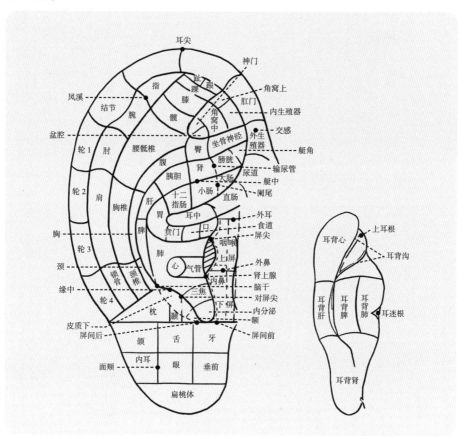

图 3-1-19　耳穴图

2. 操作方法

操作时先在腧穴部位上下推按，使血液聚集于穴位局部。常规消毒皮肤后，手持三棱针或员利针（粗毫针）对准穴位迅速刺入 0.3cm 左右，立即出针。轻轻挤压针孔周围，使其出血数滴，干棉球按压针孔止血。

（三）火针治疗

1. 选穴方案

取穴：阿是穴、头维（患侧）、率谷（患侧）

随证加减配穴：少阳经头痛加角孙、风池、外关、阳陵泉、丘墟、足临泣，前额痛加厉兑，后头痛加至阴，侧头痛加足窍阴，巅顶痛加大敦。（图 4-7-12~ 图 4-7-17）

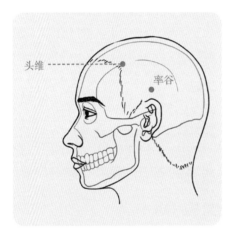

图 4-7-12　头维、率谷

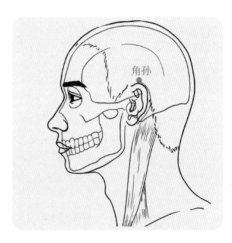

图 4-7-13　角孙

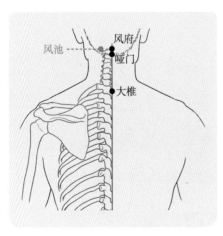

图 4-7-14　风池

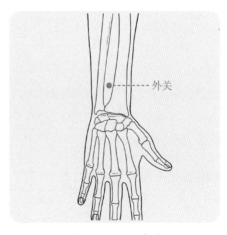

图 4-7-15　外关

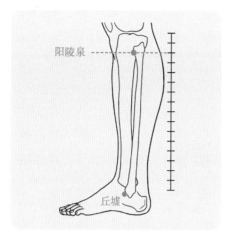

图 4-7-16　阳陵泉、丘墟

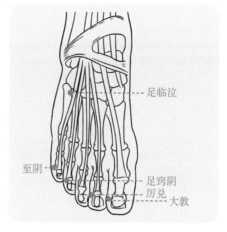

图 4-7-17　足临泣、厉兑、至阴、
足窍阴、大敦

2. 操作方法

在穴位处用安尔碘进行局部消毒。消毒完毕，点燃酒精灯，左手将酒精灯端起，靠近针刺穴位；右手以握笔状持细火针，将针尖、针体置入酒精灯外焰烧至白亮；用烧红的针体迅速刺入穴位，并快速拔出；出针后用消毒干棉球按压针孔止血。

（四）穴位注射治疗

1. 选穴方案

枕大神经点、枕小神经点、乳突后下缘压痛点、第二颈椎棘突水平后正中点与乳突尖连线的中点、耳大神经点、乳突尖下缘

2. 操作方法

患者反坐靠背椅，头颈前屈约 45° 置于椅背上，在上述点位寻找 1~3 个明显压痛点作为注射用穴，用龙胆紫作一点状进针标记。取 5ml 一次性注射器吸取复方当归注射液 2ml，维生素 B_{12} 注射液 0.5ml。常规消毒穴区，每穴注射药液 1ml。出针后按压针孔 1 分钟以防出血。隔日 1 次，3 次为 1 个疗程，疗程间休息 2 天。

（五）南少林颈部整复手法

操作体位：患者取仰卧位，颈部垫一适枕，患者自然放松。

手法：南少林整复手法包括指揉、弹筋、拿揉、探爪、颈椎定位旋转

扳法、仰卧位牵伸松筋。

手法要领：弓步，手法动作与气息相互贯通，做到手随心转，法随气转，动作流畅自如。

颈肩部肌肉放松：医者一手托住患者后枕部，另一手握住后颈部行拿揉放松颈部肌肉3分钟；接着双拇指置于颈肩背部肌肉，余四指放松置于锁骨肩前侧，行拇指弹筋颈肩背部肌肉约3分钟。

改善椎体序列，减轻椎间压力：医者双手四指交叉环抱患者颈后部，小鱼际后部至掌根部顶于患者颈枕部，拇指自然放松，行牵伸左右侧屈旋转，改善椎体序列。若寰枕关节旋转错位或患者一侧寰枕间隙肌张力大，通过上述手法无法松解复位时，可行颈椎定位旋转扳法，医者弓步，一手掌置于患者健侧颞颌部，腹部顶于患者头顶，另一手用探爪法，拇指指腹顶于患者寰枕间隙肌张力大的一侧及后枕部，余四指微屈置于患者颞颥部，嘱患者放松自然呼吸，医者配合自然深呼吸，吸气时，双手相对旋转患者头部，拇指指腹作用力落在患侧寰枕间隙并打开，待呼气末时，医者双手相对用力，瞬间行斜向上轻巧小幅度（5°以内）扳动，可听到弹响声或食指掌指关节感觉滑动感，一气呵成，即告手法成功。调整对侧，用探爪行颈椎定位扳法，食指掌指关节顶于第1颈椎（向后旋转）后侧块上，余操作同上述。

仰卧位牵伸松筋法：患者取仰卧位，下巴微收，保持颈椎中立位。医者弓步，一手掌握住患者后枕部，上臂顶于患者头顶，嘱患者适当用力顶住医者手掌，另一手掌握于患者下颌部，双手拔伸头部，同时使患者前屈左右旋转半分钟，休息10秒，重复上述操作5次。

（六）针刀治疗

1. 治疗原则

依据人体弓弦力学系统理论，枕大神经卡压是由于神经周围软组织卡压神经所致。依据疾病病理构架的网眼理论，一侧神经受到卡压，另一侧软组织也会粘连和挛缩，通过针刀可以准确松解，解除卡压。

2. 操作方法

（1）体位：俯卧位。

（2）体表定位：枕大神经穿出皮下处。

（3）消毒：在施术部位用碘伏消毒2遍，然后铺无菌洞巾，使治疗点正对洞巾中间。

（4）麻醉：用 1% 利多卡因局部浸润麻醉，每个治疗点注药 1ml。

（5）刀具：Ⅰ型 4 号直形针刀。

（6）针刀操作：①第 1 支针刀松解左侧枕大神经穿出皮下处的卡压。在枕外隆凸与左侧乳突连线的内 1/3 处（即枕大神经穿出皮下处）定位。刀口线与人体纵轴一致，针刀体向脚侧倾斜 45°，与枕骨垂直。押手拇指贴在上项线进针刀点上，从押手拇指的背侧进针刀。针刀到达上项线骨面后，调转刀口线 90°，铲剥 3 刀，范围 0.5cm。②第 2 支针刀松解右侧枕大神经穿出皮下处的卡压。针刀松解方法参照第 1 支针刀松解操作。③术毕，拔出针刀，局部压迫止血 3 分钟后，创可贴覆盖针眼。

3. 注意事项

在做针刀松解时，针刀体应向脚侧倾斜，与纵轴呈 45° 角，与枕骨面垂直；不能与纵轴垂直，否则有损伤椎管的危险。

4. 针刀术后手法

针刀术后，患者俯卧，一助手牵拉其双侧肩部。医者正对患者头顶，右肘关节屈曲并托住患者下颌，左手前臂尺侧压在患者枕骨上，随颈部的活动施按揉法，用力不能过大，以免造成新的损伤。最后，提拿两侧肩部，并从患者肩至前臂反复揉搓 3 次。

第八节　斜角肌损伤（前斜角肌综合征）

一、概念

前斜角肌位于颈椎外侧的深部，起于颈 3~6 横突的前结节，止于第 1 肋骨内缘斜角肌结节。前斜角肌综合征是指由前、中斜角肌肥厚、痉挛或解剖学变异等多种因素导致的前斜角肌水肿、增生，斜角肌间隙狭窄，卡压穿行其间的神经、动脉而出现的一系列神经血管压迫症状，是临床常见病、多发病。随着生活方式的改变，该病的发病年龄趋于年轻化，多发生于中年人，尤以女性居多，右侧多于左侧。

本病属中医“筋痹”范畴，是引起颈肩臂痛常见原因之一。也有观点将前斜角肌综合征归属于胸廓出口综合征的一个分型，系指各种原因引起的前斜角肌的肥厚、痉挛、肿胀，并上提第1肋，致臂丛神经及与其伴行血管受压或刺激后产生的一系列临床表现。其主要为锁骨上窝疼痛或压痛、颈肩部痛、麻并向上肢放射，伴患肢肿胀、发凉、苔白、紫癜等。本文中我们将其独立讨论。

二、诊断要点

1. 症状

（1）一般缓慢发生，均因疼痛起病，程度不一。

（2）局部症状：患侧锁骨上窝稍显胀满，前斜角肌局部疼痛。

（3）神经症状：患肢有放射性疼痛和麻木触电痛，肩、上臂内侧、前臂和手部尺侧及小指、环指明显，表现为麻木、蚁行、刺痒感等。少数患者偶有交感神经症状。

（4）血管症状：患肢皮肤温度降低，肤色苍白；手指肿胀、发凉、肤色紫绀，甚至手指发生溃疡难愈。

（5）肌肉症状：神经长期受压，患肢小鱼际肌肉萎缩，握力减弱，持物困难，手部发胀及有笨拙感。

2. 体征

（1）颈前可触及紧张、坚韧而粗大的前斜角肌肌腹，局部有明显压痛，并向患侧上肢放射性痛麻。

（2）局部及患肢的疼痛症状在患肢上举时可减轻或消失，自然向下或用力牵拉患肢时加重。

（3）爱德生试验、超外展试验阳性，提示血管受压。

（4）举臂运动试验、臂丛神经牵拉试验阳性，提示神经受压。

3. 辅助检查

X线片：颈、胸段的X线正侧位摄片检查，可见颈肋或第7颈椎横突过长或高位胸肋征象。

三、辨证分型

前斜角肌综合征是西医病名，在中医传统典籍中并没有明确提及。其病理改变多为前斜角肌的肥厚、肿胀，临床表现为锁骨上窝疼痛或压痛，颈肩部痛麻向上肢放射，与中医学"痹证"相符合，故其证型参照痹证。

四、治疗难点

1. 容易损伤

前、中斜角肌具有稳定颈椎及悬吊胸廓的重要作用，自身张力较高，因此更易受损。如头颈在侧屈、侧倾等某个姿势固定位持续时间过长，或长期提重物牵拉，使其持续处于紧张收缩状态，或颈部在后伸位突然扭转，或感受风寒湿邪等，均可导致斜角肌损伤，局部产生充血、水肿、渗出等无菌性炎症反应，引起斜角肌痉挛、肥厚，使斜角肌间隙变窄，进而压迫或刺激臂丛神经和锁骨下动脉，产生局部疼痛及神经血管压迫症状。

2. 容易误诊

本病主要表现为颈肩部疼痛、活动不利，患侧上肢可出现放射性疼痛、麻木、无力和发凉感，以尺神经分布区受累者多见，容易与神经根型颈椎病和尺神经损伤、肘管综合征等混淆而误诊。少数患者可有交感神经刺激症状，容易与交感型颈椎病和自主神经功能紊乱等误诊。局部肩背部的疼痛、肩锁关节的痛点、肩外展受限等症状容易与肩周炎或肩袖损伤相混淆而导致错误的治疗。

3. 神经血管丰富，操作定位较困难

前斜角肌位于颈部侧前方深层，其后方为中斜角肌，前、中斜角肌和第1肋骨互成一个间隙，此间隙解剖上叫斜角肌间隙，内有锁骨下动、静脉和臂丛神经通过。前斜角肌的起点位于颈3~颈6横突的前结节，其肌纤维向前外下走行至锁骨下动脉沟前方，止于第一肋骨前端上缘的前斜角肌结节；中斜角肌多起于颈椎横突后结节，其肌纤维向下外止于第1肋上，锁骨下动脉沟的后外方。前、中斜角肌起始部纤维与臂丛神经颈5、颈6神经根卡压密切相关，通过切断前、中斜角肌起始部纤维以松解颈5、颈6神经根是可行的。前、中斜角肌在颈椎横突的前后结节均有起点，表明颈神经根除了从前、中斜角肌的间隙中穿过，还必须经过前、中斜角肌交叉的肌性纤维。

五、外治法特色治疗方案

（一）针刺治疗

1. 选穴方案

（1）取穴方案一：斜角肌触发点，颈 3~6 横突结节处和患侧锁骨上窝处，以及斜角肌走行区痛性结节或条索状结节。

（2）取穴方案二：天鼎、缺盆、合谷、肩井、阿是穴。

配穴：根据经络循行，若属于手阳明病变，则选用手阳明合穴曲池穴施术治疗；损伤在臂丛神经下干时，表现为手部和前臂的尺侧感觉减退，根据经络循行，为手少阴、手太阳的病变，可选用手少阴起点穴极泉穴、手太阳合穴小海穴。（图 4-8-1~ 图 4-8-6）

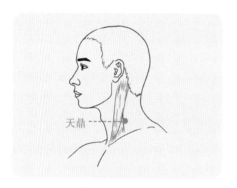

图 4-8-1　天鼎

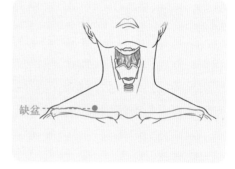

图 4-8-2　缺盆

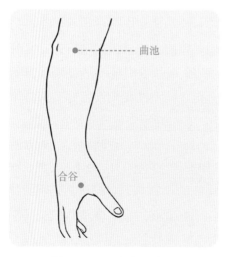

图 4-8-3　曲池、合谷

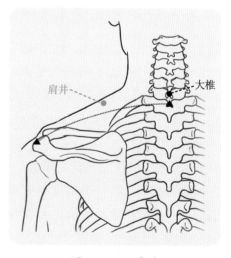

图 4-8-4　肩井

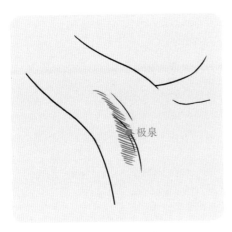

图 4-8-5 极泉

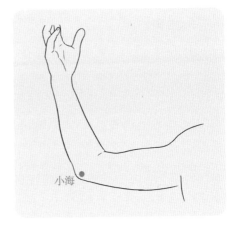

图 4-8-6 小海

2. 操作方法

常规消毒后，用 0.30mm × 40mm 一次性无菌针灸针，进行不同方向的刺入，表浅部位斜刺。在引起局部肌肉抽搐的位置进行反复快速提插，至产生局部抽搐（跳动）2~4 次为止。每隔 1 日针刺 1 次，共治疗 10 次，20 天。

天鼎穴、缺盆穴的深层解剖结构为前斜角肌，所以这 2 个穴位可作为前斜角肌综合征的局部选穴。前斜角肌位于手阳明经所过之处，因此远端取穴可选用手阳明大肠经的合谷穴。阿是穴多于疼痛、麻木明显或有明显压痛点时选用；曲池、极泉、小海等根据疼痛、麻木的范围确定病症所属经脉后配伍使用。

（二）精灸天鼎穴

1. 体位

选择安静、光线充足、空气流通、空间宽敞的治疗室，患者放松仰卧，定位患侧天鼎穴后，颈部向健侧旋转，充分暴露患侧天鼎穴。（图 4-8-7）

2. 准备

以 75% 酒精消毒患侧天鼎穴，待酒精充分挥发后，于穴位上涂擦少量万花油，以不见油星为度，用于固定艾炷及防止烫伤。医者保持双手湿润度适中。选用最小号线香，点燃备用。

3. 施灸

用右手第 1、第 2 指钳取少量（约 3mg）高纯度（80:1）艾绒，二指相对用力将艾绒搓紧，艾绒即成高度约为 3mm、底面直径约为 1mm 的圆锥状艾炷，将艾炷底端置于穴位处。弹去线香灰烬后，以线香引燃艾炷。医者可轻轻平稳吹气以助其加快燃尽。若患者灼痛明显，可轻摩天鼎穴周围，或提捏天鼎穴周围局部浅层组织，以分散患者对施术处的注意力，减轻疼痛。若疼痛剧烈不可忍受，应以镊子取走艾炷并将其熄灭。每壮灸毕，须待患者灼热、疼痛明显

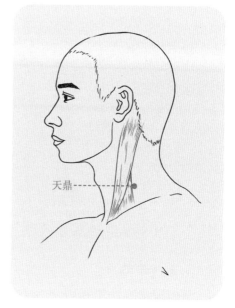

图 4-8-7　天鼎

减轻或消失后，再行下一壮艾灸，共 3 壮。灸疗完毕后熄灭线香，用消毒棉签清洁局部。

（三）浮针疗法

患者取正坐位，双侧上肢前臂放松并置于床上的软垫上，使肘关节自然屈曲呈 85~95°，致使上身局部肌肉呈放松状态。触诊颈部以明确患侧前斜角肌走向，并于距离该患肌 6~8cm 处，在锁骨上窝附近选择稍平坦部位，避开血管作为进针点。局部常规消毒后，借助浮针专用进针器进针，进针器头部搁置于皮肤上，与皮肤呈 15~25° 角刺入。进针后调整针尖使之在皮下，右手持针向前推进，针尖直指前斜角肌，至软套管没入皮下。将针尖后退至软套管内，右手拇指与中指指目缘夹持芯座，食指和无名指分别置于中指两边，拇指指目固定在皮肤上作为支点，食指和无名指一前一后做扇形扫散；扫散动作要做到大幅度、平稳、有节律。

在进行扫散操作的同时，行再灌注活动：保持扫散动作不变，令患者在冠状位上转动头部至健侧一方，并向健侧一方稍侧屈，同时医者左手手掌放置于患者患侧头颞部之上，并给予一定阻力，让患者头部向患侧侧屈做抗阻动作，以使前斜角肌做再灌注活动。每次再灌注活动时间持续10 秒，然后让患者放松 1 分钟，再行第 2 次再灌注活动。每个再灌注动作

重复 3 次之后，留置软套管，留针时间为 6 小时，6 小时后将软套管取出。每日接受治疗 1 次，总疗程共治疗 6 次。

第九节 上交叉综合征

一、概念

上交叉综合征又称近端或肩带交叉综合征，是指由于上斜方肌、肩胛提肌、胸大肌、胸小肌较为紧张和菱形肌、前锯肌、中下部斜方肌、深颈部屈肌特别是斜角肌较为无力松弛而呈现出耸肩、驼背、翼状肩胛和头部前倾姿势的临床特征。将此命名为"上交叉"的原因在于，当无力松弛和紧张的肌肉在上身形成连线时，其连线呈交叉状。上交叉综合征形成的原因有长期错误的坐姿伏案工作、过度锻炼胸大肌、上背肌群缺乏锻炼、心理因素如少女发育期害羞心理等。这种肌肉失衡的方式会引起关节功能障碍和颈部疼痛不适。

二、诊断要点

1. 矢状面静态姿势评估

嘱受试者充分暴露颈肩部皮肤，双足并拢朝前，双足跟平齐，自然站立，两手自然下垂，评估员于受试者正侧方对患者矢状面静态姿势进行评估。评估内容包含头部姿势、肩部姿势、肩胛骨姿势、寒背、腹部位置、腰椎前突姿势 6 个部分，每个部分赋予不同的分值，具体如下：0 分为正常的姿势，1 分为轻微偏离正常的姿势，2 分或 3 分为严重偏离正常的姿势。矢状面静态姿势评估总分 ≥ 6 分为异常。

2. 功能评估

根据解剖体位的骨性标志。

（1）眼角至耳尖的连线是否与水平面平行。

（2）耳垂是否与通过两个肩峰的冠状面重合。

（3）肩胛骨平面与冠状面的夹角的大小。

（4）肩峰与头部正中面的距离。

（5）肩胛骨与脊柱棘突的距离。

（6）颈 1~ 颈 7 的曲度。

（7）站立位时肩关节、上肢、躯干与头部骨骼侧线是否在一条直线。

三、辨证分型

中医将上交叉综合征归属于"筋伤"范畴。《素问·生气通天论篇》记载："湿热不攘，大筋软短，小筋弛长，软短为拘，弛长为痿。"《素问·阴阳应象大论篇》记载："风伤筋。"《素问·气穴论篇》记载："积寒留舍，荣卫不居，卷肉缩筋。"《灵枢·百病始生》篇记载："是故虚邪之中人也，始于皮肤……或者于膂筋，或者于肠胃之募原，上连于缓筋。"《灵枢·刺节真邪》篇记载："虚邪之中人也，洒淅动形，起毫毛而发腠理。其入深，内搏于骨，则为骨痹。搏于筋，则为筋挛。"《灵枢·九针论》篇记载："久行伤筋。"诸多古典医籍指出，筋伤的病因病机为风、寒、湿、热、虚、劳致荣卫不和、筋肉受损等。人体活动依靠骨关节运动，而骨关节运动由经筋约束与支配。上交叉综合征为长期维持单调、反复的低头等错误姿态，损伤局部肌肉，积劳成疾，导致肩颈、前胸肌肉经筋不通，气滞血瘀，肌肉痉挛，不通则痛。

1. 根据病程不同分类

（1）急性伤筋：指由暴力引起的，不超过 2 周的新鲜的筋的损伤。

（2）慢性伤筋：多指急性伤筋失治或治疗不当，超过 2 周的筋的损伤。或积劳成伤筋，慢性劳损造成的筋的损伤也属此类，好发于多动关节及负重部位。急性伤筋患者如果不进行及时和有效的治疗，迁延日久，伤处气血滞涩、血不荣筋，导致筋肉挛缩、疼痛、活动受限，可变为慢性伤筋。

2. 根据暴力形式不同分类

（1）扭伤：扭伤指间接暴力使肢体和关节周围的筋膜、肌肉、韧带过度扭曲、牵拉，引起损伤或撕裂。扭伤多发生在关节及关节周围的组织。

（2）挫伤：多指直接暴力、跌仆撞击、重物挤压等作用于人体而引起的闭合性损伤，以外力直接作用部位为主，多引起该处皮下组织、肌肉、肌腱等损伤。扭伤、挫伤造成的筋的损伤常多属急性伤筋范畴。

3. 根据伤筋的程度不同分类

（1）筋位异常：筋无裂断而位置有改变。局部或可有瘀肿，仔细地触摸可发现肌腱、韧带位置有改变。

（2）筋撕裂：有筋膜撕裂，但无筋膜、肌腱、韧带的断裂，不致引起严重功能障碍者。

（3）筋断裂：筋断裂包括肌腱、韧带及部分肌肉的断裂，肢体正常功能丧失或出现异常活动等。

四、治疗难点

1. 病因复杂

上交叉综合征的发病多为长期、反复过度劳累，不协调运动，致使筋肉系统失衡，经筋受损，而表现出颈肩部姿势异常、局部疼痛和功能障碍，属"过度劳损"致病。

2. 疼痛为主要症状，掩盖病情

上交叉综合征的主要症状为颈肩部姿势异常、局部疼痛和功能障碍，这与筋病的临床表现相似。患者的疼痛实则为"筋损致痛"，是由于不正确的姿势、不正确的锻炼方式、女性青春期心理问题等引发颈肩背部经筋系统受损，继而刺激位于"经筋"之中的各种感受器，激发局部筋肉释放更多的乳酸和致痛炎性因子，并降低局部筋肉的痛阈，致使局部疼痛。

3. 平衡紊乱

与颈椎、肌肉群等整体结构相关，涉及的结构组织较多。人体的正常运动和功能需要每一个关节周围的对抗肌群在其长度与力量上达到平衡。肌肉之间正常的对抗力对于在活动时骨能保持在关节内中央是必要的，这就是"肌肉平衡"。相反的，当对抗肌群因为某些肌肉过于紧张或松弛而给予不同方向的张力，关节往往就会倾向那个紧张肌群的方向，而被限制向相反的方向运动，肌肉失衡时则会导致关节周围局部疼痛。这些失衡产生的原因各有不同，其中包括重力的作用、反复单一的动作和长期不良姿势，具体来说颈项部周围肌肉失衡导致的上交叉综合征与颈椎病关系甚为密切。

4. 疗效评价不明确

临床治疗上交叉综合征主要采取针灸推拿、理疗和运动等方法，可取得一定效果，患者疼痛缓解，姿势改善。但目前临床并无治疗上交叉综合征的统一标准。

5.功能障碍容易形成恶性循环

上交叉综合征患者功能障碍是建立在筋肉系统失衡而代偿的基础上的。长期、反复、过度的劳累、不协调运动，使颈肩背部经筋处于长期疲劳损伤状态，经筋劳损后会出现保护性痉挛，痉挛又加重了经筋的损伤，二者进入了"疼痛－痉挛"的恶性循环；到了后期，全身的经筋运动力失衡，失衡的肌肉牵拉相关关节发生生理位置上的偏移，使关节出现形态学和功能学上的改变，导致功能障碍。

五、外治法特色治疗方案

（一）针灸治疗

1.选穴方案

（1）紧张肌群侧穴位定位：云门、肩前、风池、肩中俞。

（2）弱势肌群侧穴位定位：肩外俞、风门、膈俞、大包。（图4-9-1~图4-9-5）

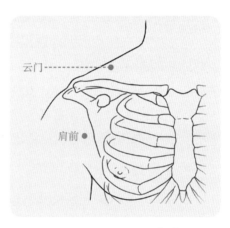

图 4-9-1 云门、肩前

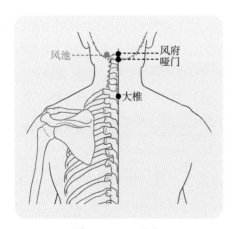

图 4-9-2 风池

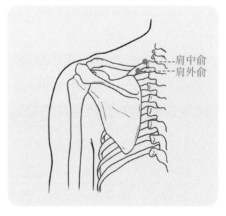

图 4-9-3 肩中俞、肩外俞

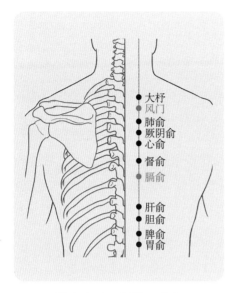

图 4-9-4 风门、膈俞

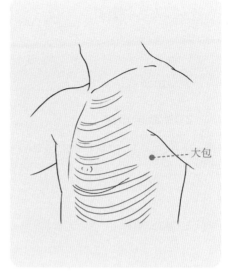

图 4-9-5 大包

2. 操作方法

（1）紧张肌群侧具体操作

云门、肩前、风池、肩中俞均双侧取穴。云门：先用左手拇指触摸到喙突后，用指切进针法，右手持针，针尖紧靠左手指甲缘快速进针，针尖方向朝喙突外上方斜刺 0.5~0.8 寸。肩前：直刺 1~1.2 寸。风池：针尖对着鼻尖方向斜刺 0.8~1.2 寸。肩中俞：与脊柱方向平行，向下平刺1~1.2 寸。

上述腧穴行均匀柔和的捻转行针手法，幅度为 90° 左右，频率为 60 次 /分钟，以不出现肌肉跳动为度。其中云门、肩前行针 1 分钟后出针，不留针；风池、肩中俞留针 30 分钟。

（2）弱势肌群侧具体操作

肩外俞、风门、膈俞、大包均双侧取穴。大包：用左手拇指和其余四指轻轻提捏起大包穴下的前锯肌，右手持针从后往前，从左手拇食指之间平刺入。肩外俞：与脊柱方向平行，向下平刺 1~1.2 寸。风门：与脊柱方向平行，向下平刺 1~1.2 寸。膈俞：与脊柱方向平行，向下平刺 1~1.2 寸。上述腧穴行较强的捻转行针手法，幅度为 180° 左右，频率为 120 次 / 分钟，以出现较强针感为度。其中大包穴行针 1 分钟后出针，不留针；肩外俞、风门、膈俞留针 30 分钟。

（二）针刀治疗

1. 体位

患者取俯卧位或坐卧位，治疗过程中体位保持不变。

2. 消毒与麻醉

常规皮肤消毒，铺无菌洞巾。以 1% 利多卡因局部麻醉，进针方法同针刀治疗，针抵肩胛上角骨质后将针头稍提起，回抽无回血，每点注射 1~2ml。

3. 具体操作

（1）患者先取仰卧位，于双侧喙突下内下方 0.5cm 位置各定 1 点，后患者取俯卧位，于患者枕外粗隆下缘定 1 点，向两侧旁开 2.5~3cm，各定 1 点，颈 2 棘突定 1 点，颈 3~ 颈 7 棘突上选取 3 个压痛点，合计 9 点，形成小 "T" 字形。选取规格 0.40cm×40cm 小针刀在各点垂直皮肤迅速进针，进针感到弹性阻力后缓慢施压，逐层切开，到达骨面，退刀至皮下，向左右分别倾斜针体 45°，进针铲拨 2~3 次，出针后以棉球消毒按压。于喙突位置，针刀在定点位置向外上方刺入，进针逐层切开，至喙突骨面，退刀至皮下，刀口线 90°，如前方法再进针 2 次，出针后以棉球消毒按压，完成治疗。

（2）针刀松解肩胛提肌之肩胛上角附着区

入路层次：皮肤 – 浅筋膜 – 斜方肌 – 肩胛提肌 – 肩胛骨上角骨面

松解方法：医者左手拇指按压于肩胛骨上角处定点位置，右手持 I 型 4 号针刀，使针身垂直于肩胛骨上角边缘骨面（以左手按压手感判断）。将针刀刺入皮肤后直达肩胛骨上角骨面，缓慢移动刀锋至肩胛骨上角边缘，在此位置轻提针刀 3~4mm，再切至骨缘，以切断少量肩胛提肌附着点纤维，充分降低其张力，并将可能存在于此处的瘢痕、纤维化等病变组织松解，每点切割 4~5 下，手下有松动感时出针。压迫止血，无菌敷料包扎。

（3）术后注意事项

3 天内避免针孔接触水，避免出汗以防止感染。

术后 2 周患侧上肢应避免家务劳动及提重物，以免患处受到刺激，影响恢复。

在肩胛骨内上角进行针刀治疗时，由于肩胛骨缘较表浅，针刀应紧贴骨面，不能过深，防止超过肋间误入胸腔而发生气胸。

嘱患者注意保暖、避风寒，进行适当的颈背部功能锻炼，以巩固疗效。

患者应注意睡姿，选择通透性好且软硬、高度适中的枕头。

（三）推拿治疗

患者适当休息后取坐位，自然放松，舒适为度，操作者立于其侧。

（1）舒筋放松法：采用按、揉、捏、擦等手法放松颈、肩、背部及肩前部肌肉，手法注重轻柔、宽厚、和缓，以舒适为度，时间约3分钟。

（2）牵拉放松法：操作者立于其侧，嘱患者缓慢地做颈部的屈伸、旋转和侧屈动作，对其颈部活动作基础评估；并于颈部活动末端施加适当压力，辅助牵拉2~3秒，时间约1分钟。

（3）揉拨解痉法：以按揉、弹拨等手法为主，对患者双侧斜方肌上束、肩胛提肌、胸小肌、胸大肌等紧张肌肉区域进行手法治疗，重点施术于张力高的软组织、肌肉起止点及痛点处，手法注重沉稳、厚重，时间约3分钟。

（4）循经点按法：以点按法、按揉法为主，从双侧风池穴开始，从上到下依次按揉颈部阳经，以少阳经为主，配合点按肩井、天宗、天柱、肩贞、颈臂穴等，以酸胀为度，反复3遍，时间约3分钟。

（5）拿揉上肢法：以拿揉法为主，重点对双侧上肢屈肌进行拿揉放松，由近端渐至远端，反复3遍，时间约2分钟。

（6）太极推拿特色摇法：操作者一手托住患者前额，一手以拇食指"八"字形置于枕部，两手臂协调做弧形运动，采用顺时针方向，动作和缓稳重；伺机寻找错位关节，在摇法过程中进行关节整复，时间约2分钟。

（7）肌力训练及姿势调整：患者取坐位，头部处于中立位，双眼平视前方；头颈部微微后缩，至最大程度，维持该姿势数秒之后，放松至初始状态。双上肢放松自然下垂，双肩用力外旋，双侧肩胛骨内收，尽量向脊柱正中靠拢。反复操作5~10遍，时间约4分钟。

（8）结束手法：采用摩法、揉法、拍法为主，施术于肩、背部，使患者有轻快、放松感为宜，时间约1分钟。

（四）火针治疗

1. 选穴方案

医者以拇指在筋与筋间、筋与骨间分拨慢移探查结筋病灶点，触及伴有压痛的条索或硬结即为结筋病灶点，进行标记。

2.操作方法

常规消毒，点燃酒精灯，根据肌肉厚薄程度取 0.35mm×（25~40）mm 的毫针烧至红透后快速点刺，一穴一针。若触及仅有压痛而无结节的点可进行 30 秒由轻到重的间歇性按压。

说明：结筋病灶点多沿经筋循行路线分布在筋与筋间、筋与骨间，是经筋的病理改变，同时具有诊断意义和治疗意义。

第十节　头夹肌损伤

一、概念

头夹肌损伤属于慢性积累性损伤，长期伏案或经常仰头、转头方式工作的人群易患本病，是一种临床的常见病。人体活动范围最大、最频繁的部位就是头颈部，头部活动的第一支点是第 1 胸椎，第 1 胸椎活动范围极小，因此颈部频繁而又幅度极大的应力就集中在第 7 颈椎的棘突上，也就是头夹肌的附着点上。头夹肌的浅层有斜方肌、背阔肌，深层有骶棘肌，使头部后仰的肌群中，头夹肌具有重要作用。

二、诊断要点

临床表现为第 7 颈椎棘突处或枕骨上项线单侧 / 双侧疼痛，或有极严重的不适感，第 7 颈椎处可见包块隆起，肤色正常，有轻度压痛，有时颈部两侧亦有肿胀表现。用手掌压住患者颈部使其低头，再令患者努力抬头，后伸颈部，会引起疼痛加剧。

三、辨证分型

头夹肌损伤属于中医"项痹病"范畴，历代古籍中都认为风寒湿邪对痹证有重要影响。《灵枢·五变》篇云："粗理而肉不坚者，善病痹。"《济生方·痹》亦云："皆因体虚，腠理空疏，受风寒湿气而成痹也。"《素问·痹论篇》曰:"风寒湿三气杂至合而为痹也。"其中医辨证"项痹"同前文。

四、治疗难点

1. 有职业特性，容易长期损伤

人长期伏案、仰头、转头，使头夹肌一直处于紧张的牵拉状态，从而造成损伤；损伤后，本应制动以修复，但颈部还可以在其他肌肉的作用下，勉强地做左右转动和俯仰的运动。这样，头夹肌一旦损伤，就处在修复和继续损伤 2 个过程的同时进行中，损伤的肌组织就重复着变性、渗出、机化、增生、粘连、结疤的过程。因此，损伤处的疤痕组织较大、较厚，经久不愈。本病大多数患者为长期伏案者，其中以新兴行业——美甲师居多。

2. 头夹肌持续受损，难以自行修复

头颈部的活动以第 1 胸椎为支点，而第 1 胸椎本身活动幅度则较小，因此在头颈部在频繁大幅度的活动时，第 7 颈椎棘突成为应力的中心。头夹肌起自上部胸椎和第 7 颈椎的棘突及项韧带，止于枕骨上项线。而颈 7~ 胸 1 关节正位于"动"与"不动"之间（第 7 颈椎活动度大，第 1 胸椎活动度小），所以头夹肌第 7 颈椎的附着处极易受损。此处损伤后，在其他肌群的协同作用下，头颈部仍持续勉强进行后仰、左右活动等动作，即使损伤的肌腱处于防痛的制动状态，肌腹部仍在不停地活动，已损伤的头夹肌并不能得到机会修复，故呈弥漫性隆起（位于第 7 颈椎处），直径约 5~10cm。一般无皮色、肤温改变，包块无分隔感，与皮肤和基底部均无明显分离感（即与皮肤、基底均粘连）。

五、外治法特色治疗方案

（一）针刺治疗

1. 选穴方案

主穴：大椎

随证加减配穴：痰瘀互结加丰隆、血海、膈俞、胆俞，气血亏虚加脾俞、足三里、肾俞、三阴交。（图 4-10-1~ 图 4-10-4）

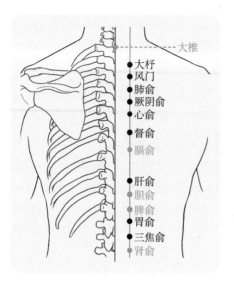

图 4-10-1　大椎、膈俞、胆俞、
脾俞、肾俞

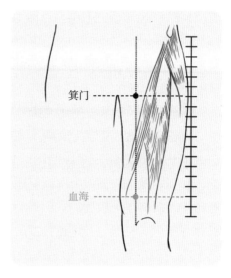

图 4-10-2　血海

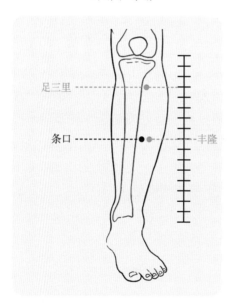

图 4-10-3　丰隆、足三里

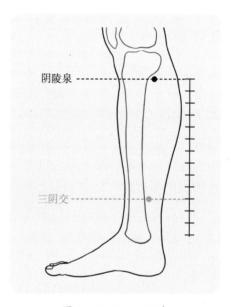

图 4-10-4　三阴交

2. 操作方法

大椎穴用毫针直刺 0.5 寸；然后在此针上下（第 7 颈椎上、下缘）各刺 1 针，直刺 0.5 寸；在此针左右（第 7 颈椎左、右缘）各刺 3 针，直刺 1 寸。各针均得气后留针，用温灸器在大椎穴之针上施艾条灸 30 分钟，1 天 1 次。

（二）锋钩针治疗

操作方法：患者取俯卧位或坐位，稍低头，取大椎穴处或项韧带两侧头夹肌附着处的压痛点，常规消毒。刺时以左手食指、中指绷紧所刺之皮肤，右手以拇、食、中指持钢笔式姿势紧捏针柄，先以针尖迅速垂直刺入皮下，深度约 10mm，然后调整针柄到合适角度，上下提动针柄，即可听到割断皮下纤维的声音，出针时将针柄恢复进针时的方向与角度，使针尖部顺原针孔而出，出针后用棉球按压即可。每周 1 次，4 周后统计疗效。

第五章　颈椎关节疾病外治法治疗

第一节　颈椎先天性畸形

一、概念

颈椎先天性畸形是指先天发育因素造成的颈椎解剖结构异常，其发病的确切原因尚不完全清楚，一般认为在脊椎发育成熟过程中一些刺激因素可以导致畸形，其中包括椎体融合、棘突融合、关节突畸形、后凸畸形等，部分还伴有外观畸形，包括低发迹、颈短、颈椎活动受限、斜颈等表现，临床症状可表现为局部症状和神经症状。其中尤其以颈椎后凸畸形和上颈椎畸形最为危险，容易继发颈椎失稳与椎管狭窄，引起严重的临床症状，是脊柱畸形中最危险的一类。这类颈椎畸形疾病较为罕见，目前尚无统一的临床诊治标准，常发展至极其严重的程度才引起患者重视，影响患者的正常生活，甚至威胁患者的生命安全。

二、诊断要点

1. 临床表现

多数颈椎畸形患者早期无明显症状，逐渐随着发育生长或外因诱发局部症状，常常表现为疼痛、酸胀不适和活动受限，颈部活动时疼痛往往加重。脊髓神经受压后往往出现运动损伤症状，表现为行走不稳、四肢麻木、括约肌功能障碍，甚至出现四肢痉挛性瘫痪；高位脊髓如果压迫严重，可表现为呼吸困难甚至麻痹。

2. X 线检查

颈椎正位片、侧位中立位片、侧位过伸位片、侧位过屈位片以及张口位片是临床诊断必须进行的 5 项检查。

三、辨证分型

根据骨性结构畸形可将颈椎畸形分为 3 种类型。

（1）发育不全畸形：包括齿状突发育不全、游离齿状突、寰椎后弓缺如、枕骨髁发育不全等。骨畸形性发育不良则常伴有颈椎后凸、颈椎脊柱裂、脊柱侧凸和腰椎过度前凸等颈椎急性发育。

（2）分节不全畸形：包括寰枕融合、颈椎融合等。

（3）结构畸形：包括颅底凹陷、颅底扁平、枕骨大孔狭窄、无明确诱因的上颈椎不稳或脱位等。

四、治疗难点

1. 多数颈椎畸形早期可无症状具有低龄的特点

颈椎畸形的发病率较低且病例大多为散发，更全面的治疗策略、多样化的外治疗法和手术等治疗方案都有待进一步研究。同时这些颈椎畸形患者的结构异常改变都具有罕见性，各自临床表现具有特异性，在治疗上的策略也没有通用性的指南，应根据不同畸形的特点采取针对性的干预。

2. 多数颈椎畸形常呈进展性，严重时会造成脊髓压迫症状，甚至威胁生命

定期的影像学检查监测颈椎后凸畸形的发展是必要的。轻、中度骨畸形性发育不良有自发矫正的特点，大多数颈椎畸形往往因为早期无影像学依据而使用手法、正骨等治疗，易产生不良后果，因此应当规范早期颈椎结构的影像学依据。颈椎畸形的手术风险相对较大，术后康复效果不佳，因此除了应用针对性的外治疗法改善症状，还可针对部分手术病例的术后康复进行积极的外治疗法的干预。

五、外治法特色治疗方案

建议保守观察或手术治疗，中医外治法方案参考颈型颈椎病。

第二节　寰枢关节半脱位

一、概念

寰枢关节半脱位是指由于劳损、外伤、退变、炎症等因素，导致寰椎、枢椎的轻微解剖移位、关节构成紊乱，以及周围组织急、慢性损伤等局部改变而引起，以眩晕、头痛、耳鸣、恶心呕吐为常见症状的病症。患者常常以颈部疼痛、斜颈、颈部僵直、颈部活动受限等症状就诊，偶伴随椎－基底动脉缺血症状，即头晕、头痛、恶心、呕吐等。寰枢关节半脱位是一种特殊类型的颈椎病，同时也是临床上常见的上颈段疾病之一。目前，寰枢关节半脱位的发病率连年升高，并逐渐趋向低龄化，临床研究显示，约30%的颈性眩晕及70%以上的不明原因头晕与本病有关。

二、诊断要点

（1）有外伤史和（或）落枕史、慢性劳损或长期伏案者。

（2）头后枕部胀痛不适感，头颈旋转功能受限并伴有头晕。

（3）触诊颈 2 棘突旁有明显压痛，并一侧饱满，另一侧有陷空感。

（4）影像学改变（CT 三维重建诊断标准）：①前后脱位：矢状位齿状突前缘与寰椎前弓后缘间的距离在成人中超过 3mm。②旋转脱位：冠状位齿状突与寰椎侧块距离不等宽（差值超过 1mm）。如符合以上任何一条即可诊断寰枢关节脱位。

（5）临床可诱发常见症状如下：①局部症状：以颈部僵硬、疼痛、活动受限为多见。②头部症状：以椎－基底动脉供血障碍和枕大小神经受刺激、受压症状为主，如眩晕、头痛、失眠、记忆力减退、精神萎靡、血压异常、头痛及偏头痛。上述症状极少单独存在，多为几种症状同时并存。③五官症状：如视力调节障碍、视力疲劳、眼胀痛、复视眼蒙。此外，尚有鼻塞、鼻过敏、耳鸣、听觉障碍、口舌干燥、颞颌关节紊乱等。④脊髓症状：脊髓凭借助两侧齿状韧带固定在椎管内，颈部脊髓的齿状韧带附着在颈 1~7 形成的骨性管道内，寰枢关节的旋转或偏移一旦超越日常的生理范围，齿状韧带遭到过度的牵拉，就会影响脊髓外侧长纤维的神经传导而导致步态失稳、双下肢软弱无力，即所谓的"打软腿"等症状。此外，椎动脉受到刺激，也可引起脊髓前动脉痉挛、缺血，所以在头颈转动时就会发生缺血的突然猝倒现象。⑤全身症状：以周身困累、四肢疲乏为主。

三、辨证分型

中医学中并无寰枢关节半脱位之病名，根据本病具有关节错位、疼痛、眩晕等特征，本病当属中医"骨错缝""筋出槽""筋节伤""骨搏""眩晕"等范畴。气血亏虚、肝阳上亢、风寒阻络、气滞血瘀是寰枢关节半脱位所致眩晕的常见证型。

四、治疗难点

1. 结构不稳定，活动度大

寰枢关节是脊柱中活动度最大、结构最不稳定的部分，因此也极容易发生病变。寰枢关节半脱位的发生是由于劳损、炎症、外伤、先天畸形等多种原因导致枢椎歪斜、扭转，失去与寰椎的正常解剖结构关系，从而表现为颈肩部疼痛，以及头痛、眩晕、恶心、呕吐，甚至心悸、面瘫等多种临床症状。

2. 骨结构错位伴随复杂的软组织平衡失调

寰椎、枢椎均属于非典型椎骨，寰椎、枢椎之间无椎间盘，通常所谓的寰枢关节由4个关节组成：2个是寰椎两侧块的下关节面与枢椎的2个上关节面构成的关节，称为磨动关节；1个是寰椎前弓正中后面的凹形关节面与齿突构成的关节，称为寰齿关节；另1个是齿突与寰椎横韧带间形成的关节，有学者称之为滑囊。枢椎作为10块肌肉的起止点，这些肌肉都参与头颈部的旋转、屈伸、侧屈运动，这种结构特点使它成为上颈段的应力中心。维持寰枢关节稳定的结构还包括横韧带、翼状韧带、寰枢前后覆膜、齿突尖韧带及关节囊等。其中横韧带是维持寰枢椎稳定的主要韧带，有限制齿突过度活动、防止寰椎向前移位的作用，并将齿突与颈脊髓阻隔开；齿突尖韧带起于齿突顶端，翼状韧带附着于齿突两侧，主要功能是限制头部过度前屈和旋转。基于上述解剖及功能上的特点，当颈部处于自然的生理姿势时，相互拮抗的各组肌群与韧带处于力平衡状态，寰枢关节也就维持着相对稳定的功能；一旦这种平衡被打破，则易发生半脱位。在长期低头中，由于不良姿势，头部过度向一侧旋转时，或头枕外伤，颈部附近软组织发生炎性改变时，以及退变或其他原因都可引起单侧肌紧张、痉挛或劳损，使两侧肌张力平衡失调，两侧肌力不平衡，从而导致寰枢关节半脱位。其中附着于寰椎的肌肉一侧发生劳损或损伤，出现渗出、水肿、痉挛时，在转颈时极易牵拉寰椎，导致寰椎偏移。长期低头可使横韧带过度牵扯而导致慢性积累性损伤，使其失去正常功能，易造成寰椎向前半脱位。过度旋转或侧屈可造成一侧胸锁乳突肌痉挛，翼状韧带损伤，易于发生寰枢关节旋转半脱位。

3. 寰枢椎毗邻神经血管，可诱发严重症状

（1）颈 1~3 脊神经

第 1~3 颈神经后支在其行径中有几处易受卡压或激惹，当寰枢关节移位时可使其后弓上缘直接卡压枕下神经；枢椎的移位可使枕大神经的出口变窄，头下斜肌受牵拉可卡压和激惹枕大神经；寰枢关节错动移位也可使两侧的关节囊受到更大的牵拉，直接影响与其紧密相贴的第 3 颈神经。

（2）颈上神经节

颈上神经节是交感神经干中最大的神经节，位于第 2 颈椎水平。其发出的节后纤维外侧支中部分分布于寰枢关节滑膜及其周围组织，部分参与形成了椎动脉周围神经丛。故寰枢关节的错动移位或周围炎症波及时可引起颈交感神经功能紊乱，进而影响其支配组织或器官的正常功能。

（3）椎动脉

椎动脉管壁有丰富的交感神经纤维缠绕，并随其分支而分支，当寰枢关节构成改变时，椎动脉一方面受到牵拉、挤压和扭曲，另一方面椎动脉周围的交感神经受到刺激而反射引起椎动脉痉挛，引起椎－基底动脉系统缺血。

4. 临床症状多变，部分症状特殊易误诊

寰枢椎结构特殊，寰枢关节活动幅度大而关节囊松弛，枢椎上关节面近于水平，寰枢关节吻合面较浅，起动力作用的肌肉又大多附着于枢椎，以上的结构特点，构成了寰枢关节发生半脱位的基础。在外伤、劳损、退变、炎症等因素作用下，可导致寰枢椎的解剖位移，关节构成紊乱。当这种局部改变对其毗邻的神经血管造成影响时，可引起一系列相关的临床症状，而在这些临床症状中，有的较为常见并为医患所共识，有的则表现特

殊，易误诊误治。

5. 危害性大

寰枢关节是高位脊髓及生命中枢所在处，严重的寰枢关节半脱位可导致高位截瘫、呼吸肌麻痹甚至危及生命，对本病的诊断正确与否直接影响到治疗方式和治疗效果。

五、外治法特色治疗方案

（一）针刺治疗

1. 体位

针刺时选用侧卧位或俯卧位，充分暴露颈项肩背部。

2. 选穴

阿是穴（第二颈椎附近触诊最突出、按压有疼痛的阳性反应点）、颈夹脊、风池、颈百劳、列缺（图5-2-1、图5-2-2）

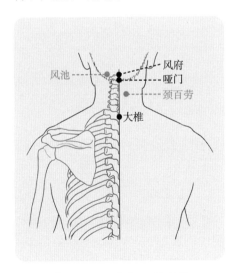

图5-2-1 风池、颈百劳

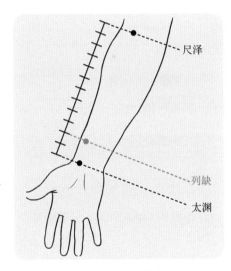

图5-2-2 列缺

3. 操作

常规消毒，按施术部位组织厚薄、患者体型胖瘦选择针灸针长度（1寸或1.5寸）、进针方法和预定针刺深度。阿是穴直刺0.5~1寸，风池穴向鼻尖方向斜刺0.5~1寸，颈百劳穴直刺1寸，列缺穴向上斜刺0.2~0.3寸，局部酸胀、沉重或向肘、肩部放散。快速进针，平补平泻，得气为度。留针30 分钟，每 10 分钟行平补平泻手法 1 次。

（二）推拿治疗

1. 解痉松肌法

患者取坐位，医生用滚法、按揉法在颈肩部、颈项部操作。手法宜轻柔，以缓解肌疲劳，5 分钟。

2. 推上颈段法

用一指禅推法、按揉法在上颈段操作，重点在寰枕和寰枢关节部位。手法宜轻柔缓和，患者能忍受为限。时间约为 5 分钟。

3. 推按穴位法

取颈夹脊及阿是穴，用一指禅推法或按揉法操作。时间约为 5 分钟。

4. 整复错位法

使用定点旋转复位手法对错位的颈椎进行复位，在牵引拔伸状态下，医生做头部缓慢轻柔的前后运动和试探性旋转运动，当阻力减小时进行整复，如出现弹响，颈部活动改善，疼痛减轻，表示手法复位成功。复位手法每周不超过 2 次。

5. 理筋顺络法

在颈部用推法、揉法、摩法操作，理顺筋络。时间约为 2 分钟。

（三）正脊手法治疗

1. 定点旋转复位法

让患者取端坐位，在对颈部软组织松解后，结合 X 线提示和触诊法判断棘突偏向，用定点旋转复位法整复半脱位的寰枢关节。以患侧棘突向右偏歪为例，医者立于患者右后方，患者头部前屈 15~30°、右旋 5~15°，以左手拇指置于偏歪棘突旁，余四指扶持左侧颈部，用上臂与前臂将其头部环抱并夹紧，让患者头部紧贴医者胸部。缓慢提起头部，牵引 10~30 秒，待其放松，或牵引 30~60 秒，并提起放松，反复 3~5 次。医者右肘呈半环型扣住患者下颌偏左侧，以左手拇指定位为支点，给予适当力度轻巧旋转3~5 次，右前臂向右发力，同时左手拇指向左顶推偏歪棘突，做快速且小幅度旋转，当自觉拇指下有错动感且伴有弹响声，即复位成功。再行理筋推拿手法，术毕。

2. 俯卧位角度旋转定位扳法

患者取俯卧位，胸下垫枕，双臂自然放于身体两侧。以颈 2 棘突向左侧偏歪为例，医者立于患者头侧把左手置于其后枕部，拇指顶推偏歪棘突或按压隆起之横突，右手掌提托患者右侧下颌，使其头颈转向对侧，并后伸 5~10°。在患者自然放松时，医者双手快速反向用力，以患者症状减轻或听到关节弹响声作为手法成功的标志。与坐位和仰卧位相比，俯卧位角度旋转定点扳法具有发力轻巧、定位准确、安全可靠的优势。

3. 不定点旋转复位法

取端坐位，患者双腿分开与肩等宽。以右旋转扳法操作为例，医者站立于患者背后，将右前臂置于患者左侧面颊处，肘部固定于其下颌部，轻提下颌做颈部旋动 2~3 次后上提颈部，将其头部向右侧极度旋转，然后用腰部发力，同时右手以寸劲快速提拉患者颈部，多能听到一个或数个弹响声；再用同样手法作用对侧，术毕后再施以理筋法。与定点旋转手法相比，不定点旋转复位法不单单从局部考虑，而是着眼于整体，操作更简单安全，但临床效果可能不持久，需要反复整复。

4. 龙氏正骨手法

仰头摇正法操作：患者低枕仰卧，医者一手扶持其下颌，另一手托枕部使其保持仰头位（角度 ≤ 20°），并将拇指放于偏歪棘突后方侧旋，柔和摇动 2~3 下，在患者颈部自然放松时将头部旋至极度（角度 ≥ 30°），医者两手配合向外上方给予力度适当闪动力，便可听到弹响声。

侧向扳正法操作：患者仰卧，医者站于床旁，一手托其颈枕部且将拇指固定于偏歪横突高突处，另一手扶其下颌使前臂紧贴患者面部，两手配合牵引头颈并左右旋转，当搬至患侧最大角度时，保持拇指固定点，与另手做搬、按、牵于一体的"闪动力"，患者或医者常能听到复位成功的弹响声。

对于一次手法寰枢关节错位不完全复位者，在前期手法的基础上，最后双手同时发力做平牵颈椎手法。

（四）牵引疗法

采用牵引床治疗，使用枕颌吊带行坐位牵引。

颈椎间歇牵引：选择牵引 60 秒，间歇 10 秒。根据年龄、性别、体重等因素来决定牵引重量，首次牵引从 5~7kg 开始，根据患者的反应酌情每日或隔日增加 1kg。最大牵引力酌情增加到人体体重的 15%~20%。颈椎牵引力的方向应垂直于地面。

颈椎持续牵引：仅牵引模式与间歇牵引有差异，颈椎的牵引时间、重量、角度均同上。

患者均佩戴颈托 4 周，防止长时间低头或异常姿势保持时间过长造成寰枢关节半脱位加重，影响治疗效果。当患者颈椎需要长时间保持一个姿势或室外活动时，必须要佩戴颈托，其他情况酌情而定。

（五）针刀治疗

1. 器具

医疗器械厂生产的针刀（0.6mm × 80mm）

2. 选穴

脑空、大椎、陶道、魄户、天宗（图 5-2-3、图 5-2-4）

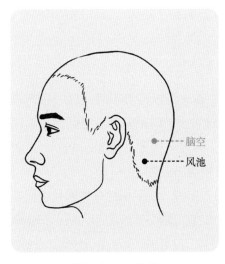

图 5-2-3　脑空

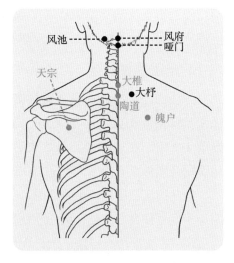

图 5-2-4　大椎、陶道、魄户、天宗

3. 体位及疗程

患者采用俯卧位，特殊存在强迫体位患者可采用坐位受术。1 周 1 次，1 次为 1 个疗程，按临床记录标准及评分标准进行记录。

4. 操作

患者于消毒治疗室行复杂性针刀松解术，术前签署知情同意书。患者俯卧于治疗床上，充分暴露头项背部，以双侧脑空穴、大椎穴、陶道穴、双侧魄户穴、双侧天宗穴为标记点，用 0.75% 碘伏无菌纱布以上述标记点为中心进行常规消毒，铺无菌单，采用 1% 利多卡因 1ml 于上述标记点进行局部麻醉。局麻后后严格按照针刀的"四步八法"进针施术，应用Ⅰ型 4 号针刀，刀口线与局部重要的血管神经走行平行，刀体垂直于皮肤，快速进针。进针后行针刀手法，在肌肉附着点上纵疏横拨，尽量切开结节。患者感酸胀则止。快速出针，并迅速用无菌棉球按压针孔 2 分钟左右。针刀松解术操作完毕，无菌贴外敷，防止感染。

5. 注意事项

治疗结束后患者稍作休息再以平车推回病房或门诊。应严格按照针刀施术操作规程操作，且掌握操作部位精细局部解剖。

第三节　颈椎生理曲度改变

一、概念

正常人体的颈椎生理曲度呈前凸征象，是保证脊柱稳定、平衡和缓冲震荡功能的物质基础。颈曲异常包括颈椎过度前凸、颈椎平直及颈椎反弓等征象。当颈椎受到来自上下方向的拉力时，颈曲被拉直。当颈曲发生改变时，颈椎与颈部肌肉和神经及血管的解剖关系也相应地发生改变，从而影响各自的功能，临床表现为疼痛、麻木、头晕等颈椎病的症状。反过来，这些症状又会迫使颈椎处于强迫体位并进一步加重曲度改变，形成恶性循环。当颈部长时间处于不良位置时，如偏头（侧弯与旋转）、低头（前屈）等，颈椎处于长期慢性劳损状态，颈椎局部的应变位移增加，颈椎处于强迫体位促使颈部肌肉僵硬、颈椎失稳并引起曲度改变。其中颈椎侧弯主要有 2 种类型，一种是颈椎呈"C"型侧弯；另一种是寰枕型侧弯，即颈椎侧弯不明显，而头向一侧偏歪。在颈椎病的临床研究中，许多学者越来越重视颈椎曲度的恢复，甚至将其作为颈椎病的疗效指标之一。

二、诊断要点

（1）患者有长期伏案史。

（2）颈项部有疼痛、僵硬、活动不便或有上肢麻木、头晕头痛。

（3）颈椎棘突、横突处压痛阳性。

（4）颈椎 X 线检查显示，颈椎生理曲度处于变直或反弓的状态，并运用博登（Borden）测量法测得 C 值，C 值的正常范围是（12±5）mm，0mm 为颈椎生理弯曲度变直，小于 0mm 为颈椎反弓。

三、辨证分型

中医学根据症状可把颈椎变直、反弓归属"项痹"范畴，证型分类同前，治疗时以调畅气血、舒筋活络为大法。

四、治疗难点

1. 长期习惯不容易纠正

青少年长时间习惯性低头伏案学习或使用电脑等，并缺少应有的颈部锻炼，是易发生颈椎曲度变直、反弓的主要原因，目前渐呈低龄化趋势。颈肩用力过久的前屈固定姿势导致颈部屈肌痉挛，使维持颈椎生理曲度的诸肌失调，前压力量失衡，颈椎出现代偿性反弓状态，从而牵拉扭曲椎动脉，使颈动脉血流速下降或涡流而导致供血不足，出现头晕、恶心、呕吐、肢体麻木等颈椎病的临床症状。颈椎反弓是由维持颈椎稳定的各种因素失衡后结构性调整代偿引起的，但是不良应力依然存在，可再度加重颈椎失衡，刺激椎体增生，使颈椎退变发展为功能退变，同时也增加了颈曲恢复、改善症状的难度，故青少年颈椎反弓早发现、早治疗成为了临床治疗的重点。

2. 颈椎曲度重建存在困难

建立颈椎力学模型发现，颈椎生理弧度改变会导致椎体受到的应力增加，颈椎更容易失稳，致使椎体滑脱、退变、增生及钩椎关节形成，从而影响颈椎周围血管、神经、椎间盘的退变或引起椎管狭窄，向神经根型、椎动脉型、脊髓型颈椎病发展。如何更好地调整颈椎生物力学平衡，改善颈椎反弓问题，以及更好地改善临床症状，是未来颈椎病治疗的重要研究方向。

五、外治法特色治疗方案

（一）针刺治疗

1. 选穴方案

颈椎反弓部位的颈夹脊、风池、颈百劳、肩井、手三里（图 5-3-1、图 5-3-2）

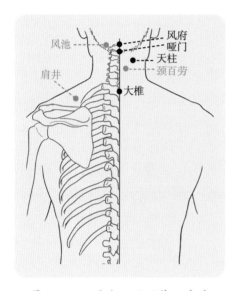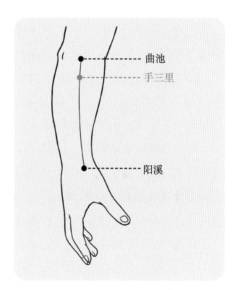

图 5-3-1　风池、颈百劳、肩井　　　　　图 5-3-2　手三里

2. 操作方法

患者俯卧，胸及额下各垫一枕，保持头部无侧弯、扭转，且呼吸通畅。常规用酒精棉球消毒上述穴位后，取 0.25mm×25mm 的毫针，用快速进针法破皮针刺。除风池穴针刺方向是朝向患者鼻尖外，余穴位均垂直进针 15~20mm。进针后行提插捻转手法使针下得气，即针下有酸、麻、胀感，得气后留针 30 分钟再出针。

（二）龙氏正骨手法治疗

操作方法：查看患者颈椎 X 线片判断颈椎变直中点或反弓最高点的椎体，明确错位颈椎及错位情况。患者取坐位，医者以按、揉、弹拨等手法对患者颈部、肩部进行放松准备，约 6~8 分钟。再行仰头推正法：先让患者处于仰卧位，医者用右手拇、食指固定相应椎体棘突作为定点，左手掌心托起患者下颌，并让患者头部上下抬动，使患者头部处于前屈后仰的活动，在患者头部后仰时右手拇、食二指可适当加向上的推正复位力，共10 分钟。推正手法结束后在患者颈肩部行拍法 1~2 分钟以结束手法治疗。

（三）推拿手法治疗

松解周围肌肉，再根据患者生理曲度变直、消失、反弓、曲度过大（颈曲最远点到颈椎后缘上下连线的距离＞17mm）4 种类型，采用不同的手法矫正，或指导患者自我垫枕辅助矫正。

矫正颈椎曲度变直时，医者以一手手掌按于患者颈后，虎口朝上抵住枕部作为支点，另一手托住其下颌部做头后伸动作 9 次。多数患者经1 次治疗后症状即有明显改善，治疗 5 次后评估颈椎曲度改善情况。

矫正颈椎曲度消失时，医者以一手手掌按压患者颈后部，另一手托住其下颌部，双手同时向上提升片刻；再用一手提升下颌部，按压后项部的手同时向前按压形成对抗，提升与按压同步进行，做 9 次。多数患者经 1 次治疗后症状即有明显改善，治疗 5 次后评估曲度改善情况。

颈椎反弓的矫正方法同颈椎曲度消失的矫正方法，同时配合垫枕进行辅助矫正，具体方法如下：取一软枕，分 3 等份，将 1/3 与 2/3 处对折，患者仰卧，将软枕折叠处垫于颈下，呈颈高头低位以矫正颈椎弧度。3 个月后评估颈椎曲度改善情况。

矫正颈椎曲度过大时，患者取坐位，低头、颈部前屈，医者站在患者后方，以胸腹部抵住患者头部，双手十指交叉托住患者下颌部做顿提动作 9 次。多数患者经 1 次治疗后症状即有明显改善，5 次为 1 个疗程。嘱患者平时采用仰卧位睡姿，在头下垫 2 个枕头以矫正颈椎曲度过大。3 个月后评估颈椎曲度改善情况。

（四）短杠杆手法治疗

（1）患者取坐位，医者以一手屈曲之肘托住患者下颌，手指扶住患者颞枕部，另一手拇指顶推患者偏歪之棘突。令患者逐渐屈颈，至拇指感觉偏歪棘突上间隙开始分离，维持该屈颈幅度，然后将患者头颈部纵向向上缓慢用力牵引拔伸，并引导向健侧旋转 10° 左右。觉患者颈部肌肉放松时，突然加大患者头颈部旋转幅度（3~5°），拇指同时用力顶推患者棘突，常可听到复位的弹响声。

（2）患者取俯卧位，助手一手托住患者下颌骨，另一手抱住患者枕后，纵向平行拔伸牵引。医者在患者一侧，以一手拇指指腹抵住患者下一椎体棘突对侧固定，另一手拇指抵住患者偏歪椎体棘突，向中线位置用力并逐渐加大推挤力量。感觉患者颈部肌肉松弛，相邻两棘突有移动感时，加大拇指顶推力量，也可听到复位的声音。手法调整完毕后用颈托护颈。

第六章　颈椎病预防

第一节　预防颈椎病的原因

一、颈椎病会影响人的整体

颈椎病是人体许多疾病的重要影响因素，因此很多人说"万病颈为首"。不同类型的颈椎病会影响到机体头面、五官、胸腹、四肢等多个部位，一旦诱发后容易反复发作，难以完全治愈，并容易与其他疾病相混淆。

颈椎病变的发生往往要远早于其症状的产生，因此从颈椎发生病变到临床产生疼痛等症状是一个长期和缓慢的过程。所以这中间留给我们的时间，就应该用来早预防、早发现和早治疗，进而使人们拥有健康的生活。

二、颈椎退变难以避免

随着年龄的增长，颈椎椎间盘发生退行性病变不可避免。如果在生活和工作中注意避免促进椎间盘退行性病变的一些因素，则有助于延缓颈椎退行性病变的发生与发展。

三、颈椎病易反复发作

颈椎病病程比较长，椎间盘的退变、骨刺的生长、韧带钙化等与年龄增长机体老化有关。病情常有反复，发作时症状可能比较重，影响日常生活和休息。

第二节　颈椎病的预防方法

一、心理指导

给予颈椎病患者心理干预可减轻其焦虑及抑郁，提高患者配合度及满意度，从而提高疗效、改善预后。主要包括心理疏导、加强对疾病的认知、心理健康教育。

二、体位指导

（一）急性期

卧床制动。选择合适的枕头高度，枕头应垫于颈部下段，给肩部及颈部周围肌肉以足够支撑；侧位时枕头高度应稍高于肩膀宽部，避免颈部侧屈时应力集中在某个颈椎阶段，刺激局部神经根；上肢上举或放置在头顶，可减轻神经牵拉刺激。

（二）缓解期

可适当下床活动，避免快速旋转、俯仰等动作；卧位时保持头部中立位，枕头水平。

（三）康复期

颈椎操：主要通过颈部自主活动使得颈椎在前屈后伸、左右侧屈及旋转等三维空间 6 个自由度、共轭运动与瞬时旋转轴的活动得到加强，增强颈部肌肉力量和韧带弹性。不同锻炼模式对颈椎活动度、肌肉力量、肌肉疲劳度及耐力的改善各有侧重，因此颈椎保健操的应用需结合患者的情况综合分析。可进行颈部、肩部、上肢活动，在不加重症状的情况下逐渐增大活动范围。

三、生活起居指导

（1）避免长时间低头劳作，伏案工作者视线与屏幕或者书本平齐，在伏案工作时，每隔 1~2 小时可做颈椎操 5 分钟。

（2）座椅的高度以端坐时双脚刚能触及地面为宜。

（3）避免长时间曲颈斜枕、半躺看书等。

（4）睡眠时枕头的高度、硬度应合适，保持头颈部处于一条直线，给予颈部肌肉充分的支撑，保持其放松状态。枕头长要超过肩，平卧位高度为握拳高度（平卧后），枕头的颈部稍高于枕部，侧卧时枕头高度为本人单侧肩部宽度，避免颈部悬空。

（5）避免颈部正对风扇、空调吹风，防风寒湿邪侵入，同时应注意保暖。

（6）咽炎、扁桃体炎等咽喉部疾病的防治有利于颈椎病的恢复。

（7）开车、乘车注意系好安全带或扶好扶手，可佩戴颈托，防止急刹车致颈部"挥鞭样损伤"加重颈椎病。体育锻炼时做好热身运动及自我保护，避免头颈部受伤。

四、功能锻炼指导

（1）急性期颈部制动，避免进行功能锻炼，防止症状加重。

（2）缓解期或手法整复 2~3 天后指导患者在颈托保护下行颈部拔伸、项臂争力、耸肩、扩胸等锻炼。

（3）康复期可间断佩戴颈围，开始进行项臂争力、翘首望月、仰首观天等锻炼，每天 2~3 次，每次 2~3 组动作，每组 10~15 个，每个动作持续 10~15 秒，组间休息 30 秒。

（4）康复后要保持颈部肌肉的强度和耐力，应坚持做耸肩、扩胸、项臂争力、颈部保健"米字操"等锻炼，避免动作过快，避免甩头，以预防复发。

（5）针对眩晕患者，保健"米字操""回头望月"等转头动作应慎用，或遵医嘱进行。

（6）各种锻炼动作要缓慢，以不引起疼痛和疲劳为度，要持之以恒、循序渐进、量力而行。

参考文献

［1］物理治疗脊柱退行性疾病的临床应用指南［J］. 生命科学仪器，2019，17（06）：20-31.

［2］安徽省颈椎病分级诊疗指南［J］. 安徽医学，2017，38（09）：1087-1094.

［3］查必祥，张金静，袁爱红，等. 杨骏教授针药结合治疗颈椎病经验举隅［J］. 浙江中医药大学学报，2014，38（10）：1165-1167.

［4］常娜，郭新荣. 拔罐疗法治疗临床常见疾病概况［J］. 现代中医药，2017，37（03）：84-88.

［5］陈珺，王睿，王宝玉，等. "经痹点"理论下火龙罐循经取穴治疗寒湿痹阻型腰痛病的疗效观察［J］. 中国现代医生，2021，59（12）：134-137.

［6］陈亮，王冲，高峰，等. 脊髓型颈椎病的研究进展［J］. 中国康复理论与实践，2019，25（08）：875-881.

［7］陈武善. 循经走罐法治疗腰肌劳损的疗效分析［J］. 中国社区医师，2020，36（11）：97-98.

［8］陈小玲，梁玉仪，林仕彬，等. 火龙罐综合灸技术在颈肩腰腿痛中的应用效果及对 VAS 评分的影响［J］. 内蒙古中医药，2020，39（09）：117-118.

［9］陈印磊，夏建龙，蔡平. 中医对脊髓型颈椎病的认识及治疗进展［J］. 中医药临床杂志，2018，30（10）：1957-1961.

［10］崔学军，杨龙，姚敏，等. 脊髓型颈椎病的中医证型规范与证候特征研究［J］. 中国中医骨伤科杂志，2018，26（06）：11-16.

［11］杜鑫，温小华，刘迪生，等. 火针疗法治疗作用及效应机制初探［J］. 针灸临床杂志，2018，34（09）：1-4.

［12］冯娜，史金花，沈凌霞，等. 黄帝内针疗法治疗痹证举例［J］. 实用中医内科杂志，2021，35（08）：41-43.

［13］何桂秀，李垚. 颊针疗法治疗颈椎病 90 例的临床疗效［J］. 临床医学研究与实践，2018，3（21）：127-128.

[14] 侯献兵，孙莹，赵荣忠，等．贾春生教授应用耳针沿皮透穴刺法快速镇痛经验（英文）［J］．WorldJournalofAcupuncture-Moxibustion，2016，26（01）：49-52．

[15] 胡月，蒋运兰，李颖馨，等．杵针疗法治疗颈椎病的有效性和安全性系统评价［J］．成都中医药大学学报，2018，41（03）：112-118．

[16] 黄昌锦，黄应杰，陈楚云．火针疗法的发展源流［J］．中国针灸，2013，33（05）：455-458．

[17] 黄沂．中医外治法治疗神经根型颈椎病研究进展［J］．广西中医药大学学报，2018，21（3）：62-64．

[18] 姬佳，陈婷婷，石斐，等．循经远取动法结合走罐治疗落枕的疗效观察［J］．中国老年保健医学，2020，18（05）：12-14．

[19] 李宁怡，洪慧侃．用银质针疗法治疗颈椎病的疗效研究［J］．当代医药论丛，2019，17（09）：201-202．

[20] 牟欣，陈越峰，景兴文，等．分型针刺治疗交感型颈椎病经颅多普勒超声表现及临床疗效分析［J］．四川医学，2020，41（08）：799-803．

[21] 欧慧萍，陈静薇，彭静，等．火龙罐疗法治疗高血压合并颈性眩晕的临床疗效［J］．按摩与康复医学，2020，11（20）：64-65．

[22] 宋永嘉，王凯，宋敏．脊髓型颈椎病治疗中梯次疗法的科学内涵［J］．中国中医骨伤科杂志，2020，28（02）：82-85．

[23] 王小阵，鲁齐林，李绪贵，等．颈后特定点注射治疗交感型颈椎病153例［J］．中国中医骨伤科杂志，2019，27（07）：62-63．

[24] 王以超．刃针疗法治疗神经根型颈椎病患者的效果观察［J］．中国民康医学，2018，30（20）：88-89．

[25] 魏戌，于杰，冯敏山，等．神经根型颈椎病非手术疗法循证证据纵览［J］．中国中医骨伤科杂志，2017，25（02）：66-70．

[26] 夏圆元，赵继．中医治疗椎动脉型颈椎病研究进展［J］．河南中医，2020，40（02）：317-320．

[27] 严达菲，张仕年．邵铭熙辨治颈椎病经验拾菁［J］．中国中医药信息杂志，2020，27（10）：128-130．

[28] 张富城，马勇，黄桂成．交感神经型颈椎病的中医认识及治疗研究概况［J］．中医药临床杂志，2020，32（02）：394-397．

[29] 章薇，李金香，娄必丹，等．中医康复临床实践指南·项痹（颈椎

病）［J］. 康复学报，2020，30（05）：337-342.

［30］郑娟霞，郑娟丽，黄碧芳，等. 火龙罐治疗在腰椎间盘突出症病人中的应用［J］. 护理研究，2020，34（22）：4098-4100.

［31］周文娟，史晓，施丹，等. 走罐治疗腰背痛的临床应用概况［J］. 吉林中医药，2019，39（8）：1094-1097.

［32］周一甫，安连生. 中医手法治疗椎动脉型颈椎病研究进展［J］. 广西中医药大学学报，2014，17（3）：69-71.

［33］周祖刚，孔春燕，艾双春，等. 颈椎稳定性训练治疗交感型颈椎病的临床疗效［J］. 按摩与康复医学，2019，10（20）：8-11.

［34］陈静，白华，姚强. 青龙摆尾针法治疗落枕举隅［J］. 江西中医药大学学报，2020，32（06）：73-75.

［35］陈琳，王洪峰. 近十年针刺治疗落枕的临床选配穴规律分析［J］. 中国中医急症，2018，27（11）：1900-1902.

附录 穴位定位索引

（按汉语拼音顺序排列）

	穴位名称	所属经脉	定位
A	安眠	经外奇穴	在项部，在翳风穴与风池穴连线之中点处
B	八风	经外奇穴	在足背，第1~5趾间，趾蹼缘后方赤白肉际处，左右共8穴
	八邪	经外奇穴	在手背，第1~5指间，指蹼缘后方赤白肉际处，左右共8穴
	白环俞	足太阳膀胱经	在骶区，横平第4骶后孔，骶正中嵴旁1.5寸
	百虫窝	经外奇穴	在股前区，髌底内侧端上3寸
	百会	督脉	在头部，前发际正中直上5寸
	胞肓	足太阳膀胱经	在骶区，横平第2骶后孔，骶正中嵴旁开3寸
	本神	足少阳胆经	在头部，前发际上0.5寸，头正中线旁开3寸
	髀关	足阳明胃经	在股前区，股直肌近端、缝匠肌与阔筋膜张肌3条肌肉之间凹陷中
	臂臑	手阳明大肠经	在臂部，曲池与肩髃连线上，约曲池上7寸，三角肌前缘处
	秉风	手太阳小肠经	在肩胛区，肩胛冈中点上方冈上窝中
	不容	足阳明胃经	在上腹部，脐中上6寸，前正中线旁开2寸
	步廊	足少阴肾经	在胸部，第5肋间隙，前正中线旁开2寸
C	长强	督脉	在会阴区，尾骨下方，尾骨端与肛门连线的中点处
	承扶	足太阳膀胱经	在股后区，臀沟的中点
	承光	足太阳膀胱经	在头部，前发际正中直上2.5寸，旁开1.5寸
	承浆	任脉	在面部，颏唇沟的正中凹陷处
	承筋	足太阳膀胱经	在小腿后区，腘横纹下5寸，腓肠肌两肌腹之间
	承灵	足少阳胆经	在头部，前发际上4寸，瞳孔直上
	承满	足阳明胃经	在上腹部，脐中上5寸，前正中线旁开2寸
	承泣	足阳明胃经	在面部，眼球与眶下缘之间，瞳孔直下
	承山	足太阳膀胱经	在小腿后区，腓肠肌两肌腹与肌腱交角处
	尺泽	手太阴肺经	在肘区，肘横纹上，肱二头肌腱桡侧缘凹陷中

	穴位名称	所属经脉	定位
C	瘈脉	手少阳三焦经	在头部，乳突中央，角孙至翳风沿耳轮弧形连线的上 2/3 下 1/3 交点处
	冲门	足太阴脾经	在腹股沟区，腹股沟斜纹中，髂外动脉搏动处的外侧
	冲阳	足阳明胃经	在足背，第 2 跖骨基底部与中间楔状骨关节处，可触及足背动脉
	次髎	足太阳膀胱经	在骶区，正对第 2 骶后孔中
	攒竹	足太阳膀胱经	在面部，眉头凹陷中，额切迹处
D	大包	足太阴脾经	在胸外侧区，第 6 肋间隙，在腋中线上
	大肠俞	足太阳膀胱经	在脊柱区，第 4 腰椎棘突下，后正中线旁开 1.5 寸
	大都	足太阴脾经	在足趾，第 1 跖趾关节远端赤白肉际凹陷中
	大敦	足厥阴肝经	在足趾，大趾末节外侧，趾甲根角侧后方 0.1 寸（指寸）
	大骨空	经外奇穴	在手指，拇指背面，近侧指间关节的中点处
	大赫	足少阴肾经	在下腹部，脐中下 4 寸，前正中线旁开 0.5 寸
	大横	足太阴脾经	在腹部，脐中旁开 4 寸
	大巨	足阳明胃经	在下腹部，脐中下 2 寸，前正中线旁开 2 寸
	大陵	手厥阴心包经	在腕前区，腕掌侧远端横纹中，掌长肌腱与桡侧腕屈肌腱之间
	大迎	足阳明胃经	在面部，下颌角前方，咬肌附着部的前缘凹陷中，面动脉搏动处
	大钟	足少阴肾经	在跟区，内踝后下方，跟骨上缘，跟腱附着部内侧前缘凹陷中
	大杼	足太阳膀胱经	在脊柱区，第 1 胸椎棘突下，后正中线旁开 1.5 寸
	大椎	督脉	在脊柱区，第 7 颈椎棘突下凹陷中，后正中线上
	带脉	足少阳胆经	在侧腹部，第 11 肋骨游离端垂线与脐水平线的交点上
	胆囊	经外奇穴	在小腿外侧，腓骨小头直下 2 寸
	胆俞	足太阳膀胱经	在脊柱区，第 10 胸椎棘突下，后正中线旁开 1.5 寸
	膻中	任脉	在胸部，横平第 4 肋间隙，前正中线上
	当阳	经外奇穴	在头部，瞳孔直上，前发际上 1 寸
	地仓	足阳明胃经	在面部，口角旁开 0.4 寸（指寸）
	地机	足太阴脾经	在小腿内侧，阴陵泉下 3 寸，胫骨内侧缘后际
	地五会	足少阳胆经	在足背，第 4、5 跖骨间，第 4 跖趾关节近端凹陷中

图解颈椎病中医外治法

	穴位名称	所属经脉	定位
D	定喘	经外奇穴	在脊柱区，横平第7颈椎棘突下，后正中线旁开0.5寸
	督俞	足太阳膀胱经	在脊柱区，第6胸椎棘突下，后正中线旁开1.5寸
	独阴	经外奇穴	在足底，第2趾的跖侧远端趾间关节的中点
	犊鼻	足阳明胃经	在膝前区，髌韧带外侧凹陷中
	兑端	督脉	在面部，上唇结节的中点
E	耳和髎	手少阳三焦经	在头部，鬓发后缘，耳郭根的前方，颞浅动脉的后缘
	耳尖	经外奇穴	在耳区，在外耳轮的最高点
	耳门	手少阳三焦经	在耳区，耳屏上切迹与下颌骨髁突之间的凹陷中
	二白	经外奇穴	在前臂前区，腕掌侧远端横纹上4寸，桡侧腕屈肌腱的两侧，一肢2穴
	二间	手阳明大肠经	在手指，第2掌指关节桡侧远端赤白肉际处
F	飞扬	足太阳膀胱经	在小腿后区，昆仑直上7寸，腓肠肌外下缘与跟腱移行处
	肺俞	足太阳膀胱经	在脊柱区，第3胸椎棘突下，后正中线旁开1.5寸
	丰隆	足阳明胃经	在小腿外侧，外踝尖上8寸，胫骨前肌的外缘
	风池	足少阳胆经	在颈后区，枕骨之下，胸锁乳突肌上端与斜方肌上端之间的凹陷中
	风府	督脉	在颈后区，枕外隆凸直下，两侧斜方肌之间凹陷中
	风门	足太阳膀胱经	在脊柱区，第2胸椎棘突下，后正中线旁开1.5寸
	风市	足少阳胆经	在股部，腘横纹上9寸，髂胫束后缘
	跗阳	足太阳膀胱经	在小腿后区，昆仑直上3寸，腓骨与跟腱之间
	伏兔	足阳明胃经	在股前区，髌底上6寸，髂前上棘与髌底外侧端的连线上
	扶突	手阳明大肠经	在颈前部，横平甲状软骨上缘（约相当于喉结处），胸锁乳突肌的前、后缘中间
	浮白	足少阳胆经	在头部，耳后乳突的后上方，从天冲与完骨的弧形连线（其弧度与耳郭弧度相应）的上1/3与下2/3交点处
	浮郄	足太阳膀胱经	在膝后区，腘横纹上1寸，股二头肌腱的内侧缘
	府舍	足太阴脾经	在下腹部，脐中下4.3寸，前正中线旁开4寸
	附分	足太阳膀胱经	在脊柱区，第2胸椎棘突下，后正中线旁开3寸
	复溜	足少阴肾经	在小腿内侧，内踝尖上2寸，跟腱的前缘

	穴位名称	所属经脉	定位
F	腹哀	足太阴脾经	在上腹部，脐中上 3 寸，前正中线旁开 4 寸
	腹结	足太阴脾经	在下腹部，脐中下 1.3 寸，前正中线旁开 4 寸
	腹通谷	足少阴肾经	在上腹部，脐中上 5 寸，前正中线旁开 0.5 寸
G	肝俞	足太阳膀胱经	在脊柱区，第 9 胸椎棘突下，后正中线旁开 1.5 寸
	膏肓	足太阳膀胱经	在脊柱区，第 4 胸椎棘突下，后正中线旁开 3 寸
	膈关	足太阳膀胱经	在脊柱区，第 7 胸椎棘突下，后正中线旁开 3 寸
	膈俞	足太阳膀胱经	在脊柱区，第 7 胸椎棘突下，后正中线旁开 1.5 寸
	公孙	足太阴脾经	在跖区，第 1 跖骨底的前下缘赤白肉际处
	关冲	手少阳三焦经	在手指，第 4 指末节尺侧，指甲根角侧上方 0.1 寸（指寸）
	关门	足阳明胃经	在上腹部，脐中上 3 寸，前正中线旁开 2 寸
	关元	任脉	在下腹部，脐中下 3 寸，前正中线上
	关元俞	足太阳膀胱经	在脊柱区，第 5 腰椎棘突下，后正中线旁开 1.5 寸
	光明	足少阳胆经	在小腿外侧，外踝尖上 5 寸，腓骨前缘
	归来	足阳明胃经	在下腹部，脐中下 4 寸，前正中线旁开 2 寸
H	海泉	经外奇穴	在口腔内，当舌下系带中点处
	颔厌	足少阳胆经	在头部，从头维至曲鬓的弧形连线（其弧度与鬓发弧度相应）的上 1/4 与下 3/4 的交点处
	行间	足厥阴肝经	在足背，第 1、2 趾间，趾蹼缘后方赤白肉际处
	合谷	手阳明大肠经	在手背，第 2 掌骨桡侧的中点处
	合阳	足太阳膀胱经	在小腿后区，腘横纹下 2 寸，腓肠肌内、外侧头之间
	鹤顶	经外奇穴	在膝前区，髌底中点的上方凹陷中
	横骨	足少阴肾经	在下腹部，脐中下 5 寸，前正中线旁开 0.5 寸
	后顶	督脉	在头部，后发际正中直上 5.5 寸
	后溪	手太阳小肠经	在手内侧，第 5 掌指关节尺侧近端赤白肉际凹陷中
	华盖	任脉	在胸部，横平第 1 肋间隙，前正中线上
	滑肉门	足阳明胃经	在上腹部，脐中上 1 寸，前正中线旁开 2 寸
	环跳	足少阳胆经	在臀区，股骨大转子最凸点与骶管裂孔连线上的外 1/3 与 2/3 交点处
	肓门	足太阳膀胱经	在腰区，第 1 腰椎棘突下，后正中线旁开 3 寸
	肓俞	足少阴肾经	在腹中部，脐中旁开 0.5 寸

	穴位名称	所属经脉	定位
H	会阳	足太阳膀胱经	在骶区，尾骨端旁开 0.5 寸
	会阴	任脉	在会阴区。男性在阴囊根部与肛门连线的中点，女性在大阴唇后联合与肛门连线的中点
	会宗	手少阳三焦经	在前臂后区，腕背侧远端横纹上 3 寸，尺骨的桡侧缘
	魂门	足太阳膀胱经	在脊柱区，第 9 胸椎棘突下，后正中线旁开 3 寸
J	箕门	足太阴脾经	在股前区，髌底内侧端与冲门的连线上 1/3 与 2/3 交点，长收肌和缝匠肌交角的动脉搏动处
	极泉	手少阴心经	在腋区，腋窝中央，腋动脉搏动处
	急脉	足厥阴肝经	在腹股沟区，横平耻骨联合上缘，前正中线旁开 2.5 寸处
	脊中	督脉	在脊柱区，第 11 胸椎棘突下凹陷中，后正中线上
	夹承浆	经外奇穴	在面部，承浆穴左右各旁开 1 寸
	夹脊	经外奇穴	在脊柱区，第 1 胸椎至第 5 腰椎棘突下两侧，后正中线旁开 0.5 寸
	颊车	足阳明胃经	在面部，下颌角前上方一横指（中指）
	间使	手厥阴心包经	在前臂前区，腕掌侧远端横纹上 3 寸，掌长肌腱与桡侧腕屈肌腱之间
	肩井	足少阳胆经	在肩胛区，第 7 颈椎棘突与肩峰最外侧点连线的中点
	肩髎	手少阳三焦经	在三角肌区，肩峰角与肱骨大结节两骨间凹陷中
	肩外俞	手太阳小肠经	在脊柱区，第 1 胸椎棘突下，后正中线旁开 3 寸
	肩髃	手阳明大肠经	在肩峰前下方，肩峰与肱骨大结节之间凹陷处
	肩贞	手太阳小肠经	在肩胛区，肩关节后下方，腋后纹头直上 1 寸
	肩中俞	手太阳小肠经	在脊柱区，第 7 颈椎棘突下，后正中线旁开 2 寸
	建里	任脉	在上腹部，脐中上 3 寸，前正中线
	交信	足少阴肾经	在小腿内侧，内踝尖上 2 寸，胫骨内侧缘后际凹陷中
	角孙	手少阳三焦经	在头部，耳尖正对发际处
	解溪	足阳明胃经	在踝区，踝关节前面中央凹陷中，拇长伸肌腱与趾长伸肌腱之间
	金津	经外奇穴	在口腔内，舌下系带左侧的静脉上
	金门	足太阳膀胱经	在足背，外踝前缘直下，第 5 跖骨粗隆后方，骰骨下缘凹陷中

	穴位名称	所属经脉	定位
J	筋缩	督脉	在脊柱区，第9胸椎棘突下凹陷中，后正中线上
	京骨	足太阳膀胱经	在跖区，第5跖骨粗隆前下方，赤白肉际处
	京门	足少阳胆经	在上腹部，第12肋骨游离端下际
	经渠	手太阴肺经	在前臂前区，腕掌侧远端横纹上1寸，桡骨茎突与桡动脉之间
	睛明	足太阳膀胱经	在面部，目内眦内上方眶内侧壁凹陷中
	颈百劳	经外奇穴	在颈部，第7颈椎棘突直上2寸，后正中线旁开1寸
	颈臂	经外奇穴	在锁骨上窝中央至锁骨内侧端之中点
	鸠尾	任脉	在上腹部，剑突下1寸，前正中线上
	居髎	足少阳胆经	在臀区，髂前上棘与股骨大转子最凸点连线的中点处
	巨骨	手阳明大肠经	在肩胛区，锁骨肩峰端与肩胛冈之间凹陷中
	巨髎	足阳明胃经	在面部，横平鼻翼下缘，瞳孔直下
	巨阙	任脉	在上腹部，脐中上6寸，前正中线上
	聚泉	经外奇穴	在口腔内，舌背正中缝的中点处
	厥阴俞	足太阳膀胱经	在脊柱区，第4胸椎棘突下，后正中线旁开1.5寸
K	孔最	手太阴肺经	在前臂前区，腕掌侧远端横纹上7寸，尺泽与太渊连线上
	口禾髎	手阳明大肠经	在面部，横平人中沟上1/3与下2/3交点，鼻孔外缘直下
	库房	足阳明胃经	在胸部，第1肋间隙，前正中线旁开4寸
	髋骨	经外奇穴	在大腿前面下部，当梁丘两旁各1.5寸，一肢2穴
	昆仑	足太阳膀胱经	在踝区，外踝尖与跟腱之间的凹陷中
L	阑尾	经外奇穴	在小腿外侧，髌韧带外侧凹陷下5寸，胫骨前嵴外1横指（中指）
	劳宫	手厥阴心包经	在掌区，横平第3掌指关节近端，第2、3掌骨之间偏于第3掌骨
	蠡沟	足厥阴肝经	在小腿内侧，内踝尖上5寸，胫骨内侧面的中央
	里内庭	经外奇穴	在足底第2、3趾间，与内庭穴相对处
	历兑	足阳明胃经	在足趾，第2趾末节外侧，趾甲根角侧后方0.1寸（指寸）
	廉泉	任脉	在颈前区，甲状软骨上缘（约相当于喉结处）上方，舌骨上缘凹陷中，前正中线上

	穴位名称	所属经脉	定位
L	梁门	足阳明胃经	在上腹部，脐中上 4 寸，前正中线旁开 2 寸
	梁丘	足阳明胃经	在股前区，髌底上 2 寸，股外侧肌与股直肌肌腱之间
	列缺	手太阴肺经	在前臂，腕掌侧远端横纹上 1.5 寸，拇短伸肌腱与拇长展肌腱之间，拇长展肌腱沟的凹陷
	灵道	手少阴心经	在前臂前区，腕掌侧远端横纹上 1.5 寸，尺侧腕屈肌腱的桡侧缘
	灵台	督脉	在脊柱区，第 6 胸椎棘突下凹陷中，后正中线上
	灵墟	足少阴肾经	在胸部，第 3 肋间隙，前正中线旁开 2 寸
	漏谷	足太阴脾经	在小腿内侧，内踝尖上 6 寸，胫骨内侧缘后际
	颅息	手少阳三焦经	在头部，角孙至翳风沿耳轮弧形连线的上 1/3 下 2/3 交点处
	络却	足太阳膀胱经	在头部，前发际正中直上 5.5 寸，旁开 1.5 寸
M	眉冲	足太阳膀胱经	在头部，额切际直上入发际 0.5 寸
	命门	督脉	在脊柱区，第 2 腰椎棘突下凹陷中，后正中线上
	目窗	足少阳胆经	在头部，前发际上 1.5 寸，瞳孔直上
N	脑户	督脉	在头部，枕外隆凸的上缘凹陷中
	脑空	足少阳胆经	枕外隆凸的上缘外侧，风池直上，约头正中线旁开 2.25 寸，平脑户穴
	臑会	手少阳三焦经	在臂后区，肘尖与肩峰角连线上，约肩峰角下 3 寸，三角肌的后下缘
	臑腧	手太阳小肠经	在肩胛区，腋后纹头直上，肩胛冈下缘凹陷中
	内关	手厥阴心包经	在前臂前区，腕掌侧远端横纹上 2 寸，掌长肌腱与桡侧腕屈肌腱之间
	内踝尖	经外奇穴	在踝区，内踝的最凸起处
	内庭	足阳明胃经	在足背，第 2、3 趾间，趾蹼缘后方赤白肉际处
	内膝眼	经外奇穴	在膝部，髌韧带内侧凹陷处的中央
	内迎香	经外奇穴	在鼻孔内，鼻翼软骨与鼻甲交界的黏膜处
P	膀胱俞	足太阳膀胱经	在骶区，横平第 2 骶后孔，骶正中嵴旁 1.5 寸
	脾俞	足太阳膀胱经	在脊柱区，第 11 胸椎棘突下，后正中线旁开 1.5 寸
	痞根	经外奇穴	在腰区，横平第 1 腰椎棘突下，后正中线旁开 3.5 寸凹陷中
	偏历	手阳明大肠经	在前臂，腕背侧远端横纹上 3 寸，阳溪与曲池连线上

	穴位名称	所属经脉	定位
P	魄户	足太阳膀胱经	在脊柱区，第 3 胸椎棘突下，后正中线旁开 3 寸
	仆参	足太阳膀胱经	在跟区，昆仑直下，跟骨外侧，赤白肉际处
Q	期门	足厥阴肝经	在胸部，第 6 肋间隙，前正中线旁开 4 寸
	气冲	足阳明胃经	在腹股沟区，耻骨联合上缘，前正中线旁开 2 寸，动脉搏动处
	气端	经外奇穴	在足十趾尖端，距趾甲游离缘 0.1 寸（指寸），左右共 10 个穴位
	气海	任脉	在下腹部，脐中下 1.5 寸，前正中线上
	气海俞	足太阳膀胱经	在脊柱区，第 3 腰椎棘突下，后正中线旁开 1.5 寸
	气户	足阳明胃经	在胸部，锁骨下缘，前正中线旁开 4 寸
	气舍	足阳明胃经	在胸锁乳突肌区，锁骨上小窝，锁骨胸骨端上缘，胸锁乳突肌的胸骨头与锁骨头中间的凹陷中
	气穴	足少阴肾经	在下腹部，脐中下 3 寸，前正中线旁开 0.5 寸
	牵正	经外奇穴	在面部，耳垂前 0.5~1 寸的压痛处
	前顶	督脉	在头部，前发际正中直上 3.5 寸
	前谷	手太阳小肠经	在手指，第 5 掌指关节尺侧远端赤白肉际凹陷中
	强间	督脉	在头部，后发际正中直上 4 寸
	青灵	手少阴心经	在臂前区，肘横纹上 3 寸，肱二头肌的内侧沟中
	清泠渊	手少阳三焦经	在臂后区，肘尖与肩峰角连线上，肘尖上 2 寸
	丘墟	足少阳胆经	在踝区，外踝的前下方，趾长伸肌腱的外侧凹陷中
	球后	经外奇穴	在面部，眶下缘外 1/4 与内 3/4 交界处
	曲鬓	足少阳胆经	在头部，耳前鬓角发际后缘与耳尖水平线的交点处
	曲差	足太阳膀胱经	在头部，前发际正中直上 0.5 寸，旁开 1.5 寸
	曲池	手阳明大肠经	在肘区，尺泽与肱骨外上髁上连线的中点处
	曲骨	任脉	在下腹部，耻骨联合上缘，前正中线上
	曲泉	足厥阴肝经	在膝部，腘横纹内侧端，半腱肌肌腱内缘凹陷中
	曲垣	手太阳小肠经	在肩胛区，肩胛冈内侧端上缘凹陷中
	曲泽	手厥阴心包经	在肘前区，肘横纹上，肱二头肌腱的尺侧缘凹陷中
	颧髎	手太阳小肠经	在面部，颧骨下缘，目外眦直下凹陷中
	缺盆	足阳明胃经	在颈外侧区，锁骨上大窝，锁骨上缘凹陷中，前正中线旁开 4 寸

图解颈椎病中医外治法

	穴位名称	所属经脉	定位
R	然谷	足少阴肾经	在足内侧，足舟骨粗隆下方，赤白肉际处
	人迎	足阳明胃经	在颈部，横平喉结，胸锁乳突肌前缘，颈总动脉搏动处
	日月	足少阳胆经	在胸部，第7肋间隙，前正中线旁开4寸
	乳根	足阳明胃经	在胸部，第5肋间隙，前正中线旁开4寸
	乳中	足阳明胃经	在胸部，乳头中央
S	三间	手阳明大肠经	在手指，第2掌指关节桡侧近端凹陷中
	三焦俞	足太阳膀胱经	在脊柱区，第1腰椎棘突下，后正中线旁开1.5寸
	三角灸	经外奇穴	在下腹部，以患者两口角之间的长度为一边，作等边三角形，将顶角置于患者脐心，底边呈水平线，两底角处取穴
	三阳络	手少阳三焦经	在前臂后区，腕背侧远端横纹上4寸，尺骨与桡骨间隙中点
	三阴交	足太阴脾经	在小腿内侧，内踝尖上3寸，胫骨内侧缘后际
	商丘	足太阴脾经	在踝区，内踝前下方，舟骨粗隆与内踝尖连线中点凹陷中
	商曲	足少阴肾经	在上腹部，脐中上2寸，前正中线旁开0.5寸
	商阳	手阳明大肠经	在手指，食指末节桡侧，指甲根角侧上方0.1寸（指寸）
	上关	足少阳胆经	在面部，颧弓上缘中央凹陷中
	上巨虚	足阳明胃经	在小腿外侧，犊鼻下6寸，犊鼻与解溪连线上
	上廉	手阳明大肠经	在前臂，肘横纹下3寸，阳溪与曲池连线上
	上髎	足太阳膀胱经	在骶区，正对第1骶后孔中
	上脘	任脉	在上腹部，脐中上5寸，前正中线上
	上星	督脉	在头部，前发际正中直上1寸
	上迎香	经外奇穴	在面部，鼻翼软骨与鼻甲的交界处，近鼻翼沟上端处
	少冲	手少阴心经	在手指，小指末节桡侧，指甲根角侧上方0.1寸（指寸）
	少府	手少阴心经	在手掌，横平第5掌指关节近端，第4、5掌骨之间
	少海	手少阴心经	在肘前区，横平肘横纹，肱骨内上髁前缘
	少商	手太阴肺经	在手指，拇指末节桡侧，指甲根角侧上方0.1寸（指寸）

穴位名称	所属经脉	定位
少泽	手太阳小肠经	在手指，小指末节尺侧，指甲根角侧上方 0.1 寸（指寸）
申脉	足太阳膀胱经	在踝区，外踝尖直下，外踝下缘与跟骨之间凹陷中
身柱	督脉	在脊柱区，第 3 胸椎棘突下凹陷中，后正中线上
神藏	足少阴肾经	在胸部，第 2 肋间隙，前正中线旁开 2 寸
神道	督脉	在脊柱区，第 5 胸椎棘突下凹陷中，后正中线上
神封	足少阴肾经	在胸部，第 4 肋间隙，前正中线旁开 2 寸
神门	手少阴心经	在腕前区，腕掌侧远端横纹尺侧端，尺侧腕屈肌腱的桡侧缘
神阙	任脉	在脐区，脐中央
神堂	足太阳膀胱经	在脊柱区，第 5 胸椎棘突下，后正中线旁开 3 寸
神庭	督脉	在头部，前发际正中直上 0.5 寸
肾俞	足太阳膀胱经	在脊柱区，第 2 腰椎棘突下，后正中线旁开 1.5 寸
十七椎	经外奇穴	在腰区，第 5 腰椎棘突下凹陷中
十宣	经外奇穴	在手指，十指尖端，距指甲游离缘 0.1 寸（指寸），左右共 10 穴
石关	足少阴肾经	在上腹部，脐中上 3 寸，前正中线旁开 0.5 寸
石门	任脉	在下腹部，脐中下 2 寸，前正中线上
食窦	足太阴脾经	在胸部，第 5 肋间隙，前正中线旁开 6 寸
手三里	手阳明大肠经	在前臂，肘横纹下 2 寸，阳溪与曲池连线上
手五里	手阳明大肠经	在臂部，肘横纹上 3 寸，曲池与肩髃连线上
束骨	足太阳膀胱经	在跖区，第 5 跖趾关节的近端，赤白肉际处
俞府	足少阴肾经	在胸部，锁骨下缘，前正中线旁开 2 寸
率谷	足少阳胆经	在头部，耳尖直上入发际 1.5 寸
水道	足阳明胃经	在下腹部，脐中下 3 寸，前正中线旁开 2 寸
水分	任脉	在上腹部，脐中上 1 寸，前正中线上
水沟	督脉	在面部，人中沟的上 1/3 与中 1/3 交点处
水泉	足少阴肾经	在跟区，太溪直下 1 寸，跟骨结节内侧凹陷中
水突	足阳明胃经	在颈部，横平环状软骨，胸锁乳突肌的前缘
丝竹空	手少阳三焦经	在面部，眉梢凹陷中
四白	足阳明胃经	在面部，眶下孔处
四渎	手少阳三焦经	在前臂后区，肘尖下 5 寸，尺骨与桡骨间隙中点

S

图解颈椎病中医外治法

	穴位名称	所属经脉	定位
S	四缝	经外奇穴	在手指，第2~5指掌面的近侧指间关节横纹的中央，一手4穴
	四满	足少阴肾经	在下腹部，脐中下2寸，前正中线旁开0.5寸
	四神聪	经外奇穴	在头部，百会前后左右各旁开1寸，共4穴
	素髎	督脉	在面部，鼻尖的正中央
T	太白	足太阴脾经	在跖区，第1跖趾关节近端赤白肉际凹陷中
	太冲	足厥阴肝经	在足背，第1、2跖骨间，跖骨底结合部前方凹陷中，或触及动脉搏动
	太溪	足少阴肾经	在踝区，内踝尖与跟腱之间的凹陷中
	太阳	经外奇穴	在头部，眉梢与目外眦之间，向后约一横指的凹陷中
	太乙	足阳明胃经	在上腹部，脐中上2寸，前正中线旁开2寸
	太渊	手太阴肺经	在腕前区，桡骨茎突与腕舟状骨之间，拇长展肌腱尺侧凹陷中
	陶道	督脉	在脊柱区，第1胸椎棘突下凹陷中，后正中线上
	提托	经外奇穴	在下腹部，脐下3寸，前正中线旁开1.5寸
	天池	手厥阴心包经	在胸部，第4肋间隙，前正中线旁开5寸
	天冲	足少阳胆经	在头部，耳根后缘直上，入发际2寸
	天窗	手太阳小肠经	在颈部，横平甲状软骨上缘（约相当于喉结处），胸锁乳突肌的后缘
	天鼎	手阳明大肠经	在颈部，横平环状软骨，胸锁乳突肌后缘
	天府	手太阴肺经	在臂前区，腋前纹头下3寸，肱二头肌桡侧缘处
	天井	手少阳三焦经	在肘后区，肘尖上1寸凹陷中
	天髎	手少阳三焦经	在肩胛区，肩胛骨上角骨际凹陷中
	天泉	手厥阴心包经	在臂前区，腋前纹头下2寸，肱二头肌的长、短头之间
	天容	手太阳小肠经	在颈部，下颌角后方，胸锁乳突肌的前缘凹陷中
	天枢	足阳明胃经	在腹部，横平脐中，前正中线旁开2寸
	天突	任脉	在颈前区，胸骨上窝中央，前正中线上
	天溪	足太阴脾经	在胸部，第4肋间隙，前正中线旁开6寸
	天牖	手少阳三焦经	在肩胛区，横平下颌角，胸锁乳突肌的后缘凹陷中
	天柱	足太阳膀胱经	在颈后区，横平第2颈椎棘突上际，斜方肌外缘凹陷中

	穴位名称	所属经脉	定位
T	天宗	手太阳小肠经	在肩胛区，肩胛冈中点与肩胛骨下角连线上 1/3 与 2/3 交点凹陷中
	条口	足阳明胃经	在小腿外侧，犊鼻下 8 寸，犊鼻与解溪连线上
	听宫	手太阳小肠经	在面部，耳屏正中与下颌骨髁突之间的凹陷中
	听会	足少阳胆经	在面部，耳屏间切迹与下颌骨髁突之间的凹陷中
	通里	手少阴心经	在前臂前区，腕掌侧远端横纹上 1 寸，尺侧腕屈肌腱的桡侧缘
	通天	足太阳膀胱经	在头部，前发际正中直上 4.0 寸，旁开 1.5 寸
	瞳子髎	足少阳胆经	在面部，目外眦外侧 0.5 寸凹陷中
	头临泣	足少阳胆经	在头部，前发际上 0.5 寸，瞳孔直上
	头窍阴	足少阳胆经	在头部，耳后乳突的后上方，当天冲与完骨的弧形连线（其弧度与耳郭弧度相应）的上 2/3 与下 1/3 交点处
	头维	足阳明胃经	在头部，额角发际直上 0.5 寸，头正中线旁开 4.5 寸处
W	外关	手少阳三焦经	在前臂后区，腕背侧远端横纹上 2 寸，尺骨与桡骨间隙中点
	外踝尖	经外奇穴	在踝区，外踝的最凸起处
	外劳宫	经外奇穴	在手背第 2、3 掌骨间，掌指关节后 0.5 寸（指寸）凹陷中
	外陵	足阳明胃经	在下腹部，脐中下 1 寸，前正中线旁开 2 寸
	外丘	足少阳胆经	在小腿外侧，外踝尖上 7 寸，腓骨前缘
	完骨	足少阳胆经	在头部，耳后乳突的后下方凹陷中
	腕骨	手太阳小肠经	在腕区，第 5 掌骨基底与三角骨之间的赤白肉际凹陷处中
	维道	足少阳胆经	在下腹部，髂前上棘内下 0.5 寸
	委阳	足太阳膀胱经	在膝部，腘横纹上，股二头肌腱内侧缘
	委中	足太阳膀胱经	在膝后区，腘横纹中点
	胃仓	足太阳膀胱经	在脊柱区，第 12 胸椎棘突下，后正中线旁开 3 寸
	胃脘下俞	经外奇穴	在脊柱区，横平第 8 胸椎棘突下，后正中线旁开 1.5 寸
	胃俞	足太阳膀胱经	在脊柱区，第 12 胸椎棘突下，后正中线旁开 1.5 寸
	温溜	手阳明大肠经	在前臂，腕横纹上 5 寸，阳溪与曲池连线上
	屋翳	足阳明胃经	在胸部，第 2 肋间隙，前正中线旁开 4 寸

图解颈椎病中医外治法

	穴位名称	所属经脉	定位
W	五处	足太阳膀胱经	在头部，前发际正中直上 1.0 寸，旁开 1.5 寸
	五枢	足少阳胆经	在下腹部，横平脐下 3 寸，髂前上棘内侧
X	膝关	足厥阴肝经	在膝部，胫骨内侧髁的下方，阴陵泉后 1 寸
	郄门	手厥阴心包经	在前臂前区，腕掌侧远端横纹上 5 寸，掌长肌腱与桡侧腕屈肌腱之间
	膝眼	经外奇穴	屈膝，在髌韧带两侧凹陷处，在内侧的称内膝眼，在外侧的称外膝眼
	膝阳关	足少阳胆经	在膝部，股骨外上髁后上缘，股二头肌腱与髂胫束之间的凹陷中
	侠白	手太阴肺经	在臂前区，腋前纹头下 4 寸，肱二头肌桡侧缘处
	侠溪	足少阳胆经	在足背，第 4、5 趾间，趾蹼缘后方赤白肉际处
	下关	足阳明胃经	在面部，颧弓下缘中央与下颌切迹之间凹陷处
	下极俞	经外奇穴	在腰区，当后正中线上，第 3 腰椎棘突下
	下巨虚	足阳明胃经	在小腿外侧，犊鼻下 9 寸，犊鼻与解溪连线上
	下廉	手阳明大肠经	在前臂，肘横纹下 4 寸，阳溪与曲池连线上
	下髎	足太阳膀胱经	在骶区，正对第 4 骶后孔中
	下脘	任脉	在上腹部，脐中上 2 寸，前正中线上
	陷谷	足阳明胃经	在足背，第 2、3 跖骨间，第 2 跖趾关节近端凹陷中
	消泺	手少阳三焦经	在臂后区，肘尖与肩峰角连线上，肘尖上 5 寸
	小肠俞	足太阳膀胱经	在骶区，横平第 1 骶后孔，骶正中嵴旁 1.5 寸
	小骨空	经外奇穴	在手指，小指背面，近侧指间关节的中点处
	小海	手太阳小肠经	在肘后区，尺骨鹰嘴与肱骨内上髁之间凹陷中
	心俞	足太阳膀胱经	在脊柱区，第 5 胸椎棘突下，后正中线旁开 1.5 寸
	新设	经外奇穴	在第 3、4 颈椎之间，后正中线旁开 1.5 寸
	囟会	督脉	在头部，前发际正中直上 2 寸
	胸乡	足太阴脾经	在胸部，第 3 肋间隙，前正中线旁开 6 寸
	悬厘	足少阳胆经	在头部，从头维至曲鬓的弧形连线（其弧度与鬓发弧度相应）的上 3/4 与下 1/4 的交点处
	悬颅	足少阳胆经	在头部，从头维至曲鬓的弧形连线（其弧度与鬓发弧度相应）的中点处
	悬枢	督脉	在脊柱区，第 1 腰椎棘突下凹陷中，后正中线上
	悬钟	足少阳胆经	在小腿外侧，外踝尖上 3 寸，腓骨前缘

	穴位名称	所属经脉	定位
X	璇玑	任脉	在胸部，胸骨上窝下1寸，前正中线上
	血海	足太阴脾经	在股前区，髌底内侧端上2寸，股内侧肌隆起处
	血压点	经外奇穴	在第6、7颈椎棘突之间，后正中线旁开2寸
Y	哑门	督脉	在颈后区，第2颈椎棘突上际凹陷中，后正中线上
	阳白	足少阳胆经	在头部，眉上一寸，瞳孔直上
	阳池	手少阳三焦经	在腕后区，腕背侧远端横纹上，指伸肌腱的尺侧缘凹陷中
	阳辅	足少阳胆经	在小腿外侧，外踝尖上4寸，腓骨前缘
	阳纲	足太阳膀胱经	在脊柱区，第10胸椎棘突下，后正中线旁开3寸
	阳谷	手太阳小肠经	在腕后区，尺骨茎突与三角骨之间的凹陷中
	阳交	足少阳胆经	在小腿外侧，外踝尖上7寸，腓骨后缘
	阳陵泉	足少阳胆经	在小腿外侧，腓骨头前下方凹陷中
	阳溪	手阳明大肠经	在腕区，腕背侧远端横纹桡侧，桡骨茎突远端，解剖学"鼻烟窝"凹陷中
	养老	手太阳小肠经	在前臂后区，腕背横纹上1寸，尺骨头桡侧凹陷中
	腰奇	经外奇穴	在骶区，尾骨端直上2寸，骶角之间凹陷中
	腰俞	督脉	在骶区，正对骶管裂孔，后正中线上
	腰痛点	经外奇穴	在手背，第2、3掌骨间及第4、5掌骨间，腕背侧远端横纹与掌指关节的中点处
	腰眼	经外奇穴	在腰区，横平第4腰椎棘突下，后正中线旁开3.5寸凹陷中
	腰阳关	督脉	在脊柱区，第4腰椎棘突下凹陷中，后正中线上
	腰宜	经外奇穴	在腰区，第4腰椎棘突下，后正中线旁开3寸
	液门	手少阳三焦经	在手背，第4、5指间，指蹼缘后方赤白肉际处
	譩譆	足太阳膀胱经	在脊柱区，第6胸椎棘突下，后正中线旁开3寸
	意舍	足太阳膀胱经	在脊柱区，第11胸椎棘突下，后正中线旁开3寸
	翳风	手少阳三焦经	在颈部，耳垂后方，乳突下端前方凹陷中
	翳明	经外奇穴	在颈部，翳风后1寸
	阴包	足厥阴肝经	在股前区，髌底上4寸，股薄肌与缝匠肌之间
	阴都	足少阴肾经	在上腹部，脐中上4寸，前正中线旁开0.5寸
	阴谷	足少阴肾经	在膝后区，腘横纹上，半腱肌肌腱外侧缘
	阴交	任脉	在下腹部，脐中下1寸，前正中线上

	穴位名称	所属经脉	定位
Y	阴廉	足厥阴肝经	在股前区，气冲直下 2 寸
	阴陵泉	足太阴脾经	在小腿内侧，胫骨内侧髁下缘与胫骨内侧缘之间的凹陷中
	阴市	足阳明胃经	在股前区，髌底上 3 寸，股直肌肌腱外侧缘
	阴郄	手少阴心经	在前臂前区，腕掌侧远端横纹上 0.5 寸，尺侧腕屈肌腱的桡侧缘
	殷门	足太阳膀胱经	在股后区，臀沟下 6 寸，股二头肌与半腱肌之间
	龈交	督脉	在上唇内，上唇系带与上牙龈的交点
	隐白	足太阴脾经	在足趾，大趾末节内侧，趾甲根角侧后方 0.1 寸（指寸）
	印堂	督脉	在头部，两眉毛内侧端中间的凹陷中
	膺窗	足阳明胃经	在胸部，第 3 肋间隙，前正中线旁开 4 寸
	迎香	手阳明大肠经	在面部，鼻翼外缘中点，鼻唇沟中
	涌泉	足少阴肾经	在足底，屈足卷趾时足心最凹陷处
	幽门	足少阴肾经	在上腹部，脐中上 6 寸，前正中线旁开 0.5 寸
	鱼际	手太阴肺经	在手外侧，第 1 掌骨桡侧中点赤白肉际处
	鱼腰	经外奇穴	在头部，瞳孔直上，眉毛中
	玉堂	任脉	在胸部，横平第 3 肋间隙，前正中线上
	玉液	经外奇穴	在口腔内，舌下系带右侧的静脉上
	玉枕	足太阳膀胱经	在头部，后发际正中直上 2.5 寸，旁开 1.3 寸
	彧中	足少阴肾经	在胸部，第 1 肋间隙，前正中线旁开 2 寸
	渊腋	足少阳胆经	在胸外侧区，第 4 肋间隙中，在腋中线上
	云门	手太阴肺经	在胸部，锁骨下窝凹陷中，肩胛骨喙突内缘，前正中线旁开 6 寸
Z	章门	足厥阴肝经	在侧腹部，第 11 肋游离端的下际
	照海	足少阴肾经	在踝区，内踝尖下 1 寸，内踝下缘边际凹陷中
	辄筋	足少阳胆经	在胸外侧区，第 4 肋间隙中，腋中线前 1 寸
	正营	足少阳胆经	在头部，前发际上 2.5 寸，瞳孔直上
	支沟	手少阳三焦经	在前臂后区，腕背侧远端横纹上 3 寸，尺骨与桡骨间隙中点
	支正	手太阳小肠经	在前臂后区，腕背侧远端横纹上 5 寸，尺骨尺侧与尺侧腕屈肌之间
	至阳	督脉	在脊柱区，第 7 胸椎棘突下凹陷中，后正中线上

	穴位名称	所属经脉	定位
Z	至阴	足太阳膀胱经	在足趾，小趾末节外侧，趾甲根角侧后方 0.1 寸（指寸）
	志室	足太阳膀胱经	在腰区，第 2 腰椎棘突下，后正中线旁开 3 寸
	秩边	足太阳膀胱经	在骶区，横平第 4 骶后孔，骶正中嵴旁开 3 寸
	中冲	手厥阴心包经	在手指，中指末端最高点
	中都	足厥阴肝经	在小腿内侧，内踝尖上 7 寸，胫骨内侧面的中央
	中渎	足少阳胆经	在股部，腘横纹上 7 寸，髂胫束后缘
	中封	足厥阴肝经	在踝区，内踝前，胫骨前肌腱的内侧缘凹陷处
	中府	手太阴肺经	在胸部，横平第 1 肋间隙，锁骨下窝外侧，前正中线旁开 6 寸
	中极	任脉	在下腹部，脐中下 4 寸，前正中线上
	中魁	经外奇穴	在手指，中指背面，近侧指间关节的中点处
	中髎	足太阳膀胱经	在骶区，正对第 3 骶孔中
	中膂俞	足太阳膀胱经	在骶区，横平第 3 骶后孔，骶正中嵴旁 1.5 寸
	中泉	经外奇穴	在腕背侧横纹中，当指总伸肌腱桡侧的凹陷处
	中枢	督脉	在脊柱区，第 10 胸椎棘突下凹陷中，后正中线上
	中庭	任脉	在胸部，剑突尖所在处，前正中线上
	中脘	任脉	在上腹部，脐中上 4 寸，前正中线上
	中渚	手少阳三焦经	在手背，第 4、5 掌骨间，掌指关节近端凹陷中
	中注	足少阴肾经	在下腹部，脐中下 1 寸，前正中线旁开 0.5 寸
	周荣	足太阴脾经	在胸部，第 2 肋间隙，前正中线旁开 6 寸
	肘尖	经外奇穴	在肘后区，尺骨鹰嘴的尖端
	肘髎	手阳明大肠经	在肘区，肱骨外上髁上缘，髁上嵴的前缘
	筑宾	足少阴肾经	在小腿内侧，太溪直上 5 寸，比目鱼肌与跟腱之间
	子宫	经外奇穴	在下腹部，脐中下 4 寸，前正中线旁开 3 寸
	紫宫	任脉	在胸部，横平第 2 肋间隙，前正中线上
	足临泣	足少阳胆经	在足背，第 4、5 跖骨底结合部的前方，第 5 趾长伸肌腱外侧凹陷中
	足窍阴	足少阳胆经	在足趾，第 4 趾末节外侧，趾甲根角侧后方 0.1 寸（指寸）
	足三里	足阳明胃经	在小腿前外侧，犊鼻下 3 寸，犊鼻与解溪连线上
	足通谷	足太阳膀胱经	在足趾，第 5 跖趾关节的远端，赤白肉际处
	足五里	足厥阴肝经	在股前区，气冲直下 3 寸，动脉搏动处